护理员标准化培训教程

——情景模拟（初级）

主　编　魏丽丽　修　红　刘淑芹

科 学 出 版 社

北　京

内 容 简 介

本书共分3部分15章，分别介绍了初级护理员工作中涉及的基础知识、生活护理、基本技能等，重点阐述了初级护理员需掌握的职业素养、安全、沟通等基础知识，被照护者清洁、饮食、排泄、睡眠等照护知识，以及给药、冷热应用、急救技术、遗体料理等基本技能。内容新颖，采用情景模拟式，易学易掌握。适用于初次接触护理员职业人员。

图书在版编目（CIP）数据

护理员标准化培训教程．情景模拟：初级／魏丽丽，修红，刘淑芹主编．—北京：科学出版社，2023.7

ISBN 978-7-03-075778-4

Ⅰ．①护…　Ⅱ．①魏…　②修…　③刘…　Ⅲ．①护理学－技术培训－教材　Ⅳ．① R47

中国国家版本馆 CIP 数据核字（2023）第 105342 号

责任编辑：郝文娜／责任校对：张　娟
责任印制：赵　博／封面设计：吴朝洪

科学出版社出版
北京东黄城根北街 16 号
邮政编码：100717
http：//www.sciencep.com

北京画中画印刷有限公司　印刷
科学出版社发行　各地新华书店经销
*
2023 年 7 月第　一　版　开本：787 × 1092　1/16
2023 年 7 月第一次印刷　印张：17　1/4
字数：402 000

定价：98.00 元

（如有印装质量问题，我社负责调换）

编著者名单

主　　审　曲政海　杨九龙　张　粤　高玉芳

主　　编　魏丽丽　修　红　刘淑芹

副 主 编　张文燕　王静远　金延春　王　静　张　梦

编　　委　（以姓氏笔画为序）

王　静　王静远　司　辉　刘晓敏　刘淑芹

孙美凤　李梦瑾　张　华　张　艳　张　梦

张文燕　金延春　郑学凤　修　红　修　浩

徐毅君　高少波　魏丽丽

前　言

随着人口老龄化发展及生态环境、生活行为方式变化，社会照护需求越来越大，慢性非传染性疾病（以下简称慢性病）如心脑血管疾病、癌症、慢性呼吸系统疾病、糖尿病等慢性病占总疾病的70%以上，成为制约健康预期寿命提高的重要因素，做好这些被照护者的医疗救助的同时，养护看护是必不可少也是非常重要的过程。因此，做好社会护理、照护工作事关健康中国战略目标。

为满足社会对更加全面、更高质量的社会护理、养老照护等服务需求，精准对接人民群众多样化、多层次的健康照护要求，对不同层次的社会护理员进行规范的专业培训，提高其照护水平，培养过硬的专业素养是必不可少的环节，同时对促进就业创业，具有重要意义。

我国的护理员行业起步较晚，但发展较快，因此出现以下问题。①对于护理员没有明确的学会组织指导与监管，照护标准不一，事故投诉频发。②没有规范化的管理部门，护理学会、养老学会、保险学会等多行业都在管，造成都不管的局面，导致行业管理松散。③从业人员参差不齐。有年过半百、知识水平较低的中年人，有具有一定文化程度的年轻人，也有少数具有一定专业照护水平的人员，导致培训难度大、起效慢、时间长。④培训方式多样，但没有统一培训标准。有各从业公司内部培训的，有委托专业学校培训的，也有大部分没有培训，仅仅依靠日常经验的，因此，被照护者意见大、投诉多。

为适应我国护理员培训发展的需要，受青岛金澍医疗管理有限公司永康老年病医院的委托，我们组织编写了护理员情景模拟式标准化培训教材。该教材参照国家卫生健康委员会《医疗护理员培训大纲（试行）》（国卫医发〔2019〕49号）要求，创新培训模式，采用标准化情景模拟式培训方法，体现“以服务对象为中心、以岗位胜任力为核心”的指导思想，结构上针对护理员职业活动领域，按照职业功能模块分级别编写，共包括《护理员标准化培训教程——情景模拟（初级）》《护理员标准化培训教程——情景模拟（中级）》和《护理员标准化培训教程——情景模拟（高级）》3部。

《护理员标准化培训教程——情景模拟（初级）》主要适用于初次接触护理员职业人员，介绍了初级护理员工作中涉及的基础知识、生活护理、基本技能等模块，重点阐述了初级护理员需掌握的职业素养、安全、沟通等基础知识，被照护者清洁、饮食、排泄、睡眠等照护知识，以及给药、冷热应用、急救技术、遗体料理等基本技能。

《护理员标准化培训教程——情景模拟（中级）》主要适用于在护理员工作领域有一

定的理论或实践经验的从业人员，介绍了中级护理员工作中涉及的生活照护，常见疾病症状的照护、中医照护、康复照护等模块，重点阐述了中级护理员需掌握的被照护者饮食、排泄、睡眠、消毒隔离等照护知识，呼吸系统、循环系统、消化系统、神经系统、内分泌系统等常见疾病症状的照护，中药、腧穴、中医技术等照护知识，以及康复基础知识和基本技能。

《护理员标准化培训教程——情景模拟（高级）》主要适用于在护理员工作领域有较高的理论及实践经验的从业人员，介绍了高级护理员工作中涉及的疾病观察与评估、应急救护、妇幼照护、康复照护及安宁疗护等模块，重点阐述了住院被照护者常见情景、伤口造口、被照护者心理的观察与评估，常用的应急救护知识及医疗仪器设备，婴幼儿、孕产妇照护，心肺重症、吞咽功能障碍、语言功能障碍、膀胱功能障碍等被照护者的康复照护，以及安宁照护相关知识和技能。

本书在编写、审定过程中，反复核对校正，力求准确实用。但由于涉及范围较广，编者水平有限，疏漏与错误之处难以避免，恳请使用本教材的指导老师及学员批评赐教，以便再版时修正。

青岛大学附属医院
魏丽丽
2023年2月

目　录

第一部分　基础知识

第二部分 生活护理

第三部分 基本技能

第一部分 基础知识

第一章 职业素养

随着人口老龄化发展及生态环境、生活行为方式变化，社会照护需求越来越大，特别是受过专业培训的护理员越来越受到医院、医养结合机构、养老院、社区、家庭的青睐。目前国内现状是护理员素质低，缺乏基本护理知识和技能，收入少，不被人重视，导致整个护理员队伍总体水平很低。为了提高护理员整体素质水平，需要护理员接受系统的培训，让他们掌握丰富的知识和技能，更好地、更规范地服务于所需之人，服务于社会。

第一节 护理员服务礼仪规范

一、工作礼仪

护理员的服务对象有住院的被照护者、养老机构的老年人，他们需求不同，对护理员的要求也不同，但是目的是一致的，要求护理员的标准是一样的。护理员须保持整洁文明的仪表、得体大方的着装，符合自己的职业形象的要求。

1.着装

（1）服装：工作时应着工作装，服装整洁得体；服饰平整无皱褶、无污渍，内穿衣服不外露，夏季着衣不过多裸露；不穿高跟鞋。

（2）身体：要经常洗澡，身体无异味。

（3）头发：干净利索，保持整齐光洁。发型朴实大方，长发不披头散发，短发以不遮挡视线为好。男性头发不宜过长，不留胡须。

（4）面部：工作时能够淡妆上岗，不要浓妆艳抹，不喷洒香味浓郁的或刺鼻的护发、护肤品，五官端庄、干净，眼睛无分泌物、无血丝。

（5）口腔：口腔内及牙齿清洁、无异味，不沾有杂物。

（6）手部：手部清洁干净，接触被照护者和老年人时必须洗手。

（7）指（趾）甲：要经常修剪，保持干净，稍短。不留长指甲、不做美甲、不戴首饰等特殊修饰。过长的指甲会藏匿细菌，在工作中容易刮伤被照护者的皮肤。色彩鲜艳的指甲会刺激被照护者的眼睛，让人产生厌恶感。

（8）鞋子：以干净、舒适、柔软、无声响、透气性好的平底鞋为宜。

2.服务态度　严肃、认真、热情、大方。严肃并不是给被照护者冷脸，而是认真聆听被照护者的各种需求，不打折扣，逐一落实。不矫情作态，有耐心，有吃苦耐劳的精神，尊重、理解被照护者，主动、积极沟通，遵重，顺从被照护者的意愿。

二、言语礼仪

（一）言语礼仪的含义

言语礼仪是指人们在运用语言进行交谈过程中的礼仪规范。护理员的言谈可以“治病”，也可以“致病”。

（二）言语礼仪的要求

1.语言方面要和颜悦色，态度诚恳，语调平和，语速适中，不骄不躁，遇到问题时不推卸责任。跟老年人谈话时，要注意多谈其感兴趣的问题。

2.日常问候语：早上好！晚上睡得好吗？看起来比昨天好多了，你自己感觉呢？今天你已经很棒了，感觉累不累呀？是不是可以早点休息呢？

3.日常沟通用语：对不起，这个问题我不太了解，请您稍等一下，我去了解清楚再告诉您！

4.接待新入院患者或被照护者语言：张大妈您好！我是××陪护公司的护理员小刘，很高兴能为您服务，以后做得不周到的地方，还需要请您多多提醒才是。

5.与被照护者或老年人谈话时，要注意多谈其感兴趣的问题。如谈谈老年人的孙子、孙女等，与被照护者谈谈康复后外出旅游工作等。

（三）护理员的禁忌语

1.你怎么还不睡觉？知道现在都几点了吗？

2.你怎么老是要去小便呀？一晚上都去几回了？

3.这个检查我不知道，你问问医生、护士吧。

4.烦死了，睡觉打呼噜，吵得人家都无法睡觉。

5.你怎么又大便了，一天到晚不晓得大便多少次，烦死了！你再这样不听话，就把你绑起来！

（四）护理员的言语注意事项

1.与被照护者交谈时要认真倾听，眼睛注视对方，眼神温柔。

2.在交谈时，发音准确、语速适度、语法规范、语气谦和、通俗易懂，不使用本地方言。

3.注意观察被照护者的表情、神色、手势等非语言行为。称呼被照护者时应参考被照护者年龄、身份或职务等给予适当区别，如大叔、阿姨、先生、女士、××局长等。

4.注意被照护者的治疗、作息规律，事先和被照护者说清大概的交谈时间，说话交流的时间不能过久，交流时注意观察被照护者的情绪，避免时间长，引起反感或情绪暴躁。

5.护理员要时刻注意被照护者的隐私，包括病情、家庭生活等。

三、护理员姿态礼仪

1.站姿　面带笑容，挺起腰杆，双肩自然下沉，身体微微前倾，双眼与被照护者对视，两只手自然放在下腹部或身体两边。双脚呈“丁”字形或“V”字形站立。

2. 坐姿 坐姿端正，轻稳入座，目光向前，交谈时注视被照护者和其家属，下颌微收，上身坐直，双腿稍微聚拢，上身与大腿、大腿与小腿之间成90°。双手掌心交叉放于大腿一侧。臀部坐入椅子的2/3或1/2处。与被照护者交谈时，坐落轻柔和缓，站起来时要稳重端庄。禁忌坐在被照护者的床头、床铺或者跷二郎腿。

3. 行姿 挺胸收腹，双臂摆动在30°范围，步幅合适，前脚和后脚的距离约为一脚长。姿态要轻盈、稳重，双目平视，双肩安稳，双手前后自然摇动。禁忌低头含胸，脚掌拖地。遇到紧急事情需小步快走，保持镇静。

4. 蹲姿 两只脚前后错开、后脚后跟离开地面翘起后再下蹲，禁忌正对或背对被照护者蹲下，尤其要注意下蹲时，前胸及后腰部不要暴露。

四、小结

礼仪是人与人之间沟通与交往的桥梁。良好的护理礼仪是营造舒适就医环境，提高服务质量的重要手段。本节内容着重描述了工作礼仪、仪容仪表礼仪、言语礼仪、姿态礼仪的标准及日常工作中的注意事项。期望通过本节内容的学习，护理员能够在工作中遵循仪容仪表礼仪及言语礼仪规范，维持良好的职业形象和职业修养，提高服务质量。

五、思考与练习

1. 单选题

（1）下列标准护理员外在形象错误的是（　）

A. 语言文明，举止大方得体

B. 着装得体，服饰清洁，衣边要平整

C. 夏季着衣不过多裸露，不穿高跟鞋

D. 头发长短合适，素颜上岗，面部洁净

（2）护理员的服务忌语是（　）

A. 您好，喝水吗

B. 这个我不知道，我管不着

C. 您起床活动一下吧

D. 大叔，您需要去厕所吗

（3）下列说法中错误的是（　）

A. 护理员服装要符合工作的要求

B. 着装以得体为宜，不要过于花哨，夏季不要过于暴露

C. 工作时应穿工作服，工作服清洁得体，有污染随时更换

D. 扣子缺失时及时补缝，可用胶布等粘贴应急

2. 多选题

护理员言语沟通时应该注意（　）

A. 与被照护者交谈时要认真倾听，眼睛注视对方，眼神温柔

B. 在交谈时语速适度、语气谦和、通俗易懂，不使用地方言语

C. 注意观察被照护者的表情、神色、手势等非语言行为

D. 沟通交流前预先和被照护者说清交谈时间，不宜太长，以免影响被照护者休息

情景模拟1 初次与被照护者及其家属见面礼仪

【情景导入】

被照护者退休后感觉头晕、头痛、睡眠不好，诊断为脑缺血短暂发作，入院神经内科，因儿子上班，老伴身体不佳不能陪伴，家属请陪护公司找一名护理员来医院陪护。

【路径清单】

（一）思考要点

护理员初次与家属见面时的礼仪是否规范？

（二）模拟目的

1.通过模拟，营造护理员与被照护者及其家属初次见面的氛围，为建立良好的第一印象打下基础。

2.通过模拟与被照护者及其家属沟通，能使护理员对自我的优点和缺点有更深刻的认识。

（三）评估问题

1.评估被照护者及其家属对护理员外在形象和内在涵养的要求。

2.评估被照护者及其家属通过何种方式对护理员服务意识、态度及工作经验进行考察。

（四）情景演示

1.护理员着装整洁，袖口无卷边、不过长，大方得体；头发盘起，戴头花。无遮盖眉毛。

2.护理员自我介绍："您好！王先生，我是××公司的护理员，我叫××，从今天起，由我陪您在医院里治疗。"

3."王先生，我来扶您，您慢点走"。

4.护理员与被照护者家属交流："我是××公司护理员，工作5年了，有丰富的护理经验，您们尽管放心去工作，王先生由我来护理，我会尽最大努力照顾好老人，这是我的电话，您们也留下电话，有事跟你们沟通，有不满意的地方随时提出来。"

5.整理收拾被照护者带来的物品，在有限的空间内，吃的和用的物品分开放置，让被照护者和其家属感到舒适。

（五）注意事项

1.时间观念很重要，护理员一定要提前10分钟到达约定见面的地点，绝对不能迟到。

2.衣着要得体、干净整洁、平整无皱褶，不穿高跟鞋。

3.淡妆上岗，不浓妆艳抹。发型规整，头发盘起，无碎发，不遮盖眉毛。

4.交谈时要注意面带微笑，语气语调亲切自然，态度诚恳，尽量别中断别人的问话。

5.照护老人时要有爱心、耐心、细心，关注老人的安全，体现护理员工作的专业性。

情景模拟2 新入院被照护者情绪低落情景沟通

【情景导入】

被照护者，男，60岁，颅内占位病变收住神经外科，老伴身体不好居家，孩子上班无法陪护，请护理员给予陪床。被照护者入院后情绪低落，作为护理员，你应该怎样做？

【路径清单】

（一）思考要点

怎样运用恰当的沟通方式给予被照护者情感疏导，引导被照护者表达内心感觉，以缓解被照护者的低落情绪。

（二）模拟目的

1.通过模拟，使护理员能更深入了解被照护者的心理改变，产生同理心。

2.通过模拟，使护理员能较快掌握老年照护者心理抚慰的方式和技巧。

（三）评估问题

1.评估被照护者情绪低落的原因。

2.评估运用何种沟通方式对老年被照护者进行情感疏导。

（四）情景演示

护理员："大叔，您怎么了，是不是还不习惯医院的生活环境？"

被照护者："不是的……心里难受。"

护理员："不舒服吗？您能告诉我怎样不舒服吗？"

被照护者："我这一病，还不知道什么时候能好，我感觉这也活不长了，老伴身体也不好，孩子也忙。唉……"

护理员："大叔，我能理解您的心情，孩子很孝顺，把家里您的老伴也安排好人照顾了，孩子还委托我来照顾您，他这几天也请好假了，在外面忙忙其他的事情，您不要担心了。（紧握被照护者双手）这个病虽然听起来比较刺耳，但是当您了解到现代医学发展，您就会明白这个病是可以对付的。这个病的患病率比较高，您看这个科有多少这样的被照护者啊。治疗效果都挺好的，这么多被照护者都顺利出院了。"

被照护者："真的是这样吗？"

护理员："的确是这样子，这个病房的医生、护士都有丰富的临床经验，您看您隔壁床的那个小伙子也是这个病，今天就出院了，恢复得多好啊。咱一会儿和他交流交流。"

被照护者："嗯，好的。"

护理员："大叔，您别焦虑和担心，不好的情绪不利于治疗和恢复。平时觉得闷的话，我就在您身边，可以陪您说说话，聊聊天，听听广播，看看电视，如果想孩子和老伴，咱就手机视频看看他们。您一定要对自己有信心，一定会顺利康复的。"

被照护者："好的，近段时间也麻烦你了。"

护理员："大叔您放心，我会尽我自己最大努力照顾您，咱也一定配合医生护士治疗，您的家人、医生、护士还有我都会一直陪着您。"

被照护者："嗯，谢谢。"

（五）注意事项

1.被照护者情绪低落时，护理员要选择在轻松的环境中，引导被照护者把心里话说出来，释放情绪，给予相应的情感疏导。

2.护理员在进行心理疏导时，要耐心倾听，不要表现出不耐烦，必要时可以蹲下听，给老人一种被重视和尊敬的感觉。

3.当老人情绪失控时，可适当握握老人的手或轻拍肩膀给予安慰，让他们感到温暖。

4.护理员在日常照顾过程中要多倾注爱心，多说关心的话，多几个搀扶的动作，多鼓励赞扬，让老人感到亲切。获得了信任感，老人便会主动倾诉自己的情绪。

第二节　职业道德

一、职业道德的概念

职业道德是人们在职业活动中紧密联系的符合职业特点要求的道德准则、道德品质及道德情操的总和。其本身受个人素质和自我良心的制约。例如，警察的职业道德是听党指挥，服务人民，秉公执法；医务人员要时时想着被照护者，为被照护者消除病痛等。

二、护理员职业守则

1.忠于职守、热爱本职工作。护理员要热爱自己的工作，全心全意地为被照护者服务，把陪护工作当成自己的主要职责，工作勤恳、严谨、细致、周到，无论在什么困难条件下，都努力做好被照护者陪护，为被照护者提供更多、更好的服务。

2.一视同仁、满腔热忱。要求护理员对所有的服务对象满足其陪护需要，要尊重被照护者的人格与权利，不分男女、老少、民族、经济条件等，都应平等对待，不可对有钱有势者言听计从，对无权无势者冷漠应对，对有利可图者殷勤照顾，对无利可图者敷衍了事。

3.讲究礼貌、文明服务。护理员在整个服务过程要始终做到文明礼貌，举止大方，语言文明，态度温和，关怀和体贴被照护者，使被照护者对护理员产生信任感和安全感，从而建立好的相互关系，使被照护者保持舒心的精神状态，消除和避免孤独、无助的悲观情绪，使身体恢复。

4.不利用被照护者对自己的感恩心理，索取物质回报；做到不贪图钱财，对被照护者无其他所求，认真做好陪护工作。

5.保守秘密、尊重被照护者人格。护理员不应泄露被照护者的隐私及家庭生活情况。护理员日夜守护在被照护者身边，往往把自己躯体和内心的隐私告诉护理员，作为护理员了解后，需要为被照护者保守秘密。

6.掌握技术、精益求精。一名护理员只有良好的愿望和责任感，而没有良好的陪护技术也是无法做好陪护工作的，这就要求护理员认真学习基础陪护知识，努力练习陪护技术，在工作中才能以过硬的知识、熟练的技术、周到谨慎的操作为被照护者提供满意的服务。

三、小结

职业道德是从业人员在职业活动中应遵循的行为准则。护理道德是一切护理活动的基础，是护理质量和动态工作的保障。本节内容着重描述了什么是职业道德及护理员的职业守则。期望通过本节内容的学习，护理员能够在实际工作中遵守职业道德、职业守则，提高医院的护理质量，促进护理事业的发展。

四、思考与练习

1. 单选题

（1）职业道德指人们在职业活动中紧密联系符合职业特点要求的（　）的总和。

A. 道德准则、道德情操、道德制约

B. 道德准则、道德情怀、道德品质

C. 道德准则、道德品质、道德情操

D. 道德准则、道德好坏、道德情操

（2）护理员应坚守（　）第一的观念。

A. 服务　B. 质量　C. 工作　D. 能力

2. 多选题

护理员职业守则包括（　）

A. 忠于职守、热爱本职工作

B. 一视同仁、满腔热忱

C. 讲究礼貌、文明服务

D. 遵纪守法、不谋私利

E. 保守秘密、尊重被照护者人格

F. 掌握技术、精益求精

第三节　岗位职责

一、护理员职业工作须知

（一）医疗机构护理员工作须知

1. 上班着装（工作服）整洁，精神饱满，不得穿拖鞋。

2. 遵守医院病房管理制度要求，维持好病室环境，做到整洁、安静，工作时不吃零食，不大声喧哗，不懒散懈怠。

3. 认真落实被照护者在住院期间的生活照顾，保持被照护者身体清洁，做好被照护者的起居、睡眠饮食，做好身体及穿着的清洁卫生护理。

4. 洁身自好，忠诚实在，服务认真周到，态度温和，陪护过程中注意被照护者的安全舒适，使被照护者感到满意。

5. 养成良好个人卫生习惯，给被照护者做每项操作前后必须洗手，防止交叉感染。对被照护者的用具做好清洁消毒，分类处置。

6. 遵守制度，服从管理，听从护士长的安排，配合护士的各项工作。

7. 遵守医院探访、作息制度。

8. 自尊自爱、团结协作。工作时注意防火、防盗及用水、用电安全，不允许在上班时或下班后在科室洗澡、洗头、洗衣服，不允许带亲朋好友等到医院冲凉、洗衣服。

9. 在护士的指导下，护理员开展各项基础性护理工作。

（二）康养机构护理员工作须知

1. 认真做好老年人的日常生活护理，以及起居、饮食、睡眠、身体及衣服清洁卫生护理。

2.负责做好老年人居住环境的清洁、舒适、安全，保持室内通风无异味。

3.耐心陪伴老年人，重视他们的心理照护，经常与老年人沟通，及时了解他们的心理需求，协助老年人处理好与病友的相处关系，营造融洽的生活氛围。

4.细心观察老年人的生活起居、心理活动、身体变化，及时与医生、护士沟通，及时协助护士对老年人进行相关的工作。

5.保证老年人人身安全的同时，协助老年人管理好个人财物。

6.注意与老年人沟通的技巧，根据不同老年人的心理与性格，采用老年人易于接受的方法与方式。

7.根据老年人的身体状况，协助老年人适当参加各类文体娱乐活动，转移注意力，培养兴趣，促进老年人身心健康。

8.积极做好与被照护者家属的接待及沟通工作。

9.仔细观察与照顾老年人睡眠障碍相关的问题，保证他们充足的睡眠。

10.了解老年人的视力、听力情况，护理员要有针对性地帮助老年人保持与外界的沟通。

11.随时关注老年人的人身安全，注意环境设施如取暖、用水用电、使用的家具及物品等，以及防止坠床、压疮、热水袋烫伤等。

（三）养老院护理员职业工作须知

1.协助老年人的日常生活需求照护，包括饮食起居、洗澡、休息、洗衣、整理内务等。

2.对待老年人、家属及同事要有礼貌，语言得体，使用文明用语和敬称。对老年人和行动不便人员行走时要礼让，主动提供帮助。

3.注意调整自己的情绪，一直保持正确的工作态度，在老年人面前平易、真挚，成为老年人可依靠的人。

（四）居家护理员职业工作须知

1.爱岗敬业，尊重老年人，尽职尽责，遵纪守法。

2.举止大方，服装得体，穿工作服，戴工作牌。行为文明礼貌，态度友善，精神饱满。

3.熟悉老年人的性格特点及健康状况，了解生活习惯和性情，尽量尊重老年人的意愿完成服务。

4.遵守护理员相关的制度和流程，认真履行职责，接受被服务者和社会力量的监督，虚心接受老年人的批评和建议。

5.对待被照护者热情主动，熟悉他们的起居习惯、喜好和心理变化。主动询问他们的各种需求，取得信任，敞开心扉，愿意交流，遇到难事愿意求助，因其自身力量不能解决或不能回答的问题，及时向家属及社区管理人员反馈，尽最大能力帮助被照护者解决问题。

6.遵守劳动纪律，照章办事。不迟到、不早退，不离岗、不干预工作不相干的事情。对服务的对象、内容及时间不随意更改，有问题及时沟通。

7.维护被照护者利益，不团结的话不说，不团结的事不做，不传言，勤恳做事，诚实做人，脚踏实地，尽量满足被照护者的需要。

二、护理员工作职责与标准

（一）护理员工作职责

1. 负责被照护者的吃、喝、洗漱、接大小便、修剪指（趾）甲、擦身、更衣起居等日常生活服务。让被照护者得到亲人般的温暖和无微不至的关心和照顾。

2. 按照被照护者及其家属要求，做好与生活陪护有关的相关工作，充分沟通，尽量满足其合理要求，帮助和协助被照护者完成在住院期间的检查、治疗、复诊等事项。

3. 起到被照护者、医护之间沟通桥梁的作用，认真观察，及时向医生、护士反映被照护者的状况，提供有关信息，以便被照护者的病情得到及时诊治处理。

4. 协助整理和维持好病床及病床以外的整洁卫生和病区环境。

5. 被照护者病情允许时在得到医生、护士的同意（或医生、护士的交代）后，可帮助被照护者进行床下或室外锻炼活动，促使被照护者早日康复。

6. 护理员应协助护士做好评估、判断、实施和评价等工作，力求及时地发现问题，并告诉护士，积极配合医生护士进行治疗等相关处理。

7. 护理员应该用专业的技能和技巧对被照护者进行心理安慰，减轻被照护者的压力和痛苦，促进被照护者病情的减轻和好转。

（二）护理员工作标准

1. 护理员仪容仪表符合医院护理部的要求标准。

2. 工作主动热情，态度温和，帮助照护者尽快适应环境，解决需求，了解有关制度。

3. 对照护者要做到“四个轻”和“五一样”。“四个轻”为：一走路轻，二说话轻，三开关门轻，四动作轻；“五一样”为：白天与晚间一样，领导在与不在一样，亲人在与不在一样，陌生人和熟悉人一样，工作忙与闲暇时一样。

4. 对照护者家属提出的问题及时解决，满意率在85%以上，并给予记录。

5. 护士送药后要按时协助照护者服药。

6. 卧床的照护者使用的便器及时清洗干净备用。

7. 做好被照护者皮肤清洁，并协助功能锻炼、揉捏身体受压部位，特别是后背部。

8. 照护者面部清洁干净，无胶布痕迹；根据病情刷牙或清洁口腔，达到口腔无痰痂、无异味。

9. 小便后及时清洗尿道口，对带有尿管的被照护者，要保持尿管通畅，便后及时清洗外阴，保持清洁干净。

10. 护理员工作中要做到病房整洁有序、定时通风无异味。

三、小结

工作职责及标准是工作中必不可少的、有效的标准规范，它能使整个工作流程更加具有规范性，科学性，安全性。本节内容着重描述了护理员在各领域的职业工作须知及工作职责及标准。期望通过本节内容的学习，护理员能在工作中以标准规范为导向，认真履行工作职责，提高工作效率。

四、思考与练习

1.单选题

（1）以下对医疗机构护理员工作须知的描述中错误的是（　）

A.上班着装（工作服）整洁，精神饱满，不得穿拖鞋

B.保持被照护者自身清洁，做好被照护者的起居、饮食、睡眠

C.凡给被照护者做每项工作前后必须洗手，防止交叉感染

D.护理员除了做好被照护者生活护理、协助护士做好部分基础护理以外，在力所能及的范围内可协助护士进行简单的技术操作

（2）下列不是护理员的工作要求的是（　）

A.上班着装得体，精神饱满

B.工作热情主动，态度温和

C.护理员工作白天和夜间一样

D.护理员工作时可以穿拖鞋

（3）下列不是护理员工作职责的是（　）

A.卧床的被照护者使用的便器及时清洗干净备用

B.用专业的技能和技巧对被照护者进行心理安慰

C.协助被照护者完成在住院期间的检查、治疗、复诊等

D.独自离开工作岗位干私活。

2.是非题

（1）护理员工作中要做到病房整洁有序、通风良好。（　）

（2）按服务承诺履行自身职责，接受服务对象和社区舆论的监督。（　）

答案

（刘淑芹　魏丽丽）

第二章　职业防护

职业防护是指护理员在从事照护工作时，采取多种有效防护措施，确保在照护被照护者的过程中避免受到各种损伤、伤害，或者将所受伤害降到最低程度。科学严谨的职业防护制度可以有效指导护理员的职业防护行为，树立护理员职业防护观念，既保护护理员，又保护被照护者，降低疾病传播风险。职业防护技术是护理员日常工作中需要掌握的必备技能，护理员应在日常工作中始终保持规范操作的自律性，在做好个人防护的同时，有效阻断病原菌的传播，避免院内感染，保障工作人员及被照护者的安全。

第一节　防护技术

一、术语、定义

1.标准预防　将所有人的血液、体液、分泌物、排泄物、黏膜及非完整的皮肤等均视为具有传染性，护理员凡接触上述物质时应采取相应防护措施。重点是手卫生，根据具体情况选用手套、隔离衣、口罩、防护鞋等。

2.职业防护　是指护理员在进行照护活动时，为避免各种有害因素的侵袭所采取的有效措施，以保护护理员免受其损伤或将损伤程度降至最低。

3.传染源　是指体内有病原体生存、繁殖，并能将病原体排出体外的人或动物。传染源包括被照护者、病原携带者和受感染的动物。

4.传播途径　是指病原体被传染源排出体外，经过一定的传播方式，传播到或侵入到新的易感者的过程。传播类型有水平传播和垂直传播。

5.易感人群　是指对某种疾病或传染病缺乏免疫力的人群。

6.经空气传播　是呼吸系统传染病的主要传播方式，包括飞沫传播、飞沫核传播和尘埃传播3种传播途径。

7.接触传播　是指易感者因接触被传染源排泄物或分泌物所污染的日常生活用品如毛巾、餐具、门把手等所造成的传播，故又称日常生活接触传播。

8.手卫生　主要是指医院的工作人员为预防交叉感染所采取的洗手、卫生手消毒和外科手消毒的总称。

9.洗手　是指用流动清洁的水和洗手液（肥皂）揉搓冲洗双手，将手部污物、细菌和病毒等微生物去除的过程。

10.卫生手消毒　是指医务人员将速干手消毒剂涂抹于双手，进行揉搓，起到清除和减少细菌的一种方式。

二、标准预防原则

1.接触传染性物质（被照护者的血液、体液、排泄物等）时，要注意采取防护措施。

2.既要保护护理员，也要保护被照护者，做好双向防护，防止护理员与被照护者之间发生交叉感染。

3.根据被照护者身体状况，正确评估采取相应的隔离措施。

4.护理员应执行标准预防原则，将标准预防的措施应用到照护活动的全过程。

三、常用个人防护用品

1.护理员使用的防护用品一定要符合国家有关标准。

2.护理员所应用的个人防护用品主要是指避免接触感染性因素的各种屏障用品。常见的防护用品有口罩（医用外科口罩和医用防护口罩）、手套、防水围裙、隔离衣等。

3.护理员应按照《医院隔离技术规范》的要求正确使用防护用品。

四、分级防护

1.严格遵照标准预防的原则及消毒隔离的各项国家标准、规章制度和文件要求，护理员正确评估被照护者，并根据被照护者不同身体情况正确选择、穿脱防护用品，并注意呼吸道、口腔、鼻腔黏膜和眼睛的安全防护。具体防护标准详见表2-1。

表2-1 标准预防防护标准

防护级别	适用范围	防护用品									
		外科口罩	医用防护口罩	防护面屏或护目镜	乳胶手套或丁腈手套	工作服	隔离衣	防护服	工作帽	鞋套	全面防护型呼吸防护器
一般防护	适合所有护理员	+	-	-	±	+	-	-	-	-	-
一级防护	普通照护及医院普通病区、重症监护室等护理员	+	-	-	+	+	+	-	+	-	-
二级防护	照护已经诊断为传染病的被照护者或进行尸体处置时	-	+	±	+	+	±*	±*	+	+	-
三级防护	为疑似或确诊传染病被照护者照护时	-	+	+	+	+	-	+	+	+	+

注：“+”需要穿戴，“-”不需要穿戴，“±”根据实际情况穿戴“±*”为二级防护级别中，根据医疗机构的实际要求选择穿戴。

2.穿戴防护用品的流程见图2-1。

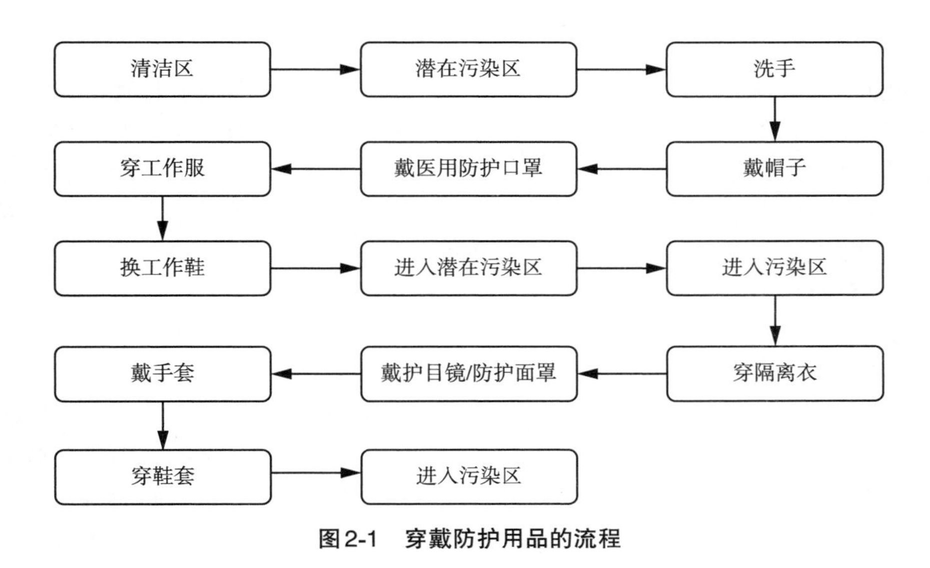

图2-1 穿戴防护用品的流程

3.脱卸防护用品应遵循的流程见图2-2。

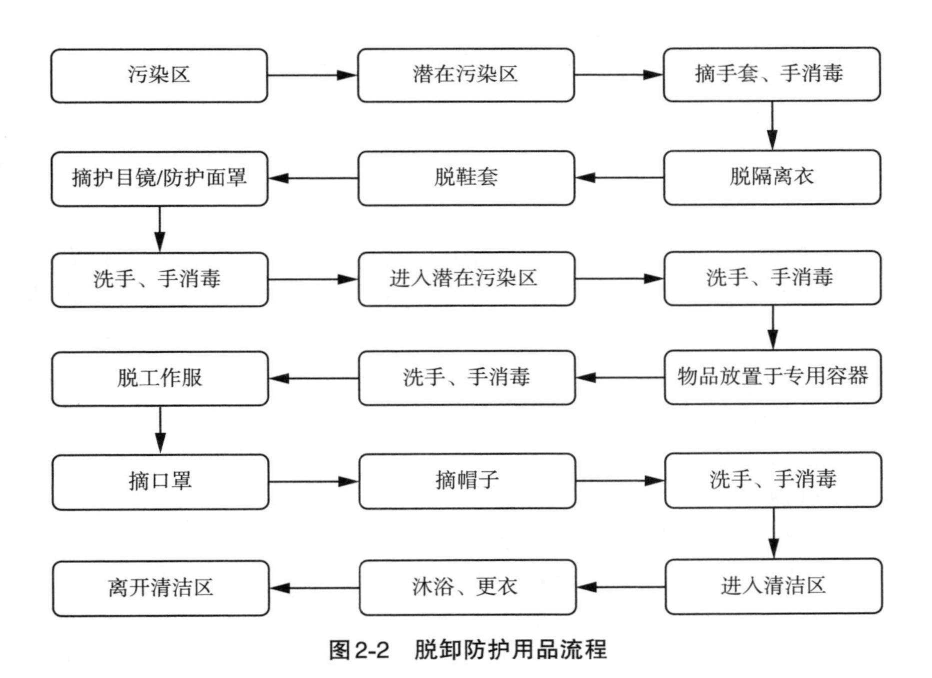

图2-2 脱卸防护用品流程

五、常用防护技术

（一）七步洗手法

七步洗手法是一种洗手的方法。手是人体接触细菌最多的部位，大多数细菌疾病能通过污染的手来传播，所以勤洗手是十分重要的，是医院最经济、最有效的预防医院感染的方法。洗手全过程分七步，彻底清洗指缝、指尖、指关节等部位，不留有藏污纳垢的死角，要认真揉搓双手不少于15秒。通过正确洗手，可以清洁双手，清除污物和细菌，预防接触感染。

（二）戴（脱）手套

医用防护手套可以大致分为医用检查手套、医用外科手套两种。检查手套主要是为了防止接触交叉感染，医用外科手套不仅仅是防止交叉感染，同时也对血液和病菌有一定的阻滞作用，防止血液和病菌感染。另外，还有一种家政手套，该手套清洁后可重复使用。不直接接触人体的情况及环境物品表面的清洁均可使用家政手套。护理员可以根据被照护者的具体环境，正确评估，选择正确的防护手套，保护自己，防止交叉感染。戴手套不能代替手卫生，摘手套后需要进行手卫生，当手上沾有灰尘、体液等肉眼可见的污物时需要洗手。

（三）戴（摘）口罩

口罩主要用于过滤进出口鼻的空气，特别是在预防呼吸道传播性疾病及阻挡有害气体、飞沫时，口罩是必不可少的防护用品。护理员在护理被照护者时，需要正确佩戴口罩。口罩要遮住口鼻，一般选择常用规格的口罩。同时，根据佩戴时间的长短，及时更换口罩，一般4小时更换一次，避免隔离防护作用受到影响。口罩类型及适用范围见表2-2。

表2-2 口罩类型及适用范围

口罩类型	医用普通口罩	医用外科口罩	医用防护口罩
适用范围	不存在血液、体液、分泌物、排泄物和喷溅风险的操作	预防呼吸道微生物传播	预防呼吸道传染病

（四）穿（脱）隔离衣

隔离衣用于避免护理员受到被照护者血液、体液、分泌物等各种感染性物质污染，或防止照护者被感染的常用防护用品。在综合医院的重症监护室、传染性疾病科及传染病医院广泛使用。隔离衣包括一次性隔离衣及布类隔离衣，一次性隔离衣一般为覆膜无纺布材质，布类隔离衣使用后进行清洗灭菌，可反复使用。护理员应根据自己的身材选择合适规格的隔离衣，再根据实际情况，选择佩戴手套、面屏等防护用品。

（五）避污纸的使用

避污纸是护理员在护理传染性疾病照护者时备用的清洁纸张，用于护理员进行简单操作时，接触污染物品后，避免再次污染其他的物品。例如，拿取照护者水杯、倾倒照护者痰液等。避污纸放置在医院隔离病区的污染区、半污染区、污物间、隔离房间门口等区域，一般悬挂在墙上，抓取避污纸前应先洗手，待手部干燥后整张纸抓取使用，使用后集中回收处置，避免对周围环境造成二次污染。

六、小结

本节着重为护理员讲述职业防护的基础知识（如术语定义、标准预防的原则、常用的个人防护用品及分级防护的适用范围与主要防护用品）及分级防护技术。科学严谨的职业防护制度可以有效指导护理员的职业防护行为，树立护理员职业防护观念，既保护护理员个人，又保护被照护者，降低疾病传播风险。最后本节通过5个场景情景模拟的方式，详细讲解了常规操作的思考要点、操作目的、操作标准、注意事项等内容，这是护理员日常工作中需要掌握的必备技能，护理员应在日常工作中始终保持规范操作的自律性，在做好个人防护的同时，有效阻止病原菌的传播，避免院内感染，保障工作人员及被照护者安全。

七、思考与练习

1.单选题

（1）医院最经济、最有效的预防医院感染的方法是（　）

A.消杀　B.使用抗生素　C.洗手　D.隔离被照护者

（2）七步洗手法的指征是（　）

A.接触照护者前

B.各项处置、操作前

C.接触被照护者的尿液、粪便、呕吐物后

D.接触照护者后

E.接触照护者周围环境后，包括用具等物体表面后

F.以上都是

（3）七步洗手法洗手时，每一步用时至少在（　）

A. 20秒以上　B. 15秒以上　C. 10秒以上　D. 5秒以上

（4）以下说法正确的是（　）

A.没有戴手套的手可触及手套的任何一面

B.已经戴好手套的手可以碰触未戴手套的手

C.戴手套的手可碰到另一只手套的里面

D.如发现手套有破损的情况时应立即更换

（5）关于摘口罩，下列说法错误的是（　）

A.摘口罩前后均不需要洗手或手消毒

B.不要接触口罩污染面

C.先松开下方系带，再松开上方系带

D.捏住口罩系带投入医疗废物桶内

（6）为防止传染病的发生与传播，护理员应该（　）

A.加强被照护者的生活护理

B.严密观察病情

C.严格执行无菌操作

D.认真做好隔离工作

E.提高各项操作技术水平

（7）关于避污纸的使用，以下说法正确的是（　）

A.湿手时，不要使用避污纸

B.一张避污纸，只能使用一次

C.使用避污纸时，应从页面抓取，不可掀页撕取

D.避污纸用后，应放进污物桶内，集中处置

E. 以上都是

（8）使用避污纸时，一次可取用（　）

A. 1张　B. 2张　C. 3张　D. 4张

2. 是非题

（1）护理员在进行处置工作结束后，发现手不脏，可以不用洗手。（　）

（2）手套摘掉后不用进行手卫生。（　）

（3）发现手套有破损时，不需要更换，再加戴一副就可以了。（　）

（4）医用外科口罩可以多次重复使用。（　）

（5）摘戴口罩前均不需要洗手。（　）

（6）湿手时，可以使用避污纸。（　）

3. 思考题

什么情况下必须洗手，不能卫生手消毒？

情景模拟1　七步洗手法

【情景导入】

被照护者，女，70岁，头部外伤后，精神萎靡，反应迟钝，家属自诉发热。护理员遵医嘱给予被照护者进行体温测量。

【路径清单】

（一）思考要点

1. 接触被照护者前，为避免交叉感染，护理员应该做什么？

2. 如何规范进行洗手？

（二）操作目的

清洗掉护理员双手肉眼可见的污物，保持手部清洁，防止传染疾病。

（三）评估问题

1. 护理员仪表、着装是否符合礼仪规范。

2. 护理员是否有长指甲，手部是否佩戴饰品。

3. 物品准备是否齐全。

（四）物品准备

清洁剂或洗手液（肥皂）、擦手纸、毛巾、速干手消毒剂。

（五）操作过程

1. 确认操作前准备充分。

（1）护理员：着装洁净、规范，指甲短，未戴手表。

（2）用物：所需用物安全、有效，放置合理。

2. 解开袖口，卷起衣袖。

3. 用干净流动的清水湿润双手。

4. 取适量洗手液（肥皂），均匀涂抹至整个双手的各个部位，特别是指尖和指缝。

5. 仔细揉搓双手每一个部位的皮肤，每一步的时间都在15秒以上，具体揉搓步骤如下（步骤不分先后）。

（1）掌心相对，五指并拢，相互搓擦（图2-3）。

（2）手心对手背，五指分开，沿指缝相互搓擦，相互交换进行（图2-4）。

（3）掌心相对，五指分开，双手交叉沿指缝相互搓擦（图2-5）。

（4）一手手指弯曲放于另一只手的掌心，搓擦手指关节，相互交换进行（图2-6）。

（5）一手拇指放于另一只手的掌心旋转揉搓，相互交换进行（图2-7）。

（6）一手五指指尖并拢，放在另一手的掌心旋转揉搓，相互交换进行（图2-8）。

（7）如有必要，揉搓手腕，相互交换进行（图2-9）。

6.双手在流动水下彻底清洗。

7.关闭水龙头。

8.擦干双手。

（六）注意事项

1.认真揉搓双手至少15秒。

2.戴手套不能代替手卫生，摘掉手套后应进行手卫生。

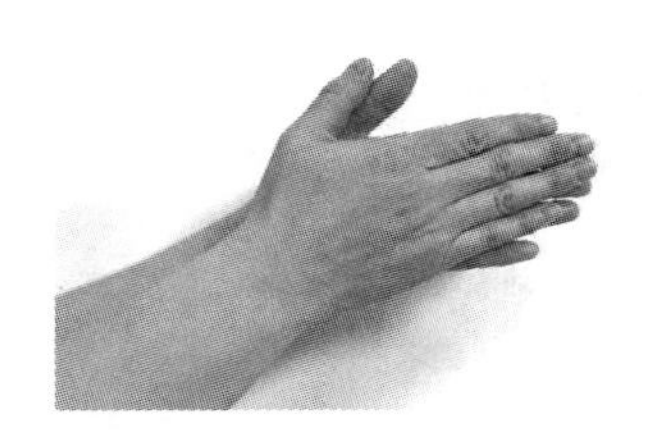

图2-3　掌心相对，五指并拢，相互搓擦

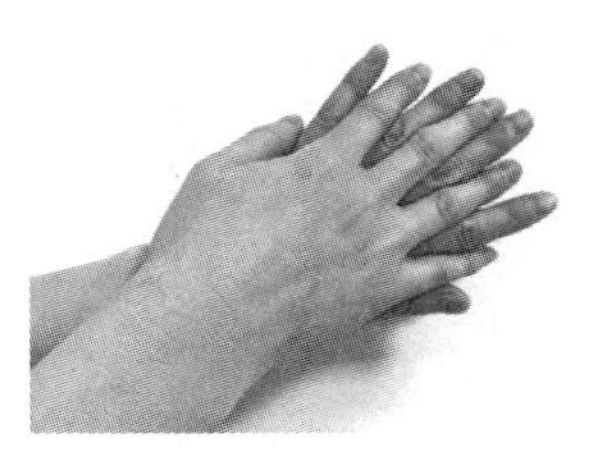

图2-4　手心对手背，五指分开，沿指缝相互搓擦

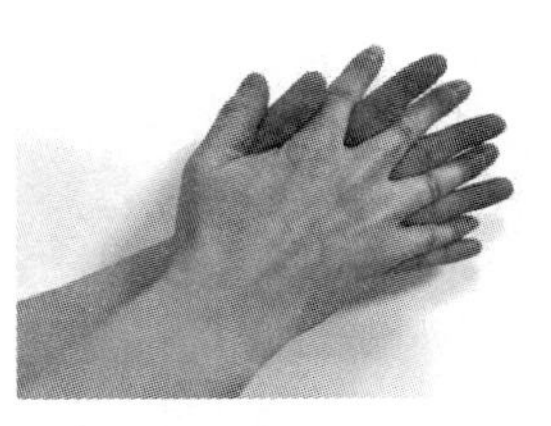

图2-5　掌心相对，五指分开，双手交叉指缝相互搓擦

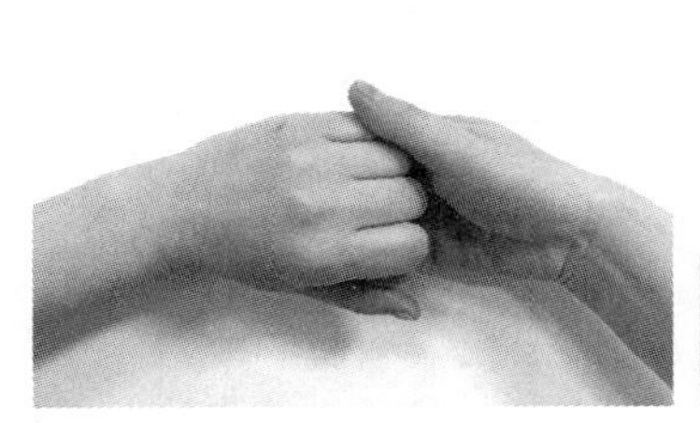

图2-6　一手手指弯曲放于另一只手的掌心，手指关节在掌心旋转揉搓

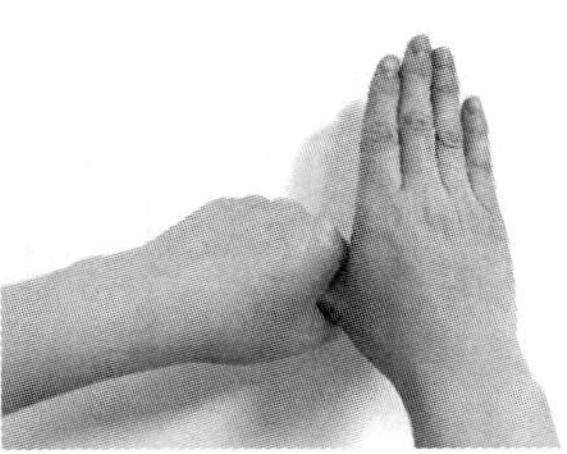

图2-7　手拇指放于另一只手的掌心旋转揉搓

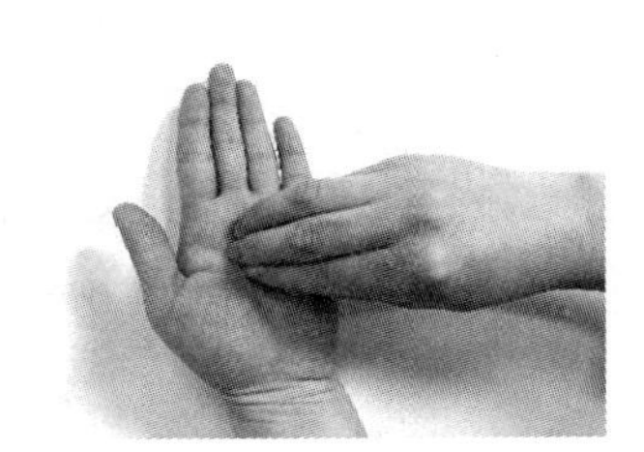

图2-8　一只手五指指尖并拢，放在另一手的掌心旋转揉搓

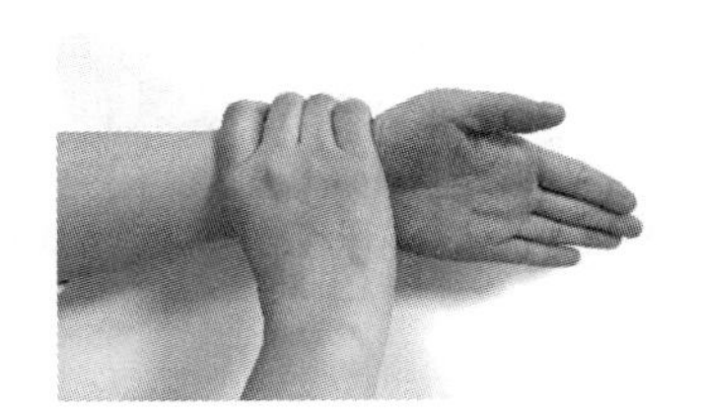

图2-9　揉搓手腕

[考核标准]

手卫生技术操作考核评分标准（七步洗手法）

姓名________ 考核人员________ 考核日期： 年 月 日

项目	总分（分）	技术操作要求	标分（分）	评分标准	扣分
仪表	5	仪表、着装符合护理员礼仪规范	5	一项不符合要求扣2分	
操作前准备	5	1.无长指甲，摘下手表 2.用物准备：洗手液（肥皂）、干手用品或设施（擦手纸或小毛巾）；速干手消毒剂	2 3	漏一项，扣1分	
安全评估	5	1.护理员有无长指甲，手部是否佩戴饰品 2.物品准备是否齐全，安全备用	2 3	一项不符合要求扣2分	
操作过程	60	1.解开袖口，卷起衣袖 2.打开水龙头（用避免手部再污染的方式），用流水湿润双手 3.取适量洗手液 4.洗手法 （1）掌心相对，五指并拢，互相搓擦 （2）手心对手背，五指分开，沿指缝相互搓擦，相互交换进行 （3）掌心相对，五指分开，双手交叉沿指缝相互搓擦 （4）一手手指弯曲放于另一只手的掌心搓擦手指关节，相互交换进行 （5）一手拇指放于另一只手的掌心旋转揉搓，相互交换进行 （6）一手五指指尖并拢，放在另一手的掌心旋转搓擦，相互交换进行 （7）如有必要，揉搓手腕及腕上10cm，相互交换进行 5.双手在流动水下彻底清洗 6.关闭水龙头（用避免手部再污染的方式） 7.用一次性纸巾或小毛巾彻底擦干	5 3 2 5 5 5 5 5 5 5 5 5 5	沾湿衣服一处扣2分 使用水龙头方法不对扣3分 揉搓时间<15秒，扣2分 揉搓范围为双手、指甲、指尖、指缝和指关节等易污染的部位，一项不合格扣5分 其余一处不符合要求扣2分	
操作后	10	1.垃圾分类正确 2.洗手范围正确	5 5	一项不符合要求扣5分	
评价	10	1.操作规范，顺序正确 2.认真清洗指甲、指尖、指缝和指关节等易污染的部位 3.手部未佩戴饰物 4.小毛巾应一用一消毒	3 3 2 2	一项不符合要求扣2分	
理论提问	5	1.一般洗手的目的是什么 2.七步洗手指征有哪些	5	少一条扣1分	
合计	100				

理论提问：

1.一般洗手的目的是什么?

答：清除护理员手部污物和大部分细菌，预防接触感染，减少传染病的传播。

2.七步洗手法指征有哪些?

答：①接触照护者前。②各项处置、操作前。③接触被照护者的尿液、粪便、呕吐物后。④接触被照护者后。⑤接触照护者周围环境后，包括用具等物体表面后。

情景模拟2 戴（脱）手套

【情景导入】

被照护者，女，66岁，肺栓塞后意识障碍，大小便不能自理，护理员需协助其进行大小便。

【路径清单】

（一）思考要点

1.接触被照护者前后，护理员应该做什么?

2.如何规范进行戴（脱）手套?

（二）操作目的

保护自己，防止交叉感染。

（三）评估问题

1.护理员仪表、着装是否符合礼仪规范。

2.护理员是否有长指甲，手部是否佩戴饰品。

3.物品准备是否齐全，手套大小型号是否合适。

（四）物品准备

相应型号手套、速干手消毒剂。

（五）操作过程

1.确认操作前准备充分。

（1）护理员：着装洁净、规范，指甲短，未戴手表。

（2）用物：所需用物安全、有效，放置合理。

2.打开手套包装，将包装放置于治疗车的下层。

3.戴手套（图2-10，表2-3）。

表2-3 戴手套的方法及操作过程

方法	操作过程
分次提取手套法	一手提起手套的内面反折部分取出手套，五指对准戴好。再用戴好手套的示指与中指，插入另一只手套的外面反折部分，同法戴好
单次提取手套法	一手或双手同时提起两只手套的内面反折部分，将手套取出。手套五指对齐，先戴一只手套，再用戴好手套的示指与中指插入另一只手套的外面反折部分，同法戴好

4.手套腕部包裹工作服袖口，适当调整手套至无皱褶及卷边。

5.脱手套（图2-11）。护理员先一只手捏住另一只手套腕部外面，将一只手套翻转脱至手指，再衬以手套捏住另一只手套腕部外面，将手套翻转脱下。

6.污染手套置于医疗垃圾袋内，整理用物。

7.洗手。

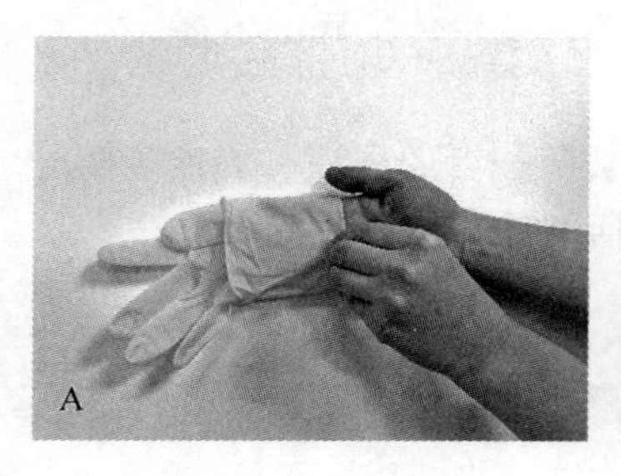

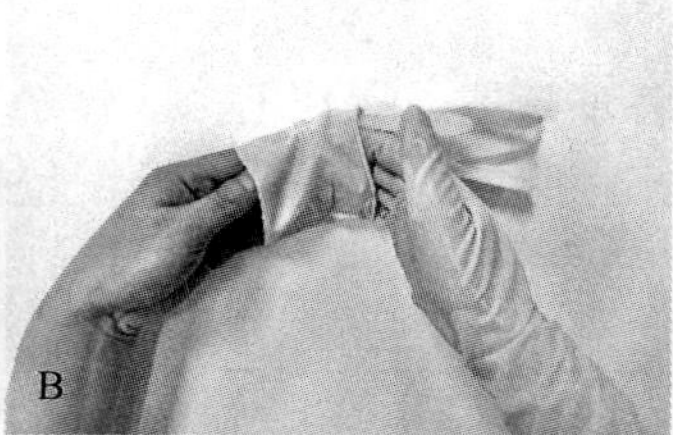

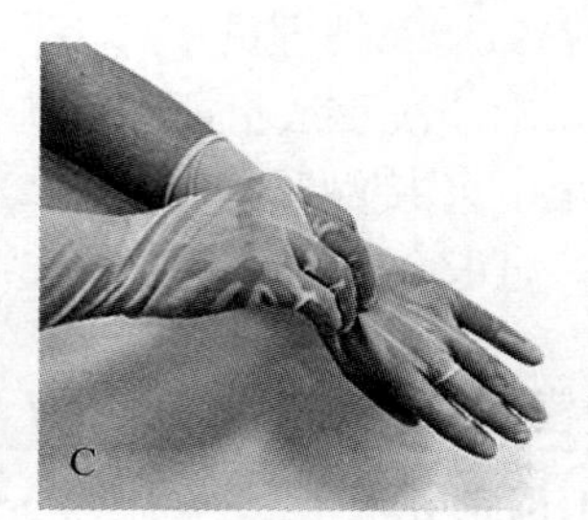

图2-10　戴手套步骤

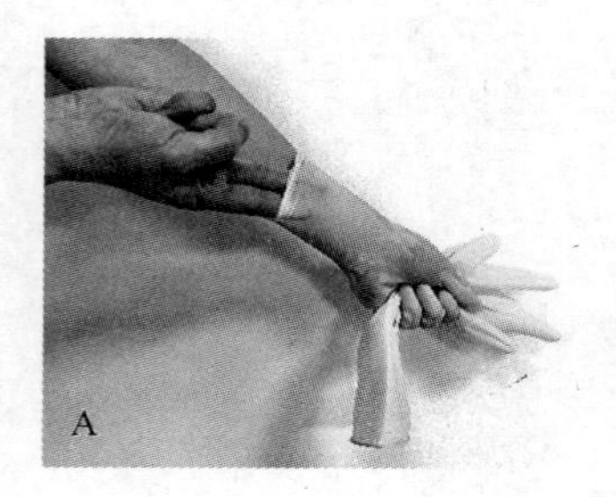

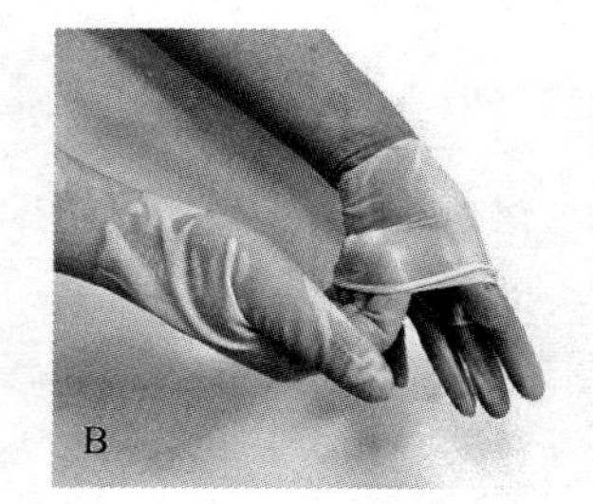

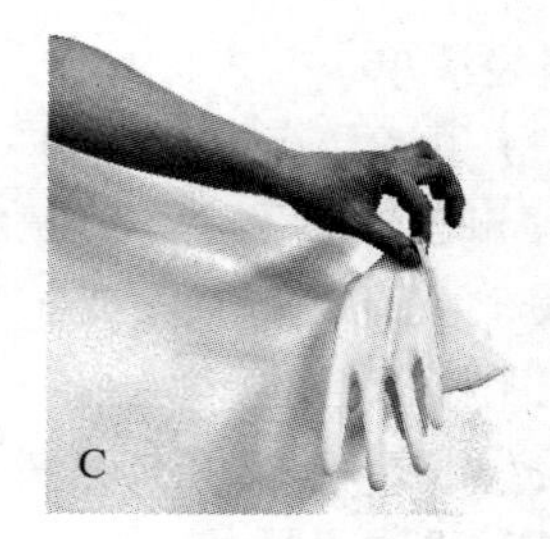

图2-11　脱手套步骤

（六）注意事项

1.护理员戴好手套的手不可以触及未戴手套的手，也不可以接触另一只手套的内面。若未戴手套，则不可触及手套的外面。

2.戴手套前要检查手套有无破损，操作中一旦发现破损，应立即更换手套。

[考核标准]

戴（脱）手套技术操作考核评分标准

姓名＿＿＿＿＿　考核人员＿＿＿＿＿　考核日期：　年　月　日

项目	总分（分）	技术操作要求	标分（分）	评分标准	扣分
仪表	5	仪表、着装符合护理员礼仪规范	5	一项不符合要求扣2分	
操作前准备	5	1.无长指甲，摘下手表，洗手或卫生手消毒 2.用物准备：相应型号的手套、速干手消毒剂	2 3	漏一项，扣1分	
安全评估	5	1.护理员有无长指甲，手部是否佩戴饰品 2.物品准备是否齐全，安全备用	2 3	一项不符合要求扣2分	
操作过程	60	1.再次检查手套在有效期内 2.打开手套包装，将包装放置于治疗车的下层 3.戴手套	5 5	污染1次扣2分 戴、脱手套方法错误1次扣5分	

续表

项目	总分（分）	技术操作要求	标分（分）	评分标准	扣分
		（1）分次提取手套法：一手提起手套的内面反折部分取出手套，五指对准戴好。再用戴好手套的示指与中指，插入另一只手套的外面反折部分，同法戴好 （2）单次提取手套法：一手或双手同时提起两只手套的内面反折部分，将手套取出。手套五指对齐，先戴一只手套，再用戴好手套的示指与中指插入另一只手套的外面反折部分，同法戴好 4.手套腕部包裹工作服袖口，适当调整手套至无皱褶及卷边 5.脱手套：护理员先一只手捏住另一只手套腕部外面，将一只手套翻转脱至手指，再衬以手套捏住另一只手套腕部外面，将手套翻转脱下 6.污染手套置于医疗垃圾袋内，整理用物 7.洗手	10 10 10 10 5 5	戴好手套的手未始终在腰以上水平、视线范围内1次扣2分 脱手套时，未在桌面以下扣2分 戴、脱手套时强行拉扯手套边缘扣2分	
操作后	10	1.垃圾分类正确 2.洗手或卫生手消毒步骤正确	5 5	一项不符合要求扣2分	
评价	10	1.操作准确、熟练、节力 2.操作过程无污染	5 5	一项不符合要求扣5分	
理论提问	5	戴无菌手套的目的有哪些	5	少一条扣1分	
合计	100				

理论提问：

戴无菌手套的目的有哪些？

答：①保护自己。②防止接触发生交叉感染。

情景模拟3 戴（摘）口罩

【情景导入】

被照护者，男，40岁，因咳嗽、咽痛3日，发热1日入院，无流行病学史。护理员需要为其更换床单。

【路径清单】

（一）思考要点

1.接触被照护者前，为避免交叉感染，护理员应该采取什么防护措施？

2.如何规范戴（摘）口罩？

（二）操作目的

护理员应规范佩戴口罩，有效地阻隔经呼吸道传播的病原微生物。

（三）评估问题

1.护理员仪表、着装是否符合礼仪规范。

2.护理员是否进行手卫生。

3.物品准备是否齐全，口罩大小型号是否合适。

（四）物品准备

洗手液（肥皂）、干手用品或设施、速干手消毒剂。

（五）操作过程

1.确认操作前准备充分。

（1）护理员：仪表、着装符合护理员礼仪规范，洗手。

（2）用物：所需用物安全、有效，放置合理。

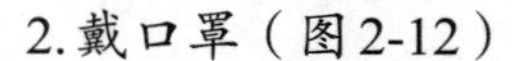

2.戴口罩（图2-12）

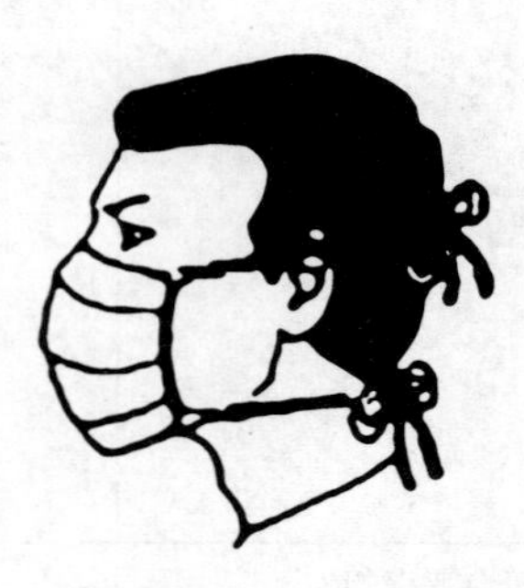

图2-12　戴口罩

（1）检查口罩包装是否完整，拆包装。

（2）将口罩鼻夹处置于上方，深色面朝外，浅色面朝内。

（3）将口罩完全遮盖口鼻及下巴，下方戴于颈后位置，上方戴于头顶的中部。

（4）根据鼻梁形状塑鼻夹，将自己双手指尖放置于鼻夹部，从中央向两侧、向内边按压边向两侧移动。

（5）调整系带的松紧度。

（6）闭合性检查。

3.摘口罩（图2-13）

（1）洗手或卫生手消毒。

（2）不要接触口罩污染面。

（3）先将下方的系带解开，拉至面前后松开，再松上方系带。

（4）捏住系带，放在医疗垃圾袋（桶）内。

（5）摘口罩后洗手或卫生手消毒。

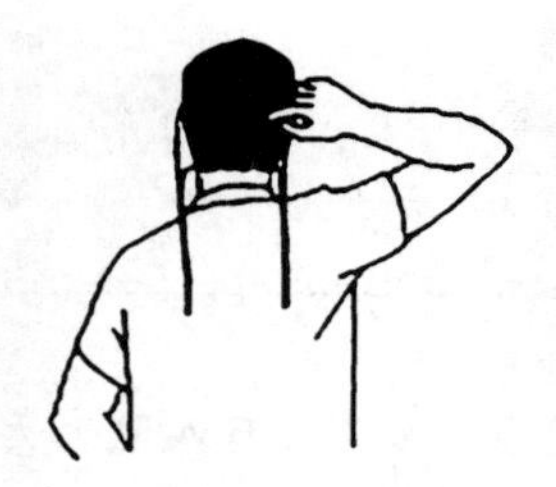

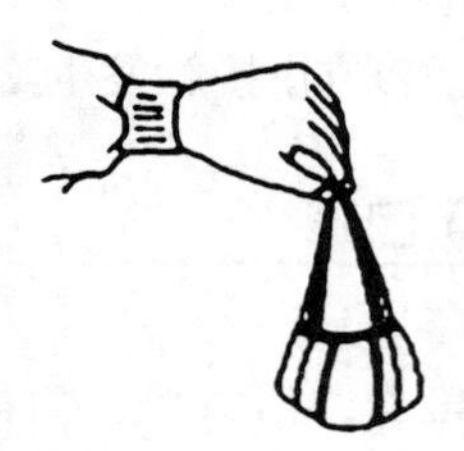

图2-13　摘口罩

（六）注意事项

1.戴医用外科口罩时不需要一只手捏鼻夹。

2.医用外科口罩不能重复使用。

3.口罩一旦出现潮湿或受到污染，应及时进行更换。

[考核标准]

戴（摘）口罩技术操作考核评分标准

姓名________ 考核人员________ 考核日期： 年 月 日

项目		总分（分）	技术操作要求	标分（分）	评分标准	扣分
仪表		5	仪表、着装符合护理员礼仪规范	5	一项不符合要求扣2分	
操作前准备		5	1.着装整洁、洗手 2.用物准备：评估被照护者目前病情、采取的隔离种类，选择合适的口罩	2 3	漏一项，扣1分	
安全评估		5	1.护理员是否已进行洗手 2.物品准备是否齐全，口罩大小型号是否合适	2 3	一项不符合要求扣2分	
操作过程	戴口罩	30	1.检查口罩包装是否完整，拆包装 2.将口罩鼻夹处置于上方，深色面朝外，浅色面朝内 3.将口罩完全遮盖口鼻及下巴，系口罩的下方戴于颈后位置，口罩的上方戴于头顶的中部 4.根据鼻梁形状塑鼻夹，将自己双手指尖放置于鼻夹部，从中央向两侧向内边按压边向两侧移动 5.调整系带的松紧度 6.闭合性检查	5 5 5 5 5 5	未检查包装一处扣5分 口罩正反面错误扣5分 未塑造鼻夹一处扣5分 其余一项不符合要求扣2分	
	摘口罩	30	1.洗手或手消毒 2.不要接触口罩污染面 3.先将下方的系带解开，拉至面前后松开，再松上方系带 4.捏住口罩系带，置于医疗垃圾袋内 5.摘口罩后洗手与手消毒	5 5 10 5 5	一项不符合要求扣5分	
操作后		10	1.垃圾分类正确 2.洗手范围正确	5 5	一项不符合要求扣2分	
评价		10	1.操作规范，顺序正确 2.佩戴紧密，严密 3.口头表达流利、准确	4 4 2	一项不符合要求扣2分	
理论提问		5	简述戴（摘）口罩的注意事项	5	少一条扣1分	
合计		100				

理论提问：

简述戴（摘）口罩的注意事项。

答：①戴医用外科口罩时不需要一只手提鼻夹。②医用外科口罩不能重复使用。③口罩一旦出现潮湿或受到污染，应及时进行更换。

情景模拟4 穿（脱）隔离衣

【情景导入】

被照护者，男，76岁，长期卧床，头部外伤后，高热，不能自理，经纤维支气管镜检查，在支气管肺泡灌洗液中发现多重耐药菌，护理员要为该被照护者进行温水擦浴降温。

【路径清单】

（一）思考要点

1.接触被照护者前，为避免交叉感染，护理员应该采取什么防护措施？

2.如何正确穿、脱隔离衣？

（二）操作目的

防止病原微生物的散播，保护工作人员及被照护者，避免发生交叉感染。

（三）评估问题

1.护理员仪表、着装是否符合礼仪规范。

2.护理员是否洗手、戴口罩，手部是否佩戴饰品。

3.护理员物品准备齐全，隔离衣大小合适，折叠正确，没有破损、潮湿。

4.评估隔离种类，环境条件，环境整洁、安静、宽敞、光线明亮。

（四）物品准备

隔离衣、挂衣架、速干手消毒剂、大铁夹。

（五）操作过程

1.确认操作前准备充分

（1）护理员：仪表、着装符合护理员礼仪规范，洗手，戴口罩，摘下手表。

（2）用物：所需用物安全有效，放置合理，隔离衣的规格型号是否合适，隔离衣折叠方法是否正确，是否有破损及潮湿。

（3）环境：隔离种类，环境条件，环境整洁、安静、宽敞、光线明亮。

2.穿隔离衣（图2-14）

（1）卷袖过肘，右手拿起衣领将隔离衣取下，对齐肩缝两端，露出衣袖的内口。

（2）右手持衣领，左手伸入隔离衣袖，右手拉衣领。

（3）举左手轻抖衣袖，露出左手。

（4）左手持衣领，右手伸入衣袖，左手向上拉衣领。

（5）举右手轻抖衣袖，露出右手。

（6）双手持衣领，从中央沿衣领边缘向后将领扣扣好。

（7）系好两侧袖口。

（8）双手分别在腰下约5cm的位置将隔离衣的两侧逐渐向前拉，直至手指横捏住隔离衣的边缘，两侧边缘在背后对齐，一手固定，另一只手将宽余部分向一侧折叠。

（9）一手固定折叠处，另一手松解腰带，分别拉至身体背后交叉，最后在前面打一活结。

（10）将双手放置于胸前。

3.脱隔离衣（图2-15）

（1）松解腰带。

（2）将腰带在前面打一活结。

（3）解开两侧袖口。

（4）将隔离衣的衣袖塞入工作服袖子下方至不滑落，露出双手。

（5）使用速干手消毒剂消毒双手。

（6）解开领口。

（7）右手伸入左手袖内拉下衣袖过手，再用衣袖遮住左手，捏住右侧衣袖外面，将其拉下。

（8）双手转换逐渐从衣袖内退出，双手推至肩缝处，在袖内将衣袖对齐，清洁面向外反折。

（9）一手持领边，再次整理隔离衣至两边对齐，挂于衣架上，洗手。

4.操作后口述。根据隔离的种类及隔离衣被污染的程度正确处理用物。不再使用的一次性隔离衣清洁面向外卷好，置于医疗垃圾袋中；重复使用的隔离衣若不再使用，投入污敷料袋中进行消毒处理。

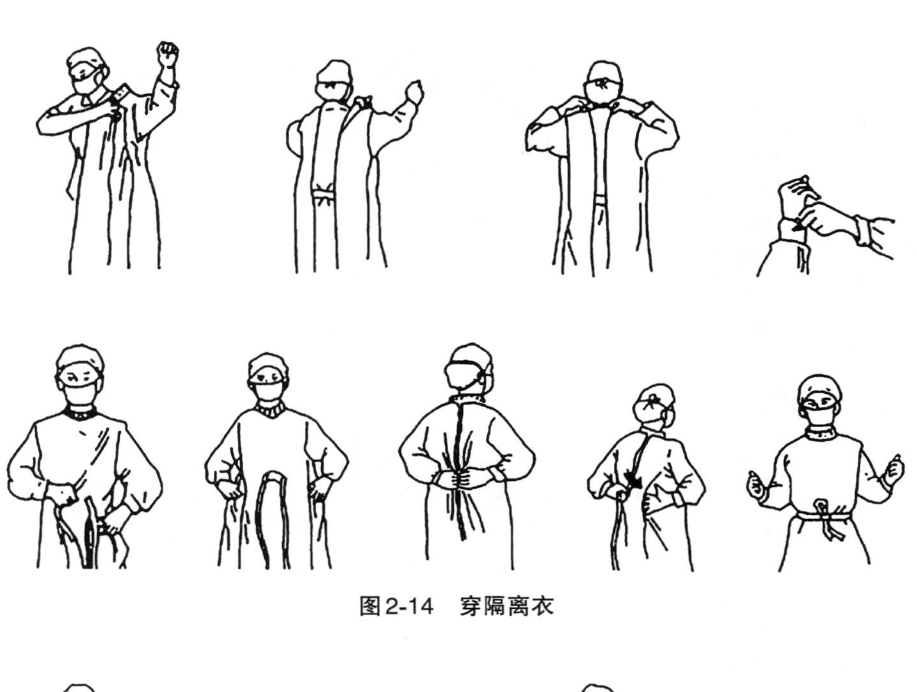

图2-14 穿隔离衣

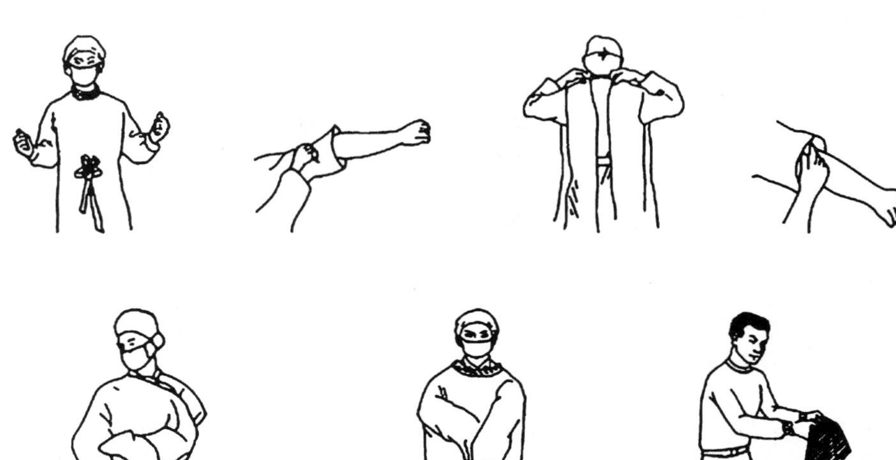

图2-15 脱隔离衣

（六）注意事项

1.选择规格型号合适的隔离衣，穿好后要全部遮盖工作服。

2.保持隔离衣的衣领清洁，特别注意系领口时，被污染的袖口不可触及面部、帽子及衣领。

3.穿隔离衣后不得进入清洁区。

4.隔离衣应每日更换，若有潮湿、污染，应立即更换。

[考核标准]

穿（脱）隔离衣技术操作考核评分标准

姓名________ 考核人员________ 考核日期： 年 月 日

<table>
<tr><th colspan="2">项目</th><th>总分（分）</th><th>技术操作要求</th><th>标分（分）</th><th>评分标准</th><th>扣分</th></tr>
<tr><td colspan="2">仪表</td><td>5</td><td>仪表、着装符合护理员礼仪规范</td><td>5</td><td>一项不符合要求扣2分</td><td></td></tr>
<tr><td colspan="2">操作前准备</td><td>5</td><td>1.洗手，戴口罩，摘下手表
2.用物准备齐全，摆放有序、合理，隔离衣、挂衣架、速干手消毒剂、大铁夹</td><td>2
3</td><td>漏一项，扣1分</td><td></td></tr>
<tr><td colspan="2">安全评估</td><td>10</td><td>1.隔离种类，环境条件
2.隔离衣大小是否合适，隔离衣折叠是否正确，有无破损潮湿
3.环境整洁、安静、宽敞，光线明亮</td><td>3
4
3</td><td>一项不符合要求扣2分</td><td></td></tr>
<tr><td>操作过程</td><td>穿隔离衣</td><td>30</td><td>1.卷袖过肘，右手拿起衣领将隔离衣取下，对齐肩缝两端，露出衣袖的内口
2.右手持衣领，左手伸入隔离衣袖，右手拉衣领
3.举左手轻抖衣袖，露出左手
4.左手持衣领，右手伸入衣袖，左手向上拉衣领
5.举右手轻抖衣袖，露出右手
6.双手持衣领，从中央沿衣领边缘向后将领扣扣好
7.系好两侧袖口
8.双手分别在腰下约5cm的位置将隔离衣的两侧逐渐向前拉，直至手指横捏住隔离衣的边缘，两侧边缘在背后对齐，一手固定，另一只手将宽余部分向一侧折叠
9.一手固定折叠处，另一手松解腰带，分别拉至身体背后交叉，最后在前面打一活结
10.将双手放置于胸前</td><td>2
2
2
2
2
2
4
10
3
1</td><td>腰带不打结扣3分
未打活结扣3分
污染隔离衣清洁面1次扣2分
顺序颠倒扣2分
后侧边缘未对齐，折叠处松散扣3分
腰带落地扣2分
其余一项不符合要求扣2分</td><td></td></tr>
<tr><td>操作过程</td><td>脱隔离衣</td><td>30</td><td>1.松解腰带
2.将腰带在前面打一活结
3.解开两侧袖口
4.将隔离衣的衣袖塞入工作服袖子下方至不滑落，露出双手
5.使用速干手消毒剂消毒双手
6.解开领口</td><td>2
3
2
3
4
2</td><td>手未消毒扣2分
手消毒时间不够扣1分
隔离衣污染面触及帽子、口罩及清洁物品1次扣2分
隔离衣规格不符合要求扣2分</td><td></td></tr>
</table>

续表

项目	总分（分）	技术操作要求	标分（分）	评分标准	扣分
		7.右手伸入左手袖内拉下衣袖过手，再用衣袖遮住左手，捏住右侧衣袖外面，将其拉下 8.双手转换逐渐从衣袖内退出，双手推至肩缝处，在袖内将衣袖对齐，清洁面向外反折 9.一手持领边，再次整理隔离衣至两边对齐，挂于衣架上，洗手	5 5 4		
操作后	5	口述：根据隔离的种类及隔离衣被污染的程度正确处理用物。不再使用的一次性隔离衣清洁面向外卷好，置于医疗垃圾袋中；重复使用的隔离衣若不再使用，投入污敷料袋中进行消毒处理	5	一项不符合要求扣5分	
评价	10	1.穿、脱隔离衣时，未污染面部、颈部 2.动作熟练、准确，符合操作程序 3.清洁区、污染区的概念清楚	4 4 2	一项不符合要求扣2分	
理论提问	5	1.穿隔离衣的目的是什么 2.穿隔离衣的注意事项有哪些	5	少一条扣1分	
合计	100				

理论提问：

1.穿隔离衣的目的是什么？

答：保护工作人员和被照护者，防止病原微生物散播，避免交叉感染。

2.穿隔离衣的注意事项有哪些？

答：①护理经接触传播的感染性疾病照护者，如传染病被照护者、多重耐药菌感染被照护者等。②对照护者实行保护性隔离时，如骨髓移植术后、大面积烧伤的照护者。③进行可能受到照护者血液、体液、分泌物、排泄物喷溅风险的操作。④护理员手部有血液、体液等肉眼可见的污染。

情景模拟5 避污纸的使用

【情景导入】

被照护者，女，因脑梗死长期卧床，生活不能自理。需护理员协助大小便。

【路径清单】

（一）思考要点

如何在协助被照护者大小便时避免污染双手及被照护者周围物品？

（二）操作目的

1.护理员手清洁，用避污纸裹取间接接触污染物品，避免护理员的手被污染。

2.护理员手被污染，用避污纸裹取间接接触清洁物品，避免清洁的物品被污染。

（三）评估问题

1.护理员仪表、着装是否符合礼仪规范，是否洗手、戴口罩。

2.被照护者病情及自理情况如何，护理员如何协助被照护者避免污染。

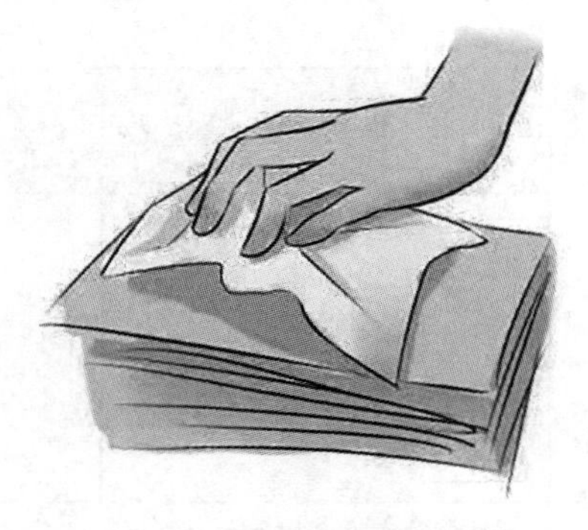

图2-16 避污纸的抓取

3. 环境是否安全，如何保护被照护者隐私。

4. 物品准备是否齐全并安全备用。

（四）物品准备

避污纸。

（五）操作过程

1. 湿手时，不要使用避污纸。

2. 一张避污纸，只能使用一次。

3. 使用避污纸时，应从其上层页面依次抓取，不可掀页撕取（图2-16）。

4. 避污纸用后，应放进污物桶内，集中处置。

（六）注意事项

护理员在进行操作时，动作应轻稳、准确，严格执行消毒隔离原则，使护理员的手、清洁区域及物品不被污染。

［考核标准］

避污纸使用技术操作考核评分标准

姓名_________ 考核人员_________ 考核日期： 年 月 日

项目	总分（分）	技术操作要求	标分（分）	评分标准	扣分
仪表	5	仪表、着装符合护理员礼仪规范	5	一项不符合要求扣2分	
操作前准备	10	1. 洗手，戴口罩 2. 周围环境宽敞、明亮，注意必要时做好被照护者隐私保护 3. 用物准备齐全、安全有效，备有避污纸、速干手消毒液，必要时备薄膜手套	2 3 5	漏一项，扣2分	
安全评估	5	1. 了解被照护者病情、自理情况，解释操作目的及被照护者如何配合 2. 环境安静、清洁、舒适，是否需要屏风遮挡	2 3	一项不符合要求扣2分	
操作过程	60	1. 携避污纸至被照护者床旁，污物桶放于床旁备用 2. 向被照护者解释操作目的，取得配合 3. 保持手部清洁干燥，检查避污纸包装在有效期内，必要时戴手套 4. 协助被照护者取合适体位 5. 使用避污纸时，应从其上层页面依次抓取，不可掀页撕取 6. 避污纸用后，应放进污物桶内集中处置 7. 一张避污纸，只能使用一次 8. 摘手套 9. 洗手 10. 再次核对被照护者 11. 询问被照护者感受，协助取舒适体位 12. 整理床单位	5 5 5 5 5 5 5 5 5 5 5 5	手部未干扣5分 污染一次扣5分 使用后避污纸处理不当扣5分 避污纸重复使用扣5分 操作顺序颠倒扣5分 其余一项不符合要求扣2分	

续表

项目	总分（分）	技术操作要求	标分（分）	评分标准	扣分
操作后	5	1.垃圾分类处理正确 2.操作过程中有爱护伤者意识	2 3	一项不符合要求扣2分	
评价	10	1.操作过程中是否污染手部 2.动作熟练、准确，符合操作程序 3.清洁、污染的概念清楚	4 3 3	一项不符合要求扣2分	
理论提问	5	使用避污纸的注意事项有哪些	5	少一条扣1分	
合计	100				

理论提问：

使用避污纸的注意事项有哪些？

答：护理员在进行操作时，动作应轻稳、准确，严格执行消毒隔离原则，使护理员的手、清洁区域及物品不被污染。

第二节 职业暴露

一、术语、定义

职业暴露是指由于职业关系而暴露在危险因素中，从而有可能损害健康或危及生命的一种情况。

二、常见职业暴露分类

常见的职业暴露可分为传染性职业暴露、放射性职业暴露、化学职业接触（如消毒剂、某些化学品）和其他职业暴露。

三、预防职业暴露措施

1.护理员在进行可能接触到被照护者血液和体液的操作时，必须佩戴手套，操作结束后，脱下手套后立即洗手，必要时立即消毒。

2.在护理的过程中，如果存在血液、体液飞溅到护理员的面部的风险时护理员应当佩戴手套、具有防渗透性能的口罩、防护眼镜；如果存在血液、体液大面积飞溅的风险或者可能污染护理员的身体时，应穿戴具有防渗透性能的隔离衣或围裙。

3.护理员手部皮肤存在破裂时，在进行有可能接触被照护者血液、体液的诊疗和护理操作时必须戴双层手套。

四、发生职业暴露紧急处理原则

1.迅速脱去手套，流动水反复冲洗伤口或生理盐水反复冲洗黏膜；轻轻地将伤口从近心端向远心端挤压，使血液流出，避免局部挤压伤口，在损伤处尽可能挤压血液。

2.用大量的流动水及皂液清洁伤口，彻底清洁后用0.5%碘伏或75%酒精消毒，根据伤口情况进行包扎或进一步处理。

3.确认暴露源性质。暴露源非阳性时，无须进一步治疗；暴露源阳性时，24小时内检测乙型肝炎病毒抗体和丙型肝炎病毒抗体，必要时抽血比较，肌内注射乙肝免疫球蛋白。分别在职业暴露后1个月、3个月和6个月进行复查。如被艾滋病毒阳性被照护者的血液和体液刺伤，应在24小时内抽取血液检测艾滋病毒抗体。受伤后1个月、3个月、6个月进行复查，同时遵医嘱服药。

4.在对伤口进行局部处理后，立即报告直接负责人，由负责人安排替代人员。

5.发生锐器伤后应立即向医院相关部门报告，填写《针刺伤或锐器伤评估上报表》或《血液或体液暴露上报表》，以及《血源性病原体职业暴露登记表》，并进行血源性传播疾病的检查和随访。并按照医院锐器伤应急处置流程处理。

6.关于职业接触的信息，包括接触源的免疫状况，将全面评估定期检测、随访和预防的必要性。

五、小结

本节主要讲解职业暴露的术语、定义、常见的职业暴露分类、预防护理员职业暴露的措施及发生职业暴露局部伤口紧急处理原则。职业暴露的预防措施可有效指导护理员认真分析职业暴露危险因素并采取正确的预防措施，发生职业暴露后的应急处理可减少因职业暴露导致的医护人员感染，护理员应严格规范执行，尽可能减少并杜绝职业暴露的发生，降低职业暴露伤害。

六、思考与练习

1.单选题

（1）常见的职业暴露分类有（　）

A.感染性职业暴露

B.放射性职业暴露

C.化学性职业暴露

D.以上都是

（2）发生职业暴露后，局部伤口的处理，正确的是（　）

A.为保证安全暂时不需要脱掉手套

B.马上在伤口旁从近心端向远心端轻轻挤压

C.立即在伤口局部挤压

D.将伤口浸泡在清水中

（3）预防护理员职业暴露的措施正确的是（　）

A.进行有接触被照护者血液、体液风险的护理操作时不需要戴手套

B.脱去手套后不需要洗手

C.存在发生血液、体液大面积飞溅风险时，必须增加穿戴具有防渗透性能的隔离衣或围裙

D.在执行有可能接触被照护者血液、体液的操作时可只戴单层手套

2. 是非题

（1）护理员在进行可能接触到被照护者血液和体液的诊断、治疗和护理操作时，必须佩戴手套，操作结束后，脱下手套后立即洗手，必要时立即消毒。（ ）

（2）护理员手部皮肤存在破裂时，在进行有可能接触被照护者血液、体液的诊疗和护理操作时必须戴双层手套。（ ）

（3）发生锐器伤后进行了局部处理，就不需要上报。（ ）

3. 思考题

简述护理员发生血源性病原体职业暴露处理流程。

第三节 医疗废物

一、医疗废物定义

医疗废物是指医疗卫生机构在有关活动中直接产生的传染性、有毒废物或者其他危险废物。

二、医疗废物分类目录

医疗废物的类别、特征、常见组分及收集方式见表2-4。

表2-4 医疗废物的类别、特征、常见组分及收集方式

类别	特征	常见组分或废物名称	收集方式
感染性废物	携带病原微生物具有引发感染性疾病传播危险的医疗废物	1. 被被照护者血液、体液、排泄物等污染的除锐器以外的废物 2. 使用后废弃的一次性使用医疗器械，如注射器、输液器、透析器等 3. 病原微生物实验室废弃的病原体培养基、标本，菌种和毒种保存液及其容器；其他实验室及科室废弃的血液、血清、分泌物等标本和容器 4. 隔离传染病被照护者或者疑似传染病被照护者产生的废弃物	1. 收集于符合《医疗废物专用包装袋、容器和警示标志标准》（HJ421）的医疗废物包装袋中 2. 病原微生物实验室废弃的病原体培养基、标本，菌种和毒种保存液及其容器应在产生地点进行压力蒸汽灭菌或者使用其他方式消毒，然后按感染性废物收集处理 3. 隔离传染病被照护者或者疑似传染病被照护者产生的医疗废物应当使用双层医疗废物包装袋盛装
损伤性废物	能够刺伤或者割伤人体的废弃的医用锐器	1. 废弃的金属类锐器，如针头、缝合针、针灸针、探针、穿刺针、解剖刀、手术刀、手术锯、备皮刀、钢钉和导丝等 2. 废弃的玻璃类锐器，如盖玻片、载玻片、玻璃安瓿等 3. 废弃的其他材质类锐器	1. 收集于符合《医疗废物专用包装袋、容器和警示标志标准》（HJ421）的利器盒中 2. 利器盒达到3/4满时，应当封闭严密，按流程运送、储存

续表

类别	特征	常见组分或废物名称	收集方式
病理性废物	诊疗过程中产生的人体废弃物和医学实验动物尸体等	1.手术及其他医学服务过程中产生的废弃的人体组织、器官 2.病理切片后废弃的人体组织、病理蜡块 3.废弃的医学实验动物的组织和尸体 4. 16周胎龄以下或重量不足500 g的胚胎组织等 5.确诊、疑似传染病或携带传染病病原体的产妇的胎盘	1.收集于符合《医疗废物专用包装袋、容器和警示标志标准》（HJ 421-2008）的医疗物包装袋中 2.确诊、疑似传染病产妇或携带传染病病原体的产妇的胎盘应使用双层医疗废物包装袋盛装 3.可进行防腐或者低温保存
药物性废物	过期、淘汰、变质或者被污染的废弃药物	1.废弃的一般性药物 2.废弃的细胞毒性药物和遗传毒性药物 3.废弃的疫苗及血液制品	1.少量的药物性废物可以并入感染性废物中，但应在标签中注明 2.批量废弃的药物性废物，收集后应交由具备相应资质的医疗废物处置单位或者危险废物处置单位等进行处置
化学性废物	具有毒性、腐蚀性、易燃性、反应性的废弃的化学物品	列入《国家危险废物名录》中的废弃危险化学品，如甲醛、二甲苯等；非特定行业来源的危险物品，如含汞血压计、含汞体温计，废弃的牙科费弃材料及其残余物等	1.收集于容器中，粘贴标签并注明主要成分 2.收集后应交由具备相应资质的医疗废物处置单位或者危险废物处置单位等进行处置

三、医疗废物收集、运送与暂存

1.医疗卫生机构应该依据医疗废物分类目录，对医疗废物进行分类管理。

2.医疗卫生机构应该遵照下面的要求，准时分类收集医疗废物。

（1）依据医疗废物的类别，把医疗废物分类放置于符合《医疗废物专用包装物、容器的标准和警示标志的规定》的包装袋或者容器内。

（2）在封装医疗废物前，要认真检查医疗废物包装物或者容器，保证没有破损、渗漏和其他缺陷。

（3）少量的药物性废物可以放入感染性废物，应该在标签上写明。

（4）废弃的麻醉、精神、放射性、毒性等药品及其他医疗废物的管理，遵照相关法律、行政法规和国家有关规定、标准执行。

（5）化学废物中的一批废化学试剂、消毒剂，应当移交专门机构处理。

（6）含汞温度计、血压计等医疗器械报废时，由专门机构处理。

（7）医疗废物中的培养基、标本、细菌、病原体毒液等高危险废物，应先在发生场进行压力蒸汽消毒或化学消毒处理，然后作为传染性废物收集处理。

（8）隔离的传染病被照护者或者疑似传染病被照护者产生的具有传染性的排泄物，应该按照国家规定严格进行消毒，达到国家规定的排放标准后才可以排入污水处理系统。

（9）隔离传染病被照护者或者疑似传染病被照护者产生的医疗废物，应当双包装，及时密封。

（10）不得将放入包装或容器内的传染性、病理性、损伤性废物取出。

3. 医疗卫生机构生产医疗废物的场所，应当有医疗废物分类收集方法的示意图或者书面说明。

4. 当医疗废物达到包装或容器的3/4时，应采用有效的密封方法，使包装或容器的密封越来越严密。

5. 当包装或容器的外表面被传染性废物污染时，应当对被污染的区域进行消毒或增加一层包装。

6. 每个含有医疗废物的包装和容器的外表面应贴有警示标志，每个包装容器应贴有中文标签。中文标签的内容应包括医疗废物产生的机构、产生日期、类型和所要求的特殊说明。

7. 运输人员应每天将分类和包装好的医疗废物按照规定的时间和路线从医疗废物产生地点运送至内部指定的临时储存地点。

8. 在运输医疗废物前，运输人员应检查的标签、标签和密封件是否有效。不能将不符合要求的医疗废物运送至暂时储存地点。

9. 运输人员在运输医疗废物时，应防止包装或容器的破损和医疗废物的丢失、泄漏和扩散，防止医疗废物与人体直接接触。

10. 医疗废物的运输应采用专用的运输工具，以防漏、无尖角，便于装卸和清洗。在日常送货工作结束时，应及时对运送工具进行清洗和消毒。

11. 医疗卫生机构应当建立医疗废物的临时储存设施和设备，不得将医疗废物露天储存。医疗废物的临时储存时间不得超过2天。

12. 医疗卫生机构建立的医疗废物临时储存设施和设备应满足以下要求。

（1）远离医疗区、食品加工区、人员活动区、生活垃圾储存场所，方便医疗废物运输人员和运输工具、车辆进出。

（2）有严格的密封措施，建立专职、兼职人员管理制度，防止非工作人员接触医疗废物。

（3）对啮齿类动物、蚊子、苍蝇、蟑螂的安全措施。

（4）防止渗漏和雨水冲刷。

（5）易于清洁和消毒。

（6）避免阳光直射。

（7）医疗废物警示标志明显，“禁止吸烟”警示标志明显。

13. 病理废物的临时存放应符合低温存放或防腐存放的条件。

14. 医疗卫生机构提交医疗废物集中医疗废物处置单位经县级以上人民政府环境保护行政主管部门许可处置，并填写和保存转移按照危险废物转移表制度。

15. 医疗卫生机构应当对医疗废物进行登记，其中应当包括医疗废物的来源、种类、重量或数量、移交时间、最终目的地、医疗废物办理人的签名等事项。登记资料应至少保存3年。

16. 医疗废物转移后，临时储存场所和设施应当及时进行清理和消毒。

17. 禁止医疗卫生机构及其工作人员转移、买卖医疗废物。禁止在未收集或临时储存的场所倾倒、堆放医疗废物，禁止将医疗废物与其他废物和生活垃圾混合。

18.在没有医疗废物集中处置条件的农村地区，医疗卫生机构应当按照当地生产行政主管部门和环境保护主管部门的要求处置医疗废物

（1）易损坏的一次性医疗器械和医疗废物，应当进行消毒和销毁。

（2）能够焚烧的，应当及时焚烧。

（3）不适宜焚烧的，应该消毒后集中深埋。

19.医疗废物在医疗卫生机构发生损失、泄漏、扩散或者发生事故的，应当按照下列要求及时采取应急处理措施。

（1）确定医疗废物丢失、泄漏、扩散的类型、数量、发生时间、影响范围和严重程度。

（2）组织相关人员按照应急预案尽快处理医疗废物泄漏、扩散现场。

（3）在处理被医疗废物污染的区域时，应尽可能减少对被照护者、医务人员、其他现场人员和环境的影响。

（4）采取适当的安全处置措施，对泄漏物、污染区域和物品采取消毒或其他无害处置，必要时封锁污染区域，防止污染扩大。

（5）对被传染性废物污染的区域进行消毒时，应当从污染最少的区域到污染最严重的区域进行消毒工作，并对所有可能被污染的使用工具进行消毒。

（6）员工应做好健康安全防护工作。处理工作完成后，医疗卫生机构应当调查事故原因，并采取有效的预防措施，防止类似事件的发生。

四、小结

本节主要讲解医疗废物的定义，医疗废物的分类目录、医疗废物收集、运送与暂存等相关内容。医疗废物管理是护理员需要掌握的一个非常重要的明确知识点，护理员需正确进行医疗废物分类，规范收集及处置，减少发生医疗废物流失、泄漏等问题。同时需掌握医疗废物泄漏处理流程，一旦发生医疗废物泄漏时，护理员能及时、正确进行现场处理，以防止污染扩散。

五、思考与练习

1.单选题

（1）医疗废物分类有（　）

A.化学性废物　B.感染性废物　C.病理性废物　D.损伤性废物

E.药物性废物　F.以上都是

（2）以下是病理性废物的是（　）

A.病原微生物实验室废弃的病原体培养基、标本，菌种和毒种保存液及其容器

B.其他实验室及科室废弃的血液、血清、分泌物等标本和容器

C.废弃的疫苗及血液制品

D.16周胎龄以下或重量不足500 g的胚胎组织等

（3）放入包装物或者容器内的（　）不得取出

A.感染性废物　B.病理性废物　C.损伤性废物　D.以上都是

2.是非题

（1）当医疗废物达到包装或容器的2/3时，应采用有效的密封方法，使包装或容器

的密封越来越严密。(　　)

(2)少量的药物性废物可以混入感染性废物，并在标签上标注明确。(　　)

(3)隔离的传染病被照护者或者疑似传染病被照护者产生的医疗废物应当使用双层包装物并及时密封。(　　)

情景模拟　医疗废物泄漏处置流程

【情景导入】

护理员在护理一名多重耐药菌感染被照护者时，发现该病房内的生活垃圾桶发生废物泄漏，立即上报护士长，通知保洁员，并协助进行相应区域的紧急处置。

【路径清单】

(一)思考要点

1.发现医疗废物泄漏时，护理员应如何进行职业防护?

2.发生医疗废物泄漏时，护理员应如何正确处理?

(二)操作目的

使护理员掌握医疗废物泄漏的处理过程，当医疗废物泄漏，及时正确的现场处理。对泄漏的医疗废物和受污染区域、物品，应当采取正确的安全处理措施，必要时封锁受污染区域，防止污染扩散。

(三)评估问题

1.护理员仪表、着装是否符合职业防护要求。

2.护理员应对医疗废物泄漏的处置应立即准备哪些物品。

3.如何降低医疗废物泄漏对周围环境造成的污染程度。

(四)物品准备

个人防护用品(隔离衣、手套、防护面屏、鞋套，必要时备围裙、雨鞋)、含氯消毒液、拖布、吸附材料。

(五)操作过程

1.护理员发现病房内生活垃圾盛装容器有破损、泄漏等情况，应立即向护士长上报，通知保洁人员。

2.护理员初步判断扩散的医疗废物的类别、数量、发生时间、影响范围。

3.护理员协助保洁员使用专用的抹布、拖布等清洁和消毒物品。

4.首先是去污。处理肉眼可见的污染物。少量污染物可以使用一次性吸水材料蘸取500mg/L含氯消毒液小心移除。大量污染物应使用正确浓度的含氯消毒液浇在吸水材料上，作用30分钟以上，小心清除干净。清除过程中避免接触污染物，清理的污染物按医疗废物集中处置。

5.其次是消毒。地面要求进行湿式消毒，使用500～1000mg/L含氯消毒液进行擦拭消毒，消毒工作从污染最轻区域向污染最严重区域进行，作用30分钟。

6.将泄漏的医疗废物及清理的污物放入医疗垃圾袋中，按医疗废物处置。

7.处理工作结束后，病区应当对事件的起因进行调查，并采取有效的防范措施预防类似事件的发生。

(六)注意事项

1.个人防护。注意检查手部皮肤有无破损，根据所要执行的具体操作戴好口罩、防护面屏或护目镜、隔离衣、围裙、鞋套、雨鞋等防护用品。

2. 应注意确保有足够的光线，并严格遵循处理流程。

3. 使用后不得与其他废弃物混合，必须放置防刺防漏容器。

4. 处理废物后及时脱去手套并认真洗手。

[考核标准]

医疗废物泄漏处置技术操作考核评分标准

姓名________ 考核人员________ 考核日期： 年 月 日

项目	总分（分）	技术操作要求	标分（分）	评分标准	扣分
仪表	5	符合护理员的职业防护要求和礼仪规范	5	一项不合要求扣2分	
操作前准备	5	1. 护理员规范佩戴口罩、手套 2. 护理员物品准备齐全，抹布、拖布、医疗垃圾袋、封口贴、笔、速干手消毒液	2 3	一项不合要求扣2分	
安全评估	10	1. 用物准备是否齐全 2. 环境污染程度，如何降低医疗废物泄漏对周围环境造成的污染程度	5 5	一项不合要求扣2分	
操作过程	60	1. 护理员发现病房内生活垃圾盛装容器有破损、泄漏等情况，应立即向护士长报告，通知保洁人员 2. 护理员初步判断扩散的医疗废物的类别、数量、发生时间、影响范围 3. 护理员协助保洁员使用专用的抹布、拖布等清洁和消毒物品 4. 首先是去污：处理肉眼可见的污染物。少量污染物可用一次性吸水材料蘸取500mg/L含氯消毒液小心移除。大量污染物应使用正确浓度的含氯消毒液浇在吸水材料上，作用30分钟以上，小心清除干净。清除过程中避免接触污染物，清理的污染物按医疗废物集中处置 5. 其次是消毒：对地面进行湿式消毒，使用500～1000mg/L含氯消毒液进行擦拭消毒，消毒工作从污染最轻区域向污染最严重区域进行，作用30分钟 6. 将泄漏的医疗废物及清理的污物放入医疗垃圾袋中，按医疗废物处置 7. 处理工作结束后，病区应当对事件的起因进行调查，并采取有效的防范措施预防类似事件的发生	5 10 5 10 10 10 10	未上报扣5分 漏一项，扣5分 消毒顺序及范围不正确扣5分 防护不到位扣5分	
操作后	5	1. 垃圾处理正确 2. 医疗废物泄漏处置流程正确	2 3	一项不合要求扣2分	
评价	10	1. 操作过程中个人防护是否到位 2. 动作熟练、准确，符合操作程序 3. 清洁消毒顺序正确	3 3 4	一项不合要求扣2分	

续表

项目	总分（分）	技术操作要求	标分（分）	评分标准	扣分
理论提问	5	医疗废物泄漏后对感染性废物污染区域消毒的注意事项及方向有哪些	5	少一条扣1分	
合计	100				

理论提问：

医疗废物泄漏后对感染性废物污染区域的消毒的注意事项及方向有哪些?

答：①在处理被医疗废物污染的区域时，应尽量减少对被照护者、医务人员、其他现场人员和环境的影响。②对泄漏和污染区域、物品，应当采取适当的安全处置措施进行消毒或其他无害处置，必要时封锁污染区域，防止污染扩大。③对受污染区域进行消毒时，应从受污染最小的区域到受污染最大的区域进行消毒，并全部消毒。

第四节　环境安全（居室整理）

为使病区居室环境整洁、安静、舒适、安全，为被照护者创造一个良好的治疗、康复环境，护理员需重视病区居室日常环境管理。

一、居室管理标准

1.病房应整洁、干净、安静、有新鲜空气，并定期打开窗户通风。每个房间都通风良好，没有烟味，没有异味，没有卫生的死角。

2.护理员及其他工作人员要做到走路轻、关门轻、说话要压低声音、操作轻柔。

3.不使用折叠床，及时折叠陪护椅，衣物不晾晒在窗台及病房其他位置。

4.床头桌整齐，规范放置水杯和被照护者常需使用的物品，热水瓶放置位置安全，床下物品整齐，床底不放杂物，无自带被服、马扎、乱挂衣物情况，室温适宜，按时消毒，窗台不能堆放杂物。

5.病床保持清洁，床单无渣屑，定时更换，无污渍。

6.地面要保持清洁，无肉眼可见的垃圾，墙面干净、清洁。

7.病室内不允许使用医疗仪器以外的家用电器，如电饭煲、电水壶等，避免意外事件的发生；病室吸氧设备、空调设备、被照护者呼叫系统处于完好状态。

8.病室内垃圾及时清除，无异味。

二、小结

本章主要讲解居室管理标准，病房环境对护理安全有着极大的影响，护理员需要做好病房居室环境管理，规范执行病区管理的规章制度，打造并维持标准化的病区居室环境，保障护理安全。护理员需要做好病房环境管理，规范执行病区管理的规章制度，创建安全的护理环境，保障护理安全，通过情景模拟提高护理员对居室整理相关制度及规范的掌握程度。

三、思考与练习

1.单选题

（1）病区居室环境应达到的标准是（　）

A.整洁　B.安静　C.舒适安全　D.安全　E.以上都是

（2）工作人员应做到的“四轻”是（　）

A.走路轻　B.关门轻　C.说话轻　D.操作轻　E.以上都是

2.是非题

（1）病室内无折叠床，陪护椅及时折叠。（　）

（2）病室内不使用家用电器，如电饭煲、电水壶等。（　）

（3）病床无渣屑时，无须更换。（　）

3.思考题

简述病区内居室管理标准。

情景模拟　居室整理

【情景导入】

每日进行晨间护理时，护理员协助被照护者及其家属进行居室整理，保持居室环境安全有序。

【路径清单】

（一）思考要点

护理员进行居室整理的标准是什么？

（二）操作目的

为被照护者创造一个环境整洁、安静、舒适和安全的环境。

（三）评估问题

1.护理员仪表、着装是否符合礼仪规范。

2.护理员是否洗手、戴口罩。

3.病室内若有被照护者进餐或进行治疗，是否适合进行居室整理。

（四）物品准备

清洁用具。

（五）操作过程

1.推护理车到被照护者床旁，向被照护者解释目的，取得被照护者配合。

2.戴手套，保证被照护者安全的情况下，开窗通风30分钟。

3.将病室陪护椅及时折叠，协助整理衣物，清除乱贴的报纸及胶布。

4.床头桌物品摆放整齐，热水瓶放置位置安全，其余物品及时收起。

5.床下物品放置整齐，床底不放杂物。

6.病床清洁，及时清理床单渣屑。

7.病室内不允许使用医疗仪器以外的家用电器，以免发生事故，吸氧设备、空调设备、被照护者呼叫系统处于完好状态。

8.窗台不能堆放杂物，病室内垃圾及时清除，放入垃圾袋内集中回收。

9.脱手套，手卫生，调节室温适宜。

10.协助照护者采取舒服的体位或卧位，安慰照护者。

（六）注意事项

操作中要遵守隔离消毒制度，动作轻柔、正确、标准，保证居室环境安全、整齐、清洁、安静，空气清新。

[考核标准]

居室整理技术操作考核评分标准

姓名＿＿＿＿＿＿ 考核人员＿＿＿＿＿＿ 考核日期： 年 月 日

项目	总分（分）	技术操作要求	标分（分）	评分标准	扣分
仪表	5	仪表、着装符合要求	5	一项不符合要求扣2分	
操作前准备	5	1.洗手，戴口罩 2.周围环境宽敞、明亮 3.用物准备齐全	2 1 2	一项不合要求扣1分	
安全评估	5	1.护理员是否洗手、戴口罩 2.同病室内有无被照护者进餐或进行治疗	2 3	一项不合要求扣2分	
操作过程	60	1.推护理车到被照护者床旁，向被照护者解释目的，取得被照护者配合 2.戴手套，保证被照护者安全的情况下，开窗通风30分钟 3.将病室陪护椅及时折叠，协助整理衣物，清除乱贴的报纸及胶布 4.床头桌物品摆放整齐，规范放置水杯和被照护者常需使用的物品，热水瓶放置位置安全，其余物品及时收起 5.床下物品放置整齐，床底不放杂物 6.病床保持清洁，清理床单渣屑，定时更换床上用品，必要时及时更换 7.病室内不准使用医疗仪器以外的电器，以免发生意外 8.脱手套，手卫生，调节室温适宜 9.协助照护者采取舒服的体位或卧位，安慰照护者	5 10 10 10 5 5 5 5 5	一项不符合要求扣5分	
操作后	5	1.垃圾分类处理正确 2.操作过程中动作轻柔，有爱护伤者意识	2 3	一项不合要求扣2分	
评价	15	1.清理过程中注意个人防护 2.动作熟练、准确，符合操作程序 3.确保清理效果，安全整洁	5 5 5	一项不合要求扣5分	
理论提问	5	居室整理的注意事项有哪些	5	回答错误扣5分	
合计	100				

理论提问：

居室整理的注意事项有哪些？

答：操作中要遵守隔离消毒制度，动作轻柔、正确、标准，保证居室环境安全、整齐、清洁、安静，空气清新。

答案

（王 静 修 红）

第三章　有效沟通

沟通可以拉近人与人之间的关系，消除误会。有效的沟通可以赢得和谐、愉悦的人际关系，可以使彼此之间的关系更稳固。护理员与被照护者之间的有效沟通，可以减少护理员与被照护者之间的矛盾，促进他们之间关系的融洽，促进被照护者及其家属心情愉悦，加快疾病的康复。

第一节　基础知识

一、沟通的概念

沟通是人与人之间、人与群体之间思想与感情的传递和反馈的过程，以求思想达成一致和感情通畅。

二、有效沟通的概念

有效沟通是指成功地把某一信息传递给沟通对象，沟通对象能够作出预期中回应的整个过程。有效沟通在家庭、亲密关系、公共生活三个领域中都非常重要。有效的沟通最关键一点就是共同应答，这是有效沟通的终极目标。人在相处时，双方在关系中感到安全、可靠和轻松。

三、有效沟通的方法

1.学会让别人开口。会倾听对方的讲话，不只是听内容，还要用心观察对方说话时的神态表情、肢体动作。

2.有条有理，以情动人。说得多不如说得好。要说能感动对方的话。

3.用好“我”字，用活“您”字。要经常说“您认为呢？”而不是“我想……”

4.尽量不打断别人的讲话，点头示意就好，若确实需要打断别人的谈话，应该表达歉意，并告知对方打断的原因，取得对方理解。

5.避免说脏话、揭短话、谎话丑话等。

6.学会赞美和肯定对方。要察言观色，根据周围的氛围和实际情况选择话题内容，避免涉及隐私。

7.学会调动对方情绪。选择话题调动他人参与谈话的热情和兴趣，取得共鸣拉近距离。

8.善于倾听。倾听与说话同等重要，做个忠实的听众，做到共情，同样会使你赢得别人的尊敬和喜爱。

四、沟通的技巧

1.*端庄稳重，微笑大方*　沟通时稳重微笑大方，可以化解护理员和被照护者之间的陌生感，可以让被照护者对护理员产生信任感和温暖。

2.真诚地倾听　护理员与被照护者沟通时，要认真倾听，呈现一种真诚和专注表情。

3.运用提问的方式进行有效沟通　个别被照护者住院后担心自己的病情，不愿意主动交流，护理员要处于主动位置，采用提问形式交流，例如，您今天翻身了吗？您吃药了吗？听说您昨天很开心。

4.善于复述被照护者的话语　重复被照护者的话语，可以让被照护者感到被重视和被尊重，便于建立良好的护患关系。

5.适当保持沉默　沟通过程中可能会出现两者意见不一致或被照护者出现不良情绪及护理员被被照护者误解的情况，可以适当停止沟通，给双方留出思考时间，同时观察被照护者的情绪变化。

6.营造良好的沟通环境　病室内整洁舒适、温度适宜，有助于被照护者的沟通，保持被照护者心情舒畅。

7.安抚和触摸　当被照护者出现情绪激动或者悲伤时，护理员可以抚摸被照护者手部、肩部，给予拥抱、拉手等，传递一种爱及鼓励，促进两者的有效沟通。

五、养老机构护理员的沟通技巧

1.了解老人的家乡语言、喜欢的话题、职业和老人工作时的战绩等，老年人喜欢这些话语，可以把聊天继续下去。

2.积极向老人打招呼、问候，表达护理员在一直关心老人，如“您昨晚睡得怎么样？”“早饭合口味吗？”等。

3.我们需要以适合老人的方式进行沟通，例如，老人喜欢对方礼貌地使用语言，想以父母和孩子之间平等的方式交谈等。护理员要尊重老人，要一面交谈一面观察表情，让老人容易接受。

4.交谈时注意老人的情绪变化。当老人注意力不在谈话上或者心情不好时，不要勉强交谈，应等老人心情舒缓、对谈话感兴趣时再进行交谈。

5.掌握好交谈的节奏和时机。谈话时老人反应速度缓慢，需要一定的时间思考才能明白，护理员需把握好交谈的节奏和时机，要等老人听明白后再进行下一个话题。

六、有效沟通的作用和意义

有效沟通的作用和意义见表3-1。

表3-1　有效沟通的作用和意义

作用	意义
传递获得信息	信息的收集、传输、分类和交换都是沟通过程。了解低成本的沟通技巧，并了解如何正确有效地传递信息，可以提高效率，积极获取有价值的信息可以提高竞争优势
改善人际关系	有效的沟通可以创造和谐的人际关系，使沟通更加顺畅。相反，不当的沟通会使人际关系紧张，糟糕的人际关系会使沟通难以继续

七、小结

沟通是连接人们的双向交流桥梁，有效沟通更是提高工作效率的基础。本节着重描述了有效沟通的概念及方法。期望通过本节的学习，护理员能重视有效沟通，在工作中学以致用，养成及时沟通、主动沟通的好习惯，提高工作满意度。

八、思考与练习

1.单选题

有效沟通是指成功把某一信息传递给沟通对象，沟通对象能够做出（ ）的整个过程。

A.预期中回应 B.准确的回应 C.有效的回应 D.及时的回应

2.多选题

护理员在工作中有效沟通的方法有（ ）

A.倾听对方的讲话，细心观察对方说话时的神态表情、肢体动作

B.用好“我”字，用活“您”字。要经常说“您认为呢?”而不是“我想……”

C.尽可能不中断别人的讲话，点头示意就好，如需要打断别人的谈话，应该先表达歉意，并告知对方打断的原因，取得对方理解

D.要察言观色，根据周围的氛围和实际情况选择话题内容，避免涉及隐私

E.学会调动对方情绪。选择话题调动他人参与谈话的热情和兴趣，取得共鸣，拉近距离

3.是非题

要察言观色，根据周围的氛围和实际情况选择话题内容，避免涉及隐私。( )

第二节 被照护者心理特点及需求

随着年龄增长，老年人的心理出现改变，尤其是配偶死亡或者子女长期不在身边的老年人，变得比较孤单，情绪上也会改变，易激动，爱发脾气，为了一件比较小的事情就会斤斤计较，症状比较严重的老年被照护者可能会出现心理失衡，情绪低落等。

一、被照护者的心理特点

（一）失落和孤独

现代的老年人自认为对社会奉献大，有良好的经济条件，资历深，但现实中现任和退休人员的角色和社会地位与内心的失落感之间存在巨大的反差。表现为自以为是、固执己见、刚愎自用、易激怒、好挑剔责备他人、固执、自尊心强、沉默寡言。

（二）恐惧和焦虑

老年人焦虑的原因主要表现在生活上的孤单、寂寞，以及对身体状况的担忧焦虑。大部分老人独居，不与子女同住，家人不常来看望，也不愿意听老年人的诉说，不体谅老人的心境，通常容易出现烦恼、焦虑。再者，老年人在经历躯体和精神上的功能衰退，或疾病造成残疾等情况后，往往会出现对死亡的恐惧。

（三）灵敏和猜疑

老年人敏感多疑，周围人在小声谈论时怀疑在说自己的坏话，会伤害自己，担心配

偶会出轨背叛自己等。并时常担心自己得了不治之症等，担心医生、护士乃至家人隐瞒病情，可能伴随明显的焦虑、抑郁等表现。

（四）忧郁和悲观

忧郁是老年人常见的一种不良情绪。老年人心、脑和其他器官功能下降，自己感觉不服老，多表现为情绪低落、自卑自闭、兴趣减退、不愿意与人交往或交谈。

（五）沮丧和抗药心理

老年人时常多病共存，如高血压、冠心病、糖尿病、脑梗死等，长期服药，饱尝疾病之苦和药物不良反应的刺激，产生沮丧和抗药心理。

二、被照护者的心理需求

（一）尊敬需求

老年人退休后，经济和社会地位随之发生了变化，不像以前倍受尊敬，突然觉得低人一等，会出现情绪低落或失落。

（二）工作需求

老年人退休在家，对已经离开工作岗位还恋恋不舍，觉得自己的价值无处发挥，会产生许多想法。

（三）健康需求

人到老年后，随着身体功能发生的各种退变，往往会出现不同程度的恐病、怕老、惧死等。

（四）依存需求

人到老年以后，精力、体力、脑力都受到一定的限制，无论是生活上还是感情上都希望自己能有个依靠。

（五）和睦需求

家庭和睦是老年人最好的资本和依靠。家庭和睦，不仅是一个家庭的福气，更是老年人的福气。

（六）求偶需求

老年人在丧偶后，生活上无人陪伴，感情上无交流，多会出现孤独失落的情绪，所以家属应该支持老人求偶的意愿。

（七）安静需求

老年人都喜欢安稳踏实、安静整齐的生活环境。

（八）支配需求

老年人曾多是一家之主，拥有一定的话语权及支配权。因经济地位和生理状态的变化，导致在家庭中的话语权及支配权受到影响。

三、小结

老年人长期照护中的心理抚慰，需要通过不断学习、加强意识培养，结合工作实践中总结经验，才能不断的完善和提高。本节着重描述了被照护者的心理特点及心理需求。期望通过本节内容的学习，护理员能详细了解被照护者的心理变化，有针对的进行心理抚慰，以取得照护对象的信任，建立良好的照护关系。

四、思考与练习

1.单选题

（1）被照护者的心理特点不包括（　）

A.失落和孤独　B.恐惧和焦虑　C.灵敏和猜疑　D.按时遵医嘱用药

（2）老年人的心理需要求不包括（　）

A.花钱的需求　B.尊重的需求　C.支配的需求　D.安静的需求

2.多选题

被照护者的心理需求有（　）

A.尊敬的需求　B.健康的需求　C.和睦的需求

D.支配的需求　E.工作的需求

第三节　有效沟通技巧

一、有效沟通技巧

（一）积极地倾听

护理员与老年人或家属交流时，眼睛一定要目视对方，不要飘忽不定，表情要自然亲和。老年人反应迟缓，语速慢，经常一件事情不断重复依然不能表达清楚。这时候护理员要耐心倾听，不要表现出不耐烦，必要时可以蹲下聆听，给老年人一种被重视和尊敬的感觉。

（二）亲切的语音语调

护理员和老人或家属交流时要使用普通话，语速适中，吐字清晰，语气语调亲切自然，态度诚恳亲切，面带微笑。

（三）真诚的表扬欣赏

护理员在与老年人交流时，可以选择老年人最擅长的事或喜欢的话题，给予适当的赞美和鼓励。

（四）安全轻松的氛围

护理员在与老人或其家属交流时，应面带微笑，平易近人，坐在老人的床边，俯下身与老人交谈。营造一个安全、放松的氛围，选择一个光线充足的地方，这样双方都可以清楚地看到对方，并在必要时可以触摸对方的手与之说话。

（五）适当的肢体语言

与老年人交流时语言与肢体语言相结合，会增进护理员与老人之间的感情。如倾听时轻微点头、安慰时轻拍肩膀、鼓励时竖起拇指等。

二、小结

有效沟通是连接照护者与被照护者之间的重要纽带。在工作中，有效沟通不仅创造良好的照护关系，同时有利于促进被照护者的身心健康。本节着重描述了有效沟通的技巧。期望通过本节的学习，护理员将有效沟通的技巧学以致用于实际工作中，以取得被照护者积极支持与配合，提高工作效率和服务质量。

三、思考与练习

1. 多选题

有效沟通的技巧包括（　）

A. 积极地倾听

B. 亲切的语音语调

C. 真诚的表扬欣赏

D. 安全轻松的氛围

E. 适当的肢体语言

2. 是非题

（1）护理员与老年人或其家人交流时，可以弯腰与老年人或其家属交谈。（　）

（2）护理员与老年人或其家属交谈时，眼睛不要注视着对方的眼睛，老人絮絮叨叨的话可以不听。（　）

情景模拟　如何与被照护者有效沟通

【情景导入】

被照护者，男，68岁，慢性便秘，为进一步检查入院消化内科。医生安排次日行肠镜检查，检查前一天医生下达肠道准备相关医嘱，护理员协助被照护者进行饮食和服用药物。

【路径清单】

（一）思考要点

护理员在工作中如何与被照护者进行有效沟通？

（二）模拟目的

1. 通过情景模拟，护理员在工作中学会如何与被照护者有效沟通。

2. 通过有效沟通，护理员与被照护者关系融洽，促进被照护者康复。

（三）评估问题

1. 评估被照护者目前的情绪，掌握被照护者疾病治疗护理方案。

2. 评估被照护者目前存在的顾虑和疑问，是否能够配合治疗。

（四）情景演示

护理员："张大爷，您明天上午就要做肠镜了，医生要求咱们检查前一天就要控制饮食了，今天吃饭咱们就得注意了。"

被照护者："好，那都得怎么注意？什么能吃？什么不能吃？"

护理员："张大爷，今天就只能吃点容易消化的、没有渣的汤食，医院餐厅有稀粥，您喝粥就可以。"

被照护者："行，到了医院，咱就听医生的。"

护理员："好的，张大爷，您除了少吃，还得喝泻药清洁肠道。您看，这些药都是要喝的。"

被照护者："噢，这么多，都怎么用啊，我年纪大了，记不住啊！"

护理员："没事，张大爷，我给您记在包装盒上，今晚晚饭后就按照医生护士的要求兑水喝药。"

被照护者："那太好了，谢谢你。"

护理员："张大爷，您看看，我给您摆好。这三个蓝色大包装的药物就是清洁肠道用的。您今天晚上喝完稀粥之后，晚上7～8时我就给您用1000ml的温水把它冲开混匀，分4～6次口服，每10～15分钟喝150～250ml，1小时内喝完，喝完之后我陪您在病房走廊里活动活动，增加肠蠕动，促进排便。"

被照护者："听着还挺复杂的，剩下那两包什么时候喝？"

护理员："张大爷，我给您手机上定个闹钟。剩下这两包需要半夜2时起床，我给您兑水2000ml把它冲开混匀，半夜2～4时喝完就行，我把每包喝的时间给您记在包装盒上，这样比较清楚。喝完之后也需要多活动。到时候我再陪您活动活动。"

被照护者："这个泻药喝完一般得拉几次啊？"

护理员："大爷，根据每个人个体差异不同，一般喝完之后，能排6～10次，最后排成淡黄色或清水色就符合要求了。"

被照护者："噢，那我明白了，就是把我的肠子冲洗冲洗？"

护理员："对的，张大爷，就是这个道理，您记住了吗？"

被照护者："记住了，记住了，谢谢啊，我一定配合好。"

护理员："不客气，张大爷，都是我应该做的。"

（五）注意事项

1.注意护理员行为规范及仪容仪表达到要求。

2.使用称呼语，让被照护者产生良好的印象。

3.语言要准确完整，通俗易懂，不可模棱两可。

第四节 常见冲突和压力处理方法

一、常见冲突

（一）护理员与老年人之间的冲突

老年人多有行动不便，性格孤僻，惜财爱命，都希望用最少的钱指使护理员干最多的活，当认为自己花了钱，但各种需求未得到解决时，就容易情绪急躁，对护理员吹毛求疵，无休止的挑剔，引发争执。

（二）护理员与老年人家属之间的冲突

家属出了照护费用，对护理员的期望和要求较高，认为关于老年人的一切，护理员都要事无巨细的完成，对护理员提出各种不合理的要求，工作中稍有不慎，便引发冲突。

（三）护理员服务态度引发的冲突

服务态度差是导致护患冲突的首要原因，护理员没有及时转变服务观念，服务意识不强，缺乏必要的沟通，对被照护者病情、疑惑解释不到位，造成误会，从而引发冲突。

（四）技术水平因素引发的冲突

临床护理员在护理的过程中，由于疏忽大意、无耐心及细心而发生的护理失误，如护理不到位出现皮肤压疮、被照护者跌倒等，从而引发冲突。

（五）社会其他因素引发的冲突

有些被照护者对社会分配方式不平衡，要求过高，在陪护过程中提出不合理的要求，如果不满意会对护理员迁怒，引发纠纷。

（六）护理员与自己家庭的冲突

有的护理员需要24小时陪伴被照护者，导致不能照顾家庭及不被理解，认为自己的职业低微，不被认可。

二、压力处理方法

（一）自我调适

1.正确认识自己的职业　老年照顾是一项服务职业，需要有爱心、有奉献精神。这个工作对老人家庭和社会有价值，护理员每天开心、愉快的工作，感受到个人价值感。

2.合理安排个人生活　不能把照顾老人的工作和自己的生活混为一体。护理员在做好照护的同时也要有自己丰富多彩的个人生活。

3.自我心理调适　工作中往往会听到老人的抱怨、家属的指责，需要调整自己，化解工作中的不良情绪，要把照顾老人当作工作中的重要部分。

4.锻炼身体　尽可能利用机构的设备设施减少工作负荷，如搬运老人，利用设备或移动车等节力可以减轻压力。

5.生活要有规律　维系好生活中的角色，保持较高的生活品质。例如，做好女儿、妻子等。

（二）专业支持

1.老年照顾有专业的含量、专业的技巧、专业的力量。没有与老人沟通到位，工作就会做不下去，老人不信任你，因此要提高沟通技巧。

2.扎实的专业技能：搬运姿势力量会不会借力，姿势力量不当，会造成身体损伤。

3.科学应对方式：与老人产生冲突，不应正面与老人发生冲突，不激化矛盾，寻求同事的帮助，保持自己学会冷静，调整心态，深呼吸等。

（三）社会方面的支持

1.团队的支持　通过微信群，QQ群等获取照顾心得。

2.家庭的支持　主要获得家庭主要成员的理解和支持。理解自己的工作也是有社会价值的。工作起来心情才会愉悦，工作才会有干劲。

3.借助更多其他团体的支持　养老不是我们个人的事情，是整个社会的事情，呼吁老人的需求，获得社会支持和帮助。

三、小结

随着老年人口的不断增长，被照护者年龄大、行动慢、记忆力差、反应迟钝、病情变化快等给照护工作带来一定的难度，工作中极易产生一些冲突。本节着重描述了护理员工作中常见冲突和压力处理方法。期望通过本节的学习，护理员能掌握冲突产生的原因，工作中将对应的处理方法学以致用，从而减少或避免冲突的发生，为被照护者提供优质的服务，提高工作质量。

四、思考与练习

1.多选题

（1）护理员工作中常见冲突中包括（　）

A.护理员与老人之间的冲突

B.护理员与老人家属之间的冲突
C.护理员服务态度引发的冲突
D.技术水平因素引发的冲突
E.护理员与自己家庭的冲突
（2）压力处理方法有（ ）
A.正确认识自己的职业
B.合理安排个人生活
C.自我心理调适
D.锻炼身体
E.生活要有规律
2.是非题
（1）护理员获得被照顾者家庭主要成员的理解和支持，工作时才有干劲。（ ）
（2）护理员认为照顾老人就是赚大钱的职业。（ ）
（3）护理员与老年人产生冲突时，应厘清对错，告诉同事说老年人不听管理。（ ）

情景模拟 护理员如何缓解被照护者的不良情绪

【情景导入】

被照护者，女，76岁，既往肝硬化病史5年，2天前发现大便呈黑色，门诊医生诊断：上消化道大出血，收住消化内科病房。目前禁食，生活不能自理，被照护者忧郁，看不到疾病有好转，护理员准备协助其口腔清洁，被照护者不积极配合。

【路径清单】

（一）思考要点

被照护者生病后情绪不稳定，护理员怎样沟通才能缓解被照护者的不良情绪，促进疾病的康复？

（二）模拟目的

1.通过护理员与被照护者沟通，了解被照护者情绪不稳定的原因。
2.通过情景模拟，护理员缓解被照护者的不良情绪，积极配合治疗。

（三）评估问题

1.评估被照护者情绪不稳定的原因。
2.评估被照护者目前疾病情况，掌握治疗目的。

（四）情景演示

护理员A："大妈，一会我帮您清洁一下口腔吧。"

被照护者："这都好几天了，我嘴里连点饭都没捞着吃，有什么好清洁的？"

护理员A："医生查房说过，好几天没吃饭了，要注意清洁口腔。"

被照护者："我是来治消化道出血的，又不是来看牙科的，是不是得先想办法给我把出血治好了。"

护理员A："您口腔里都有味儿了，要不我先给您清洁口腔，然后再找医生问问消化道止血的事？"

被照护者："我嘴里有味？我怎么没闻到，你挣的就是这份钱，还嫌弃我有味是不是？愿意干就干，不愿意干就走。"

护理员A向护理员B求助："我刚才去1床清洁口腔，被撵出来了，说她是来治胃肠道出血的，不是来看牙科，还冤枉我嫌弃她嘴里有味，哎，真难伺候。"

护理员B："先别着急，也许正好大妈心情不好，我过去试试吧。"

护理员B来到1床大妈床边试着交流。

护理员B："您好，大妈，昨天晚上睡得好吗？"

被照护者："睡得还可以，就是一直有点头晕。"

护理员B："噢，今天清晨的大便还发黑吗？"

被照护者："是的，还是黑的。"

护理员："您现在身体较虚弱，起床刷牙不方便，我来帮您漱漱口、刷刷牙好吗？这样做可以清除口腔里面的病原菌和异味，预防口腔炎症，使您感到清洁舒适，好不好。"

被照护者："清洁口腔啊，我还有点头晕，不要紧吗？"

护理员B："大妈，您放心，我动作很轻，不让您劳累，好不好？"

被照护者："那好吧。"

护理员B：（边操作边说）"大妈，张开嘴，我帮你把假牙取下来刷洗，刷洗好了，先泡在凉开水里让它歇歇，等您要吃东西时，再帮您戴上，好不好？"

被照护者："哎……我得什么时候才能吃上饭啊。"

护理员B：（边操作边观察边鼓励被照护者）"大妈，您这几天气色明显比前几天好多了，只要好好配合治疗，很快就可以吃饭了。来，先把头侧一下，张嘴漱漱口，小心别呛着。"

被照护者：（配合护理员清洁口腔完毕）。

护理员B："大妈，您配合得很好，现在感觉舒适些吗？"

被照护者："舒服多了，谢谢你啊。"

护理员B："不客气，也谢谢您的配合。您还有什么事需要我帮忙吗？"

被照护者："没有事了，谢谢你，我想再睡会。"

护理员B："好的，大妈，呼叫器在这儿，有事请叫我，我也会经常来看您的，请您安心休息。"

护理员B向护理员A说："1床大妈刚住院，家里人又不在身边，情绪比较低落，需要我们多关心爱护，沟通的时候再主动一些，耐心细致一些。她心情不好，爱唠叨，我们要多换位思考，耐心真诚的倾听她的需求，做出积极的回应，这样才能得到他们的配合。"

（五）注意事项

1.语气温和，耐心，鼓励被照护者倾诉。

2.尊重被照护者，维护被照护者的尊严，耐心倾听，对被照护者表达支持或同情。

3.让被照护者了解情绪不良对疾病的影响。

4.若护理员个人无法沟通可以寻求同行的帮助。

答案

（刘淑芹　修　红）

第四章　基础护理

基础护理知识包括体温、脉搏、呼吸、血压、疼痛、意识、头晕、体重等方面的观察与记录，这些指标是衡量机体身心状况的重要依据，它们反映了机体内在活动的客观情况，并且是被广泛接受和使用的可靠指标。本章介绍了以上各项指标的概念、正常异常表现，生理性变化等，并以情景模拟的形式，重点介绍了如何正确测量以上指标，以及出现异常时的照护知识。护理员应掌握这些基本知识，以便有效的评估和监测被照护者的健康状况。

第一节　体　　温

体温是人体的温度，指人体内部的胸腔和腹腔器官及中枢神经系统等的温度。在正常状态下，体温是相对稳定的，这是因为人体通过各种生理反应机制来确保体内产热和散热保持平衡状态。因此，即使在不同环境下，人体的体温也能保持在一个相对恒定的水平。

一、正常体温及生理性变化

（一）正常体温

体温是一个范围，而不是一个特定的温度点。使用温度计可以测量直肠、口腔和腋窝等处的温度。测腋窝部位体温最方便，正常范围为36.0～37.0℃，平均36.5℃。对于不适合腋下测体温的被照护者，可以采用口腔测体温，正常范围为36.3～37.2℃，平均测量值为37.0℃。直肠温度测量可用于婴幼儿及昏迷的被照护者，正常范围为36.5～37.7℃，平均为37.5℃。

（二）体温生理性变化

1.昼夜　人体的体温在24小时内呈现规律性变化，一般在平均体温的0.5℃以内波动。通常情况下，人的体温在凌晨2～6时最低，而在白天开始活动后，体温逐渐升高，并在下午1～6时达到峰值。

2.年龄　不同发育年龄阶段内的体温也不同，这主要是因为不同年龄段的人体基础代谢水平不同。一般而言，儿童的体温比成人高，而老人的体温则略低于成人。对于新生儿特别是早产儿，由于身体的发育尚未完全，他们的体温变化会更为剧烈，因此在寒冷环境中需要采取充分的保暖措施来维持体温稳定。

3.性别　由于女性皮下脂肪相对较厚，因此其能够更好地维持正常体温，一般比男性体温略高0.3℃左右。此外，成年女性的基础体温在月经周期内也有一定的变化规律。这是由于月经周期内激素水平的变化，会对基础代谢产生影响，进而影响体温水平。排卵开始前，女性体温较平常水平略降低，排卵当日体温最低，排卵后体温又逐渐升高达到平常水平。

4.药物　麻醉药物一方面会抑制位于人体下丘脑的温度调节中枢，另一方面又可以通过扩张血管增加皮肤散热，降低被照护者机体对寒冷环境条件的适应性能力。因此，在麻醉手术期间和之后，被照护者必须特别注意保持身体温暖。

5.活动　身体活动状态下，人体体温会明显升高，这主要与强烈的肌肉活动会刺激骨骼肌收缩，增加了机体产热量有关。

此外，环境温度、兴奋、紧张、进食等各种原因也会影响体温波动，在测量实际体温时应考虑这些因素。

二、异常体温

（一）体温过高

体温过高是指人体体温超出正常范围，发热是指口腔温度≥37.3℃，或腋下温度≥37℃的情况。

1.发热程度　以口腔温度为例，发热程度如下。

（1）低热：37.3～38℃。

（2）中度发热：38.1～39℃。

（3）高热：39.1～41℃。

（4）超高热：41℃以上。

2.发热表现　一般分为三个阶段。

（1）体温上升期：特点是产热大于散热，主要表现为疲乏无力、皮肤苍白、干燥、无汗、怕冷，严重者可能出现寒战。

（2）高热持续期：特点是产热和散热在较高的水平处于平衡状态。主要表现为皮肤发红、口唇干燥、呼吸和脉搏增快、食欲不佳、精神萎靡、头痛、头晕、周身不适等。

（3）退热期：特点是散热大于产热，体温逐渐下降至正常水平。主要表现为出汗增多，皮肤潮湿，皮肤温度较以前降低。

3.常见热型　体温曲线的形态称为热型，常见的热型有以下几种。

（1）稽留热（图4-1）：体温持续在39.0～40.0℃，通常达数天甚至数周，24小时内上下波动幅度不超过1℃。

（2）弛张热（图4-2）：体温基本在39.0℃以上，波动范围较大，24小时超过1℃，最低体温高于正常范围。

（3）间歇热（图4-3）：体温突然升高至39.0℃或以上，持续数小时甚至更长时间，迅速降至正常值或正常值以下，持续一定时间后又突然升高。间歇热为有规律的、周期性、反复发作。

（4）不规则发热（图4-4）：发热没有规律性，持续时间不一，主要见于肿瘤热、流行性感冒等。

（二）体温过低

体温过低是指人体体温低于正常范围。通常情况下，被照护者体温过低时，皮肤会表现为苍白冰冷，心率和呼吸次数也会减慢，血压下降，神志方面表现为烦躁不安，也有可能出现嗜睡、意识障碍，甚至昏迷。

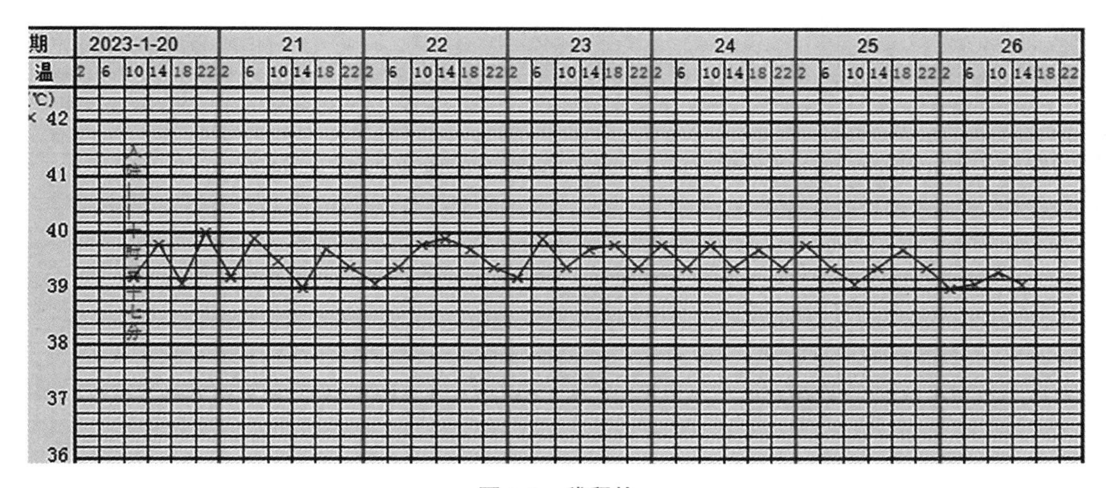

图4-1 稽留热

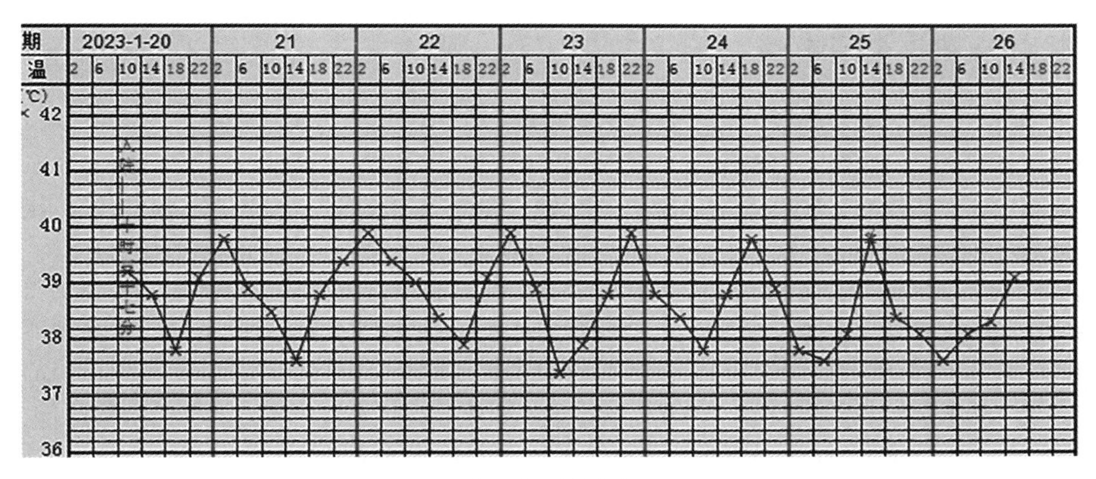

图4-2 弛张热

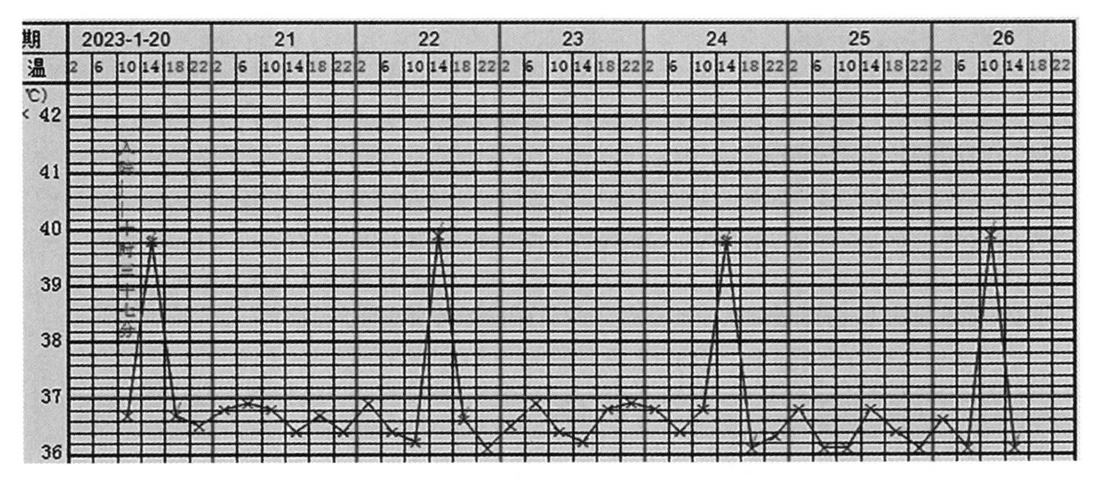

图4-3 间歇热

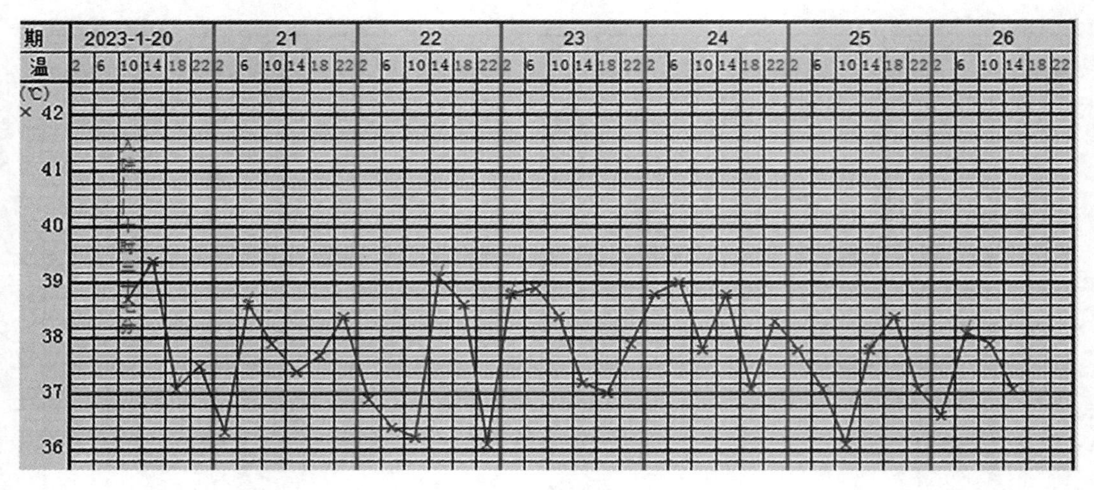

图4-4 不规则热

三、异常体温的照护

1.发热的照护

（1）降温有两种方法：物理降温和药物降温。物理降温包括局部降温和全身冷疗。当体温在39℃以上时，可采用冷毛巾、冰袋等在头部、腋窝、腘窝、腹股沟等部位进行冷敷，以散热降温。如果体温在39.5℃或以上，可以使用温水或酒精擦拭身体。药物降温通过降低体温调节中枢的兴奋性，以及血管扩张、出汗等方式达到降温的目的。

（2）建议被照护者摄入营养丰富的食物，如含有丰富蛋白质、糖类和维生素的食品，如肉类、鱼类、豆类、坚果、全谷物、水果和蔬菜等。这些食物有助于提高被照护者的营养摄入，增强免疫力，促进身体的康复。此外，也可以采用流质或半流质的食物，如果汁、蛋白质奶昔、汤等，便于消化吸收。在进食过程中，应注意食物的色、香、味，以刺激食欲，减少每餐的量，保持多餐少量，以补充因发热消耗的热量，并且每天饮水量应在2500～3000ml。

（3）低热被照护者应适度卧床休息，视情况减少活动量。高热的被照护者应卧床休息。在被照护者起床、用餐后、睡前等时段，协助漱口和刷牙，以保持口腔清洁、预防感染。

（4）当被照护者退热时，通常会大量出汗，为了保持被照护者的舒适度，护理员应该及时帮助擦去汗液，并更换衣物和床单，避免被照护者受凉。对于长期发热、身体虚弱的被照护者，需要经常协助他们改变体位，防止压疮、肺部发炎等并发症的发生。

（5）在高热时，应该每4小时测量一次体温，观察发热的规律和程度，并记录被照护者的发热经过。降温30分钟后，再次测体温，观察体温的变化。

2.体温过低的照护

（1）建议每隔1小时测量1次体温，直到体温降至正常水平。

（2）提高室内环境温度，室温保持在22～24℃，室内无空气对流。

（3）采取保暖措施。可使用被子、毛毯、增加衣物等，减少身体散热；可使用暖水袋和电热毯等保暖，注意避免灼伤；给予热饮，提高身体温度。

（4）营养不良、寒冷环境穿衣服过少、供暖设备不足等有可能引起体温过低，应注意避免。

四、体温计的种类

（一）水银体温计

水银体温计（图4-5）又称玻璃体温计，相较于其他体温计，优点主要是价格低廉，而且测量最准确、稳定性最高；缺点是易碎，而且一旦水银泄漏，会引起水银污染，另外水银体温计测量体温所需时间比其他类型的体温计要长，效率低，同时水银体温计读数比较困难，不适合急危重症被照护者、老人、婴幼儿等人群使用。

（二）电子体温计

电子体温计（图4-6）所测量的温度值可以直接显示在数字显示器上。优点是测量时间短、读数方便、测量准确，而且具有数据记忆功能，测量时间到后可以通过蜂鸣提示音，提醒取出体温计。同时，电子体温计没有水银污染的风险，对于医院、家庭、实验室等场合使用比较方便。

（三）红外线体温计

红外线体温计分为接触式和非接触式两种，常用的是耳温枪（图4-7）和额温枪（图4-8）。优点是测量体温快捷、方便，适合用于急危重症被照护者、老人、婴幼儿人群。缺点是测量数值的准确度容易受周围环境温度影响，可能出现测量误差。

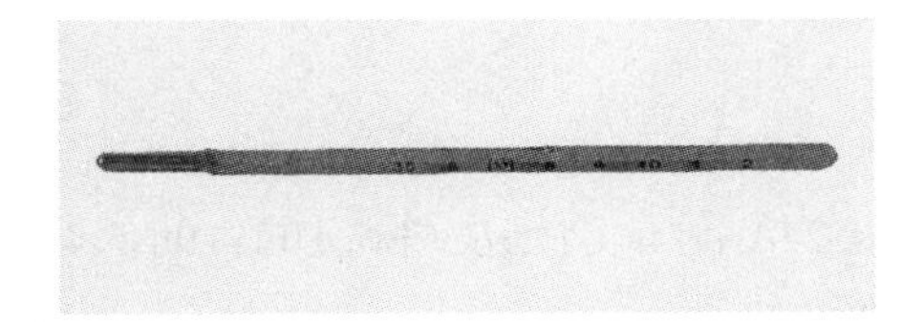

图4-5　水银体温计

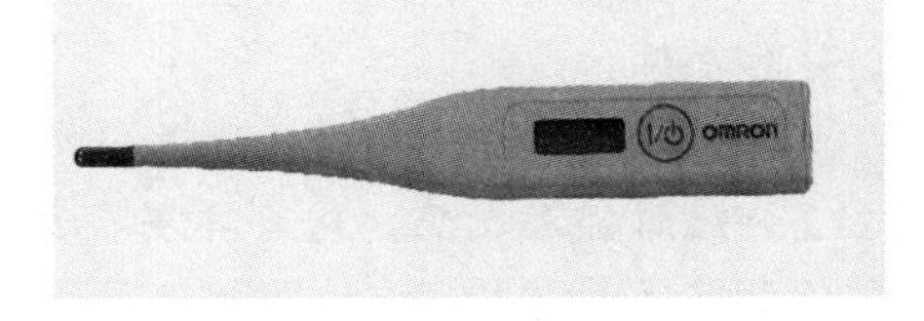

图4-6　电子体温计

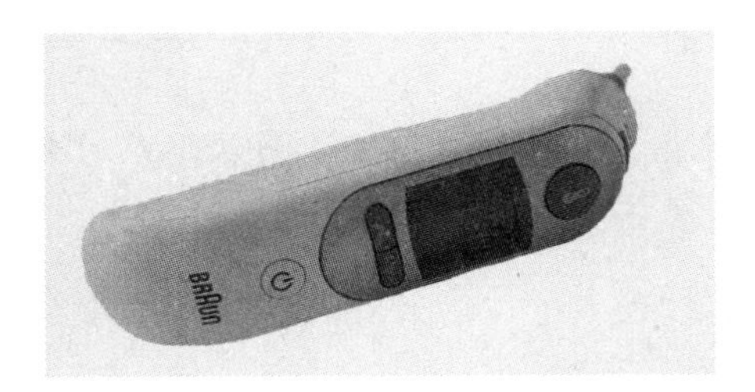

图4-7　耳温枪

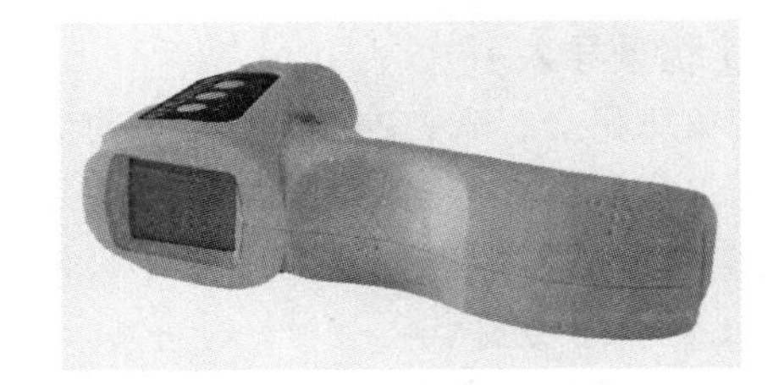

图4-8　额温枪

五、小结

本节主要介绍了人体正常体温及其生理变化，以及异常体温如高热和低体温的表现和照护措施，同时介绍了常见体温计的性能特点，以及体温测量的技能训练。通过本节的学习，护理员应掌握对异常体温，特别是体温过高被照护者的照护要点，以及正确测量体温的技能。

六、思考与练习

1.单选题

（1）腋温的正常范围是（　）

A. 36.0 ～ 37.0℃

B. 36.1 ～ 37.0℃

C. 36.5 ～ 37.0℃

D. 36.0 ～ 37.2℃

（2）下面哪一项描述是错误的（　）

A. 清晨2 ～ 6时体温最低

B. 下午2 ～ 8时体温最高

C. 女性排卵期体温最低

D. 儿童的体温比成年人稍高一些

（3）被照护者口腔温度38.3℃为（　）

A. 低热

B. 中度发热

C. 高热

D. 超高热

2. 是非题

（1）烦躁被照护者不能测量口腔温度。（　）

（2）体温过低的被照护者至少每2小时测量体温一次。（　）

3. 思考题

（1）偏瘫被照护者测量体温选择哪一侧肢体？

（2）被照护者发热，每日体温在39.0℃以上，24小时波动幅度超过1℃，最低时体温都在正常范围以上。该被照护者属于哪种热型？

情景模拟1　发热被照护者的照护

【情景导入】

被照护者，女，24岁，2天前受凉后出现发热，最高体温达39℃，每次退热时大量出汗，被照护者感疲乏无力，食欲差，周身不适。

【路径清单】

（一）思考要点

如何照护该类发热被照护者？

（二）照护目的

降低体温，增加食欲，提高被照护者舒适感。

（三）照护过程

1. 被照护者卧床休息，穿宽松、棉质衣物。

2. 保持良好的卫生习惯，及时更换干净的衣物，多次漱口，协助被照护者进行早晚的口腔清洁及保持皮肤的清洁。

3. 为被照护者提供容易消化食物，包括西红柿蛋汤、面条、馄饨等，食物要富含高热量、蛋白质和维生素等。同时还应提供新鲜水果，如香蕉、橘子、西瓜等，保证营养供给，适当增加钠、钾摄入。

4. 被照护者体温上升时，可能感觉发冷，或有寒战，此时注意保暖。

5. 被照护者体温达39℃，给予被照护者降温措施。可以将毛巾用冷水浸湿或将湿毛巾用塑料袋包裹后放于冰箱内降温，在被照护者额头、腋窝、腹股沟、腘窝等部位放置冷毛巾降温。也可采取温水擦拭身体的方式增加散热，降低体温。

6.如果物理降温效果不佳，可在医生指导下口服降温药物，服用降温药物后注意补充水分，也可补充果汁。

7.被照护者退热时，身体容易出汗，需要及时用干毛巾擦汗，以避免受凉。如果被照护者的衣物因出汗而变得潮湿，应及时帮助更换干燥的衣物。

8.如被照护者持续高热无改善迹象，尽快就医。

情景模拟2　低体温被照护者的照护

【情景导入】

被照护者，男，12岁，被照护者冬季在结冰的湖面玩耍，冰面破裂，不慎跌入湖中。被照护者被救起后，下半身湿透，牙冠抖动，周身发冷，被紧急送回家中，测体温35.2℃。

【路径清单】

（一）思考要点

如何照护该类低体温被照护者？

（二）照护目的

恢复正常体温，稳定生命体征。

（三）照护过程

1.立即更换湿透的衣物，擦干身体，使用棉被或毛毯包裹被照护者。

2.提高室内环境温度，打开空调，或生火炉等，使室内温度达到22～24℃，暂时关闭门窗，避免空气对流。

3.为被照护者使用电热毯，或使用暖水袋；协助被照护者饮热水。

4.每小时测量一次体温，直到体温达正常水平。同时，注意被照护者有无其他不舒服。

5.陪伴、安慰被照护者，解除其惊吓情绪。

6.如经复温处理，被照护者体温仍未回升，应去医院处理。

情景模拟3　腋温的测量与记录

【情景导入】

被照护者，男，72岁，近5年来间断咳嗽咳痰，前日晨起受凉后咳嗽加剧，咳黄脓痰，今日晨起后感觉身体发冷，疲乏无力。

【路径清单】

（一）思考要点

如何正确测量体温？

（二）操作目的

判断被照护者体温有无异常，监测被照护者体温变化。

（三）评估问题

1.被照护者的年龄、意识状态及配合程度。

2.被照护者在30分钟内有无进行影响体温测量准确性的活动。

3.被照护者腋下皮肤情况及测温侧肢体活动度。

（四）物品准备

体温计1支（水银体温计或电子体温计），75%酒精湿巾、毛巾1条、记录本、笔。

（五）操作过程

1.确认操作前准备充分

（1）护理员：洗手。

（2）用物：备齐并检查所有用物，物品放置合理、有序。

（3）环境：整洁安静，安全、温湿度适宜。

2.携用物至床旁，向被照护者说明目的、操作方法、注意事项及需要配合的要点。

3.协助被照护者取舒适体位，坐位或卧位。

4.协助被照护者松开衣扣，用毛巾轻轻擦干测量体温侧的腋下汗液，同时保护被照护者隐私不被过度暴露。

5.测量体温

（1）水银体温计：确认体温计的水银柱位于35℃以下，将体温计水银端放置在被照护者腋窝深处，与皮肤紧密接触，并夹紧体温计。测量时间为10分钟。

（2）电子体温计：打开电子体温计，检查电子体温计性能正常，将体温计头端放置在腋窝深处，与皮肤紧密接触，并夹紧体温计。测量1分钟左右（“滴”声后）。具体操作方法参考使用说明书。

6.如被照护者不能配合，要协助被照护者将手臂从身体上方屈曲到胸前，夹紧体温计（图4-9）。

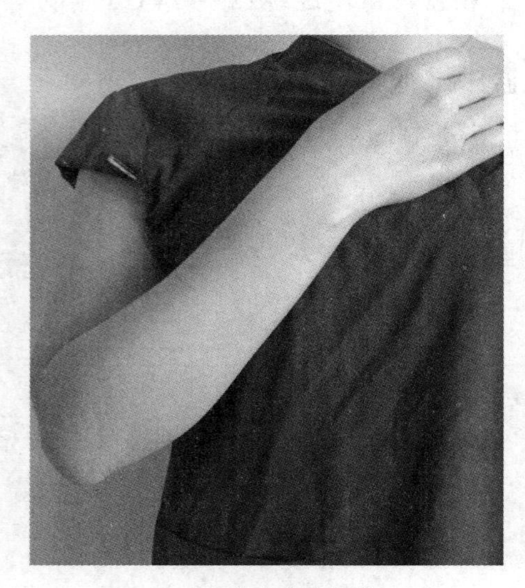

图4-9　屈臂过胸夹紧体温计

7.取出体温计后读数。

8.使用75%酒精湿巾擦拭水银体温计2遍，电子体温计只消毒电子感温探头部分，待干后放于安全位置备用。

9.将结果记录于记录本上，体温记录常用摄氏度（℃）表示，如38.1℃。

（六）注意事项

1.如果被照护者在腋下部位有手术、创伤等无法夹紧体温计时，都不应该使用腋下测量体温。当腋下出汗较多时，应该先擦干汗液，再进行体温测量。

2.在测量婴幼儿、危重被照护者、躁动不安的被照护者的体温时，应提供额外的监护和照顾，以确保测量过程安全，避免意外发生。

3.如果被照护者有进食、摄入冷食热饮、沐浴、运动等，待休息30分钟后再测体温。

4.如果发现被照护者体温与表现不一致，应再次测量。

5.达到测量时间后及时取出体温计，以免体温计折断或打碎。

[考核标准]

体温测量技术操作考核评分标准

姓名__________ 考核人员__________ 考核日期： 年 月 日

项目	总分（分）	技术操作标准	标分（分）	评分标准	扣分
仪表	5	仪表、着装符合护理员礼仪规范	5	一项不符合要求扣1分	
操作前准备	5	1.洗手 2.备齐用物，用物放置合理、有序，体温计性能良好 3.物品准备：体温计、75%酒精湿巾、毛巾、记录本、笔	1 2 2	未检查体温计扣2分 其余一项不符合要求扣1分	
安全评估	10	1.评估被照护者年龄，意识状态，配合程度，说明目的，做好解释工作 2.评估被照护者30分钟内有无影响体温测量准确性的因素存在 3.评估被照护者局部皮肤情况及肢体活动度 4.周围环境整洁，光线明亮 5.沟通时语言规范，态度和蔼	3 3 2 1 1	未评估影响测量体温因素扣3分 未评估局部皮肤及肢体活动度扣2分 交流语言不规范，态度不和蔼各扣1分 环境不符合要求扣1分	
操作过程	60	1.解开被照护者衣扣（避免过度暴露被照护者），注意保暖 2.协助被照护者取舒适体位，坐位或卧位 3.被照护者腋下有汗液时，用毛巾擦干 4.检查体温计水银柱甩至35℃以下 5.将体温计水银端放于腋窝中央处并夹紧 6.如被照护者不能配合，协助被照护者屈臂过胸夹紧体温计 7.测量10分钟 8.取出体温计正确读数 9.将体温计使用75%酒精湿巾擦拭2遍后，放于固定位置备用 10.洗手，记录结果	5 5 5 5 10 5 10 5 5 5	过度暴露被照护者扣5分 腋下有汗液未擦干扣5分 体温计水银柱未甩至35℃以下扣5分 体温计未放至腋窝中央，未夹紧扣10分 测量时间不足10分钟扣10分 读数误差≤0.4℃扣5分，＞0.4℃扣15分 其余一项不符合要求扣2分	
操作后	5	1.协助被照护者取舒适体位 2.正确处理物品	2 3	一项不符合要求扣2分	
评价	5	1.动作轻柔，读数准确 2.被照护者安全、舒适、沟通及时	3 2	一项不符合要求扣2分	
理论提问	10	1.成人腋温的正常范围是多少 2.测量腋温的注意事项有哪些	2 8	少一条，扣2分	
合计	100				

理论提问：

1.成人腋温的正常范围是多少？

答：健康成人腋下温度正常范围为36.0～37.0℃，平均为36.5℃。

2.腋温测量的注意事项有哪些?

答：①如果被照护者在腋下部位有手术、创伤等无法夹紧体温计时，都不应该使用腋下测量体温。在腋下出汗较多时，应该先擦干汗液，再进行体温测量。②在测量体温之前，如果刚进食结束、饮用冷热饮料、进行了冷热敷、洗浴、运动等活动，应该等待30分钟后再进行测量。③如果发现被照护者的体温与表现不符时，要再次测量体温进行确认。④在达到体温测量时间后，要及时把体温计取出，避免不慎打碎。

第二节　脉　　搏

脉搏是指心脏在一次跳动中收缩和扩张，使动脉内的压力和容积发生周期性变化，从而在动脉壁产生有规律的波动。

一、正常脉搏及生理性变化

（一）正常脉搏

1.脉率　是指脉搏在1分钟内跳动的次数，通常成年人的脉率在60～100次/分。

2.脉律　是指脉搏的节律性，主要反映心脏收缩的节律情况，正常情况下脉律有规律、均匀，间隔时间相同。

（二）脉搏生理性变化

1.脉率随着年龄的增长而逐渐减缓，到年老时略有增加。

2.男女之间脉搏次数略有差异，女性高于男性，但不超过5次/分。

3.身材高瘦者脉率常比矮壮者慢。

4.活动、兴奋、恐惧、愤怒等都能加快脉搏，在休息和睡眠时变慢。

5.进食、喝浓茶或喝咖啡有可能加快脉率。

二、异常脉搏

（一）脉率异常

1.心动过速　是指成人在安静状态下脉率超过100次/分。

2.心动过缓　是指成人在安静状态下脉率低于60次/分。

（二）节律异常

1.间歇脉　是指在一系列有规律的脉搏中，提前出现一个比较弱的脉搏，然后出现一个比较长的间歇，之后再出现下一个有规律的脉搏。

2.脉搏短绌　当同时测量脉率和心率时，脉率低于心率，称为脉搏短绌。

三、异常脉搏的照护

1.观察　准确测量脉搏，注意节律、强弱，配合被照护者及时服药，观察药物的疗效和副作用。装有起搏器的被照护者要做好相应的照护。

2.饮食　为被照护者提供容易消化、不油腻、口感清淡的食物。教育被照护者戒烟和限制酒精摄入。

3.休息　增加卧床休息时间，适度活动，减少心肌耗氧。

4.吸氧　在条件允许的情况下，指导被照护者吸氧。

5.心理沟通 通过聊天、听广播、看视频等方法，可以有效分散被照护者注意力，减轻其焦虑不安情绪。

四、小结

本节主要介绍了正常脉搏及其生理变化，以及异常脉搏，包括脉率异常和节律异常的表现，异常脉搏的照护，脉搏测量的技能训练。通过本节的学习，护理员应掌握异常脉搏的表现及照护要点，以及脉搏测量技能。

五、思考与练习

1.单选题

（1）安静状态下，成人的脉搏频率通常是多少（ ）

A. 60～80次/分

B. 60～100次/分

C. 80～100次/分

D. 70～100次/分

（2）女性脉搏稍微快于男性，通常平均每分钟相差不超过（ ）

A. 3次/分 B.5次/分 C.8次/分 D.10次/分

2.是非题

（1）脉搏短绌是指在同一时间内心跳的次数少于脉搏搏动的次数。（ ）

（2）通常情况下，测量脉搏的时间为30秒，得到的数值乘以2即可得到每分钟的脉率。（ ）

3.思考题

（1）心动过速和心动过缓的脉率各是多少？

（2）为何不能用拇指测量脉搏？

情景模拟1 心动过速被照护者的照护

【情景导入】

被照护者，女，74岁，入住养老机构，既往有冠心病病史。昨日是冬至，不少老人的家属来病房探望老人。因被照护者唯一的儿子在外地工作，又认为不是什么重要节日，就没有现场探视或视频探视，被照护者心里不痛快，夜间睡眠差。今日早晨起床后，被照护者感觉心搏加快，护理员测量其脉搏为108次/分。

【路径清单】

（一）思考要点

如何照护该类心动过速被照护者？

（二）照护目的

保持心情舒畅，心率降至正常。

（三）照护过程

1.准确测量脉搏，注意脉搏的节律，观察持续时间及被照护者有无其他不适症状。

2.让被照护者卧床休息，观察休息后心率有无减慢。

3.与被照护者进行沟通，查找引起心动过速的原因，该被照护者夜间思虑过多，休息不好，有可能因此引起心动过速。

4.与被照护者儿子进行沟通，及时与老人视频，使被照护者心情好转。

5.陪伴、与其交流，让被照护者选择自己感兴趣的活动或娱乐方式，缓解焦虑情绪。

6.经以上照护，被照护者脉率仍快的话，应去医院检查有无器质性疾病。

情景模拟2　脉搏的测量与记录

【情景导入】

被照护者，男，70岁，既往有冠心病病史，早晨外出活动返家后，感觉心前区不适，心搏快。

【路径清单】

（一）思考要点

如何正确测量脉搏?

（二）操作目的

判断脉搏有无异常，并观察伴随症状。

（三）评估问题

1.被照护者的心理状态和配合度。

2.被照护者有无安装心脏起搏器。

3.被照护者在30分钟内有无进行影响脉搏测量准确性的活动。

4.被照护者测量部位的皮肤情况及肢体活动度。

（四）物品准备

秒表、记录本、笔。

（五）操作过程

1.确认操作前准备充分

（1）护理员：洗手。

（2）用物：备齐并检查所有用物，物品放置合理、有序。

（3）环境：整洁安静，安全、温湿度适宜。

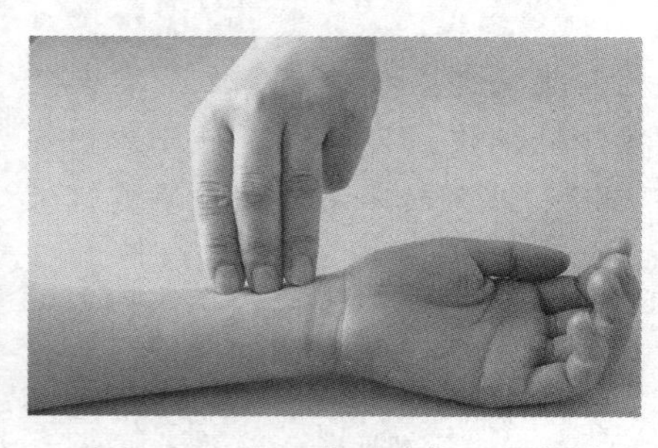

图4-10　用示指、中指、环指的指腹按压被照护者桡动脉处

2.携用物至床旁，向被照护者说明目的、操作方法、注意事项及需要配合的要点。

3.被照护者取舒适卧位，将手臂放松放于床上，手心朝上，手腕伸展。

4.测量者需用示指、中指和环指的指腹按压被照护者桡动脉。按压时，需要用适当的力量，以确保能够清晰地触摸到桡动脉的搏动即可（图4-10）。

5.通常情况下，测量脉搏的时间为30秒，得到的数值乘以2即为每分钟的脉搏次数。

6.记录结果，脉搏常以“次/分”记录，如80次/分。

（六）注意事项

1.为确保脉搏测量的准确性，若被照护者在测量前有剧烈活动、精神紧张、恐惧或哭闹等情况，需要让其安静休息30分钟后再进行测量。

2. 为偏瘫被照护者测量脉搏时，最好选择健侧的肢体进行测量。

3. 应当避免使用拇指来测量脉搏，因为拇指自身的小动脉波动较强，可能会对被照护者的动脉波动判断产生干扰或者混淆。

[考核标准]

脉搏测量技术操作考核评分标准

姓名________　考核人员________　考核日期：　年　月　日

项目	总分（分）	技术操作标准	标分（分）	评分标准	扣分
仪表	5	仪表、着装符合护理员礼仪规范	5	一项不符合要求扣1分	
操作前准备	5	1. 洗手 2. 备齐用物，用物放置合理、有序 3. 物品准备：秒表、记录本、笔	1 2 2	一项不符合要求扣1分	
安全评估	10	1. 评估被照护者年龄，意识状态，配合程度，说明目的，做好解释工作 2. 评估被照护者30分钟内有无影响脉搏测量准确性的因素存在 3. 评估测量部位局部皮肤情况及肢体活动度 4. 周围环境整洁，光线明亮 5. 沟通时语言规范，态度和蔼	3 3 2 1 1	未解释取得配合扣3分 未评估影响测量脉搏因素扣3分 未评估局部皮肤及肢体活动度扣2分 交流语言不规范，态度不和蔼各扣1分 其余一项不符合要求扣1分	
操作过程	60	1. 被照护者取自然卧位，手臂轻松放于床上，手腕伸展 2. 将示指、中指、环指指腹放于腕部桡动脉搏动最明显处，按压力量适中 3. 一般情况下测量30秒，测得数值乘以2 4. 危重被照护者或脉搏异常者应测量1分钟（口述） 5. 测量结果正确 6. 洗手，记录结果	10 15 10 10 10 5	触摸桡动脉手法不正确扣15分 未口述危重被照护者或脉搏异常者应测量1分钟扣10分 误差≤4次/分扣2分，＞4次/分扣15分 其余一项不符合要求扣1分	
操作后	5	1. 协助被照护者取舒适体位 2. 正确处理物品	2 3	一项不符合要求扣2分	
评价	5	1. 动作轻柔，测量正确 2. 被照护者安全舒适	3 2	一项不符合要求扣2分	
理论提问	10	1. 如何为偏瘫被照护者测量脉搏 2. 为什么不能用拇指测量脉搏	5 5	回答错误一题扣5分	
合计	100				

理论提问：

1. 如何为偏瘫被照护者测量脉搏？

答：对于偏瘫被照护者的脉搏测量，应当优先选择使用健康的肢体来进行测量。

2. 为什么不能用拇指测量脉搏？

答：应当避免使用拇指来测量脉搏，因为拇指自身的小动脉波动比较强，可能会导致对被照护者的动脉波动判断产生干扰或者混淆。

第三节 呼 吸

在新陈代谢过程中，人体不断地从外界环境中摄取氧气，同时把自身产生的二氧化碳排出体外，人体与外界环境之间进行的气体交换过程，称为呼吸。

一、正常呼吸及生理性变化

（一）正常呼吸

人体在安静状态下，正常的呼吸频率为16～20次/分，呼吸节律规整，呼吸运动轻松均匀无声，不需要额外的努力。

（二）呼吸生理性变化

1.年龄 年龄越小呼吸频率越快。

2.性别 同等条件下，女性比男性呼吸快。

3.活动 人体在进行剧烈活动时，呼吸会变得深度增加和频率加快，而在休息和睡眠时，呼吸则会变慢变平缓。

4.情绪 人的情绪剧烈波动（如激动、悲伤、恐惧、紧张或愤怒等）时，呼吸加快或屏住呼吸。

5.血压 血压的变化可能会影响呼吸，当血压上升时，呼吸会变得缓慢和浅弱，而血压下降时，呼吸则会频率加快和深度加强。

6.其他 当人体所处的周围环境温度升高或者在较高的海拔高度时，人体会加快呼吸来适应这些环境的变化。

二、异常呼吸

（一）频率异常

1.呼吸过速 人体1分钟呼吸次数超过24次，称为呼吸过速，也称为气促。

2.呼吸过缓 人体1分钟呼吸次数低于12次，称为呼吸过缓。

（二）节律异常

1.潮式呼吸 其呼吸频率从浅慢逐渐变为深快，然后再从深快变为浅慢，这种变化会呈现出一定的周期性。在此过程中，呼吸可能会暂停5～20秒，然后再次重复上述变化，其节奏和形态变化类似于潮水的涨落。

2.间断呼吸 是一种呼吸紊乱现象，它表现为连续几次的规律呼吸之后，呼吸突然停止，并经过一段短暂的时间后，重新恢复呼吸，呼吸和停顿交替出现。

3.叹气样呼吸 表现为浅快的呼吸过程中出现一次深大的呼吸，通常伴有叹息。

（三）深度异常

1.深度呼吸 呼吸幅度深大并且有规律的呼吸方式称为深度呼吸。

2.浅快呼吸 呼吸浅表、不规则，有时会出现叹息样呼吸称为浅快呼吸。

（四）呼吸困难

呼吸困难是被照护者自身感觉到胸部受压，呼吸变得费力和困难，可能伴随着焦虑、不安和发绀等症状，还可能表现为鼻翼扇动、端坐呼吸等。

三、异常呼吸的照护

（一）观察

观察被照护者呼吸的次数，规律性、幅度和声音及伴随症状体征。如有无咳嗽、咳痰，有无嘴唇、指端发绀，胸部疼痛等。

（二）环境

改善室内的温湿度条件可以帮助被照护者感到更加舒适，有助于放松和休息。

（三）休息

病情严重者卧床休息，可根据病情采取半卧位或坐位。

（四）饮食

为被照护者选择富含营养、口感柔软、容易咀嚼和吞咽的食物，并确保他们摄入足够的水分。在饮食方面，要避免食用过多产气的食物，以避免膈肌上升对呼吸产生不利影响。

（五）改善缺氧

协助被照护者采用鼻导管、面罩吸氧或无创呼吸机等方法，以改善缺氧的症状。

（六）保持呼吸道通畅

定时协助被照护者翻身、拍背，在医务人员的指导下，帮助被照护者接受雾化吸入、体位引流等治疗，指导被照护者咳嗽，及时清除呼吸道分泌物。

四、小结

本节主要介绍了正常呼吸及其生理变化，异常呼吸包括频率、节律、深度、呼吸困难的表现，异常呼吸的照护，呼吸测量的技能训练。通过本节的学习，护理员应掌握异常呼吸的表现及照护要点，以及呼吸测量技能。

五、思考与练习

1. 单选题

（1）正常成人在安静状态下呼吸频率为（　）

A. 15～20次/分

B. 16～20次/分

C. 18～20次/分

D. 20～22次/分

（2）呼吸微弱者，可以在其鼻孔处放置少量棉花，记录棉花纤维被吹动的次数，计数（　）

A. 10秒，测得数值乘以6

B. 15秒，测得数值乘以4

C. 30秒，测得数值乘以2

D. 1分钟

2. 是非题

（1）成人安静状态下呼吸频率超过24次/分，称为呼吸过速；呼吸频率低于10次/

分，称为呼吸过缓。（ ）

（2）如果被照护者在测量呼吸之前进行了剧烈的运动、有情绪激动或哭闹等活动，应等待被照护者安静休息10分钟后再进行测量。（ ）

3.思考题

呼吸困难的表现有哪些？

情景模拟1 呼吸困难的照护

【情景导入】

被照护者，男，71岁，既往有慢性阻塞性肺疾病病史30余年，每天吸烟10～20支。被照护者家中备有制氧机、无创呼吸机、雾化吸入器。被照护者前日出现咳嗽咳痰，考虑有上呼吸道感染，自己服用头孢类药物。今日被照护者在如厕后突然感觉呼吸费力。

【路径清单】

（一）思考要点

如何照护该类呼吸困难被照护者？

（二）照护目的

缓解呼吸困难，提高被照护者舒适感。

（三）照护过程

1.观察被照护者呼吸费力的程度，包括每分钟呼吸次数、呼吸的深度、有无异常声音等；观察被照护者有无其他伴随症状，如咳嗽、咳痰、胸痛等。

2.衣着宽松、舒适，减少活动量，也可根据病情及舒适度采取卧床休息或半卧位、坐位姿势。

3.可以使用指脉血氧仪测量血氧饱和度，如有缺氧，可以给予吸氧或使用家庭用无创呼吸机。

4.如果被照护者感觉有痰，可以给予被照护者雾化吸入，给予拍背等，促进排痰。监督被照护者戒烟。

5.进食不要过多过饱，以免引起胃部膨胀，导致膈肌上升影响呼吸。

6.室内温度不要过高，湿度不要过大，以促进被照护者舒适。

7.如被照护者症状不缓解或有加重趋势，应及时就医。

情景模拟2 呼吸的测量与记录

【情景导入】

被照护者，女，60岁，既往有支气管哮喘病史，此次因家中装修吸入刺激性气味出现呼吸急促，胸闷憋气，不能平卧。

【路径清单】

（一）思考要点

如何正确测量呼吸？

（二）操作目的

判断呼吸有无异常，并观察伴随症状。

（三）评估问题

1.被照护者的年龄、病情。

2.被照护者在30分钟内有无进行影响呼吸测量准确性的活动。

（四）物品准备

秒表、记录本、笔。

（五）操作过程

1.确认操作前准备充分

（1）护理员：洗手。

（2）用物：备齐并检查用物，物品放置合理、有序。

（3）环境：整洁安静，安全、温湿度适宜。

2.被照护者取舒适体位，手臂放松放于床上，手心朝上，手腕伸展。

3.护理员应保持测量脉搏的姿势不变（图4-11）。

4.护理员可以看被照护者胸腹部的起伏情况，每次起伏视为一次呼吸。

5.一般测量时间为30秒，然后将测得的数值乘以2，得到每分钟的呼吸频率。对于婴儿或呼吸异常的被照护者，需要测量1分钟时间。

6.记录结果，呼吸常以“次/分”记录，如18次/分。

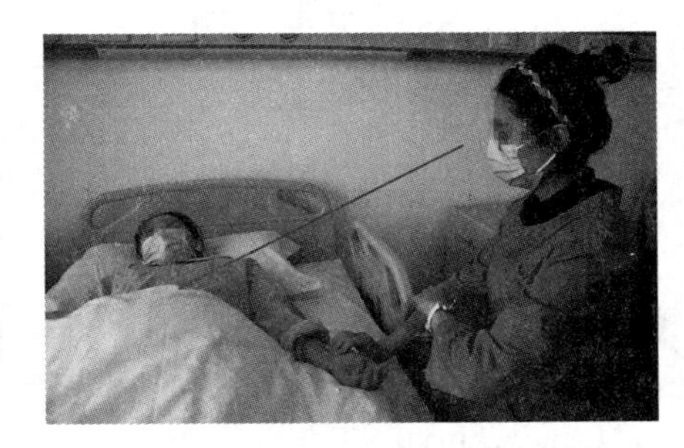

图4-11 护理员保持测量脉搏姿势，观察被照护者胸腹部起伏情况

（六）注意事项

1.为了保证脉搏测量的准确性，在进行测量前，应等待被照护者安静休息30分钟，以避免剧烈活动、情绪波动、哭闹等情况对测量结果产生影响。

2.在测量呼吸频率时，应分散被照护者的注意力，让其进行自然呼吸，以确保准确测量呼吸频率。

3.对于呼吸微弱的被照护者，可以将少量棉花放在其鼻子前，观察棉花纤维被吹动的次数，测量1分钟。

［考核标准］

呼吸测量技术操作考核评分标准

姓名________ 考核人员________ 考核日期： 年 月 日

项目	总分（分）	技术操作标准	标分（分）	评分标准	扣分
仪表	5	仪表、着装符合护理员礼仪规范	5	一项不符合要求扣1分	
操作前准备	5	1.洗手 2.备齐用物，用物放置合理、有序 3.物品准备：秒表、记录本、笔	1 2 2	一项不符合要求扣1分	
安全评估	10	1.评估被照护者的年龄、病情 2.评估被照护者30分钟内有无影响呼吸测量准确性的因素存在 3.周围环境整洁，光线明亮	3 5 2	未评估影响测量呼吸因素扣3分 其余一项不符合要求扣1分	

续表

项目	总分（分）	技术操作标准	标分（分）	评分标准	扣分
操作过程	60	1.被照护者取舒适体位，手臂放松置于床上，手腕伸展 2.护理员保持测量脉搏姿势 3.观察被照护者胸腹部起伏情况，一起一伏为一次呼吸 4.一般情况下测量30秒，测得数值乘以2 5.婴儿或呼吸异常者测量1分钟（口述） 6.测量结果正确 7.洗手并记录结果	5 5 10 10 10 15 5	误差＞2次/分扣5分，误差＞4/分扣10分 其余一项不符合要求扣1分	
操作后	5	1.协助被照护者取舒适体位 2.正确处理物品	2 3	一项不符合要求扣2分	
评价	5	1.动作轻柔，测量正确 2.被照护者安全舒适	3 2	一项不符合要求扣2分	
理论提问	10	1.影响呼吸测量的因素有哪些 2.呼吸微弱者如何测量呼吸	5 5	少一条扣2分	
合计	100				

理论提问：

1.影响呼吸测量的因素有哪些？

答：①在测量脉搏前被照护者如有剧烈活动、情绪波动、哭闹等情况发生，需要安静休息30分钟后再进行测量。②呼吸受意识控制，在测量呼吸时要分散被照护者注意力，使其自然呼吸，保证测量结果正确。

2.呼吸微弱者如何测量呼吸？

答：呼吸微弱者，可以将少量棉花放在其鼻子前，观察棉花纤维被吹动的次数，测量1分钟。

第四节　血　　压

血压是血管内流动的血液对血管壁单位面积的侧压力。当心室收缩时，动脉血压上升达到最高值，称为收缩压；而在心室舒张末期时，动脉血压下降到最低值，称为舒张压。

一、正常血压及生理性变化

（一）正常血压

安静状态下，测量正常成人肱动脉血压，血压正常范围为收缩压为90～139mmHg，舒张压为60～89mmHg。

（二）血压生理性变化

1.年龄　随着年龄的增长，收缩压和舒张压会逐渐升高，但收缩压的升高比舒张压更加显著。

2.性别 男女性别不同会影响血压水平，女性更年期前血压稍低于男性，但是随着更年期的到来，女性的血压也会逐渐升高，与男性的血压水平差异不大。

3.昼夜和睡眠 血压有明显的昼夜波动规律，通常表现为每晚凌晨2～3时血压最低，出现低谷，每天上午6～10时、傍晚4～8时这两个时间段，血压最高，出现2个高峰，晚上8时以后血压逐渐下降。睡眠不好会导致血压升高。

4.环境 寒冷条件下，人体的外周血管会收缩，这会导致血压略微升高；相反，高温环境下，皮肤的血管会扩张，可能会使血压稍有下降。

5.部位 人体左右侧、上下肢测量的血压也不同。通常情况下，右臂血压比左臂高，而下肢血压则比上肢高

6.其他 兴奋、恐惧、紧张、疼痛、剧烈运动或吸烟也会升高血压。

二、异常血压

1.高血压 成人收缩压≥140mmHg和（或）舒张压≥90mmHg。

2.低血压 血压低于90/60mmHg。

三、异常血压的照护

1.观察 在每日血压测量时，坚持“四定”原则：即在同一时间测量，使用同一部位测量，保持同一体位测量，使用同一台血压计测量。及时提醒被照护者服药，观察药物的作用和副作用。

2.食物 高血压被照护者，饮食宜清淡易消化，选择富含维生素和膳食纤维的食物，避免食用高脂、高胆固醇和高盐的食物。每个人每天的钠摄入量应该限制在6g以下。

3.运动 高血压被照护者应该适度运动，可以选择散步、游泳、慢跑、太极拳、八段锦等活动方式，并建议每周进行3～5次运动，每次持续30分钟左右，循序渐进，量力而行。被照护者变换体位时应缓慢，不要突然坐起或站起。尤其是如厕时间较长时，要慢慢站立。此外，还可以适当参加体力劳动。

4.生活规律 高血压被照护者应睡眠充足，不要熬夜，养成健康的生活习惯，包括定时排便等，以减少血压的波动。避免血压突然升高，预防心脑血管疾病的发生。

5.情绪控制 情绪激动、精神紧张、焦虑等，都可能引起高血压，所以平时要注意情绪控制，保持良好心态。

四、血压计的种类

1.水银血压计 水银血压计（图4-12）由玻璃管、标尺、水银槽三部分组成。优点是测得的数值准确可靠；缺点是使用水银血压计判断数值需要一定的专业知识，另外，水银血压计比其他类型血压计更笨重，玻璃部分易破碎，有水银泄漏风险，不适合家庭使用。

2.电子血压计 电子血压计（图4-13）一般由袖带、传感器、充气泵、测量电路组成。优点是操作简单，读取数字方便，轻巧、安全，无汞污染风险，适合医院、家庭使用。

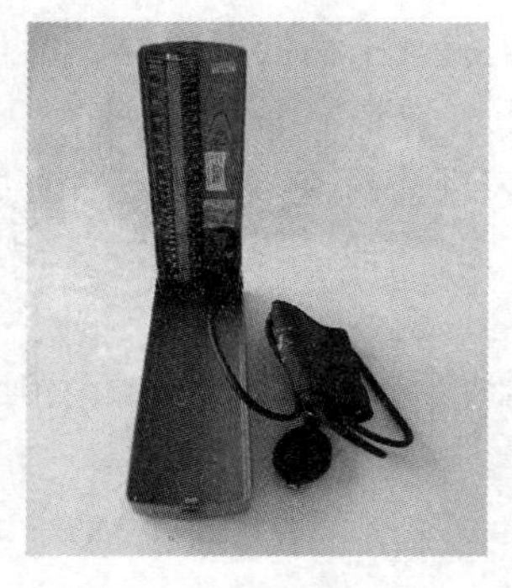

图4-12　水银血压计

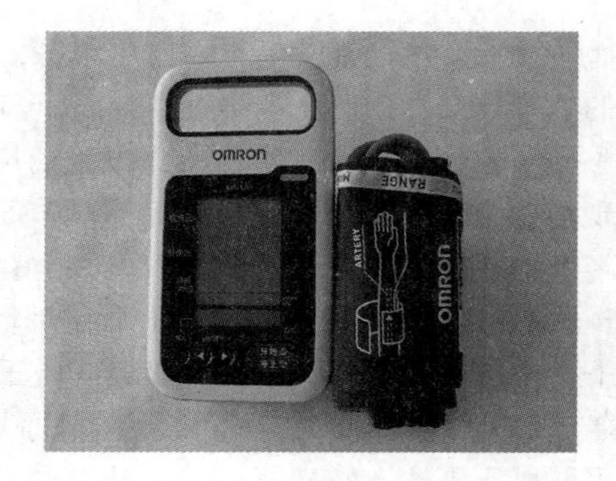

图4-13　电子血压计

五、小结

本节主要介绍了正常血压及其生理变化，异常血压包括高血压、低血压的照护，常用血压计的种类及性能；血压测量的技能训练。通过本节的学习，护理员应掌握正常血压的范围，异常血压的照护要点，以及血压测量技能。

六、思考与练习

1.单选题

（1）正常血压范围是收缩压（　），舒张压（　）

A. 80 ～ 129mmHg，60 ～ 89mmHg

B. 90 ～ 139mmHg，70 ～ 89mmHg

C. 90 ～ 139mmHg，60 ～ 89mmHg

D. 90 ～ 149mmHg，60 ～ 89mmHg

（2）测量血压时手臂外展（　）

A. 25°　B. 35°　C. 45°　D. 55°

（3）减少钠盐摄入，每人每天不超过（　）食盐

A. 6g　　B. 7g　　C. 8g　　D. 9g

2.是非题

（1）测量血压时袖带下缘距肘窝处2 ～ 5cm。（　）

（2）在测量血压时，需要将袖带平整地绕在被照护者上臂中部，不能有折痕，松紧程度应该刚好能放进一根手指。（　）

3.思考题

（1）正常血压的范围。

（2）密切观察血压者，测量血压应做到哪“四定”？

情景模拟1　高血压被照护者的照护

【情景导入】

被照护者，女，59岁，有高血压病史10余年，最高血压达到185/100mmHg，每天3次按时服用降压药，血压控制在正常范围。昨日夜间被照护者与多年不见的好友聚会，聚会时间较长，情绪激动，休息较晚，又加之喝了不少茶水，几乎一夜未睡，被照护者

晨起后感觉头痛不适，使用电子血压计测量血压为174/95mmHg。

【路径清单】

（一）思考要点

如何照护该类高血压被照护者?

（二）照护目的

恢复正常血压，减轻症状，避免发生其他并发症。

（三）照护过程

1.每天定时为被照护者测量血压，使用专用血压计，固定测量部位，固定姿势。

2.提醒被照护者按时服用降压药物，注意药物作用和副作用。服药30分钟后再次测量血压，如血压下降可以恢复以往活动。

3.安排被照护者卧位休息，被照护者活动应缓慢，避免突然坐起等动作。

4.指导被照护者以后夜间缩短聚会时间，避免刺激性饮品，如酒水、茶水、咖啡等，尽量喝白水，以免影响睡眠。

5.饮食尽量清淡，避免油腻，选择脂肪、胆固醇含量低的食物。减少食盐用量，一般一天不超过一啤酒盖，同时，也要减少其他调料的用量，如酱油、蚝油等。

6.保持情绪稳定，避免激动，以免升高血压。

7.该被照护者经服用降压药物，休息等，血压有可能降至正常水平。如果被照护者血压持续不降，或头痛症状不缓解，或又出现其他症状，应及时去医院检查。

情景模拟2 血压的测量与记录

【情景导入】

被照护者，女，58岁，近2年经常在劳累或睡眠不好后出现头痛、头晕症状，休息后缓解。近3天头痛、头晕症状加重，休息后不能缓解。

【路径清单】

（一）思考要点

如何正确测量血压?

（二）操作目的

判断血压有无异常，并观察伴随症状。

（三）评估问题

1.被照护者有无偏瘫及上肢功能障碍。

2.被照护者是否了解血压测量的目的、方法，是否能配合。

3.被照护者30分钟内有无进行影响血压测量准确性的活动。

（四）物品准备

电子血压计、记录本、笔。

（五）操作过程

1.确认操作前准备充分

（1）护理员：洗手。

（2）用物：备齐并检查用物，物品放置合理、有序。

（3）环境：整洁安静，安全、温湿度适宜。

2.携用物至床旁，向被照护者说明目的、操作方法、操作注意事项及需要配合的要点。

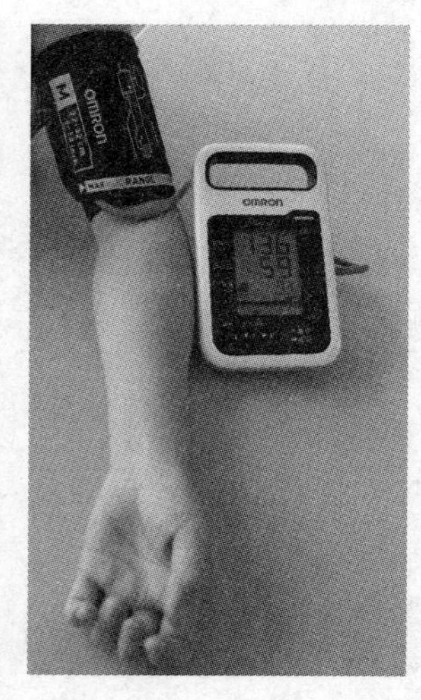

图4-14　被照护者坐位或平卧位使用电子血压计测量血压

3.被照护者可以采取坐位或平卧位，坐位时使肱动脉与第4肋骨平齐，平卧位时使肱动脉与腋中线平齐。

4.一般选择右上臂，卷袖，露臂，掌心向上，肘部伸直，外展45°。

5.将血压计平稳地放置在与肱动脉和心脏处于同一水平线的位置上。

6.将袖带平整地缠在被照护者的上臂中部，松紧程度以能放于一个手指为宜。

7.袖带下缘应该放在距离肘窝2～3cm的位置（袖带上的标记符号“▼”对准肱动脉搏动最为明显的位置）。

8.按下开始/停止按钮，自动开始测量。

9.在测量过程中，被照护者姿势应自然舒适，保持安静状态（图4-14）。

10.显示测量结果后，正确读取血压数值。

11.取下袖带，为被照护者整理衣物。

12.再次按下开始/停止按钮，血压计关闭，整理好袖带。

13.记录结果，血压常以“收缩压/舒张压mmHg”记录，如120/70mmHg。

（六）注意事项

1.对于需要密切观察血压的高血压被照护者，在进行血压测量时，应当确保“四定”，即在同一时间、同一部位、同一体位、同一血压计条件下进行测量。

2.如果在血压测量之前，被照护者经历了剧烈运动、情绪激动、吸烟或进食等情况，需要等待被照护者安静休息30分钟后再进行测量。

3.对偏瘫或肢体受损的被照护者，应该选择健康的肢体来测量血压。如果被照护者正在输液，应该选择与输液无关的肢体来测量血压，以避免影响液体输入。

[考核标准]

血压测量技术操作考核评分标准

姓名_________　考核人员_________　考核日期：　年　月　日

项目	总分（分）	技术操作标准	标分（分）	评分标准	扣分
仪表	5	仪表、着装符合护理员礼仪规范	5	一项不符合要求扣1分	
操作前准备	5	1.洗手 2.备齐用物，用物放置合理、有序 3.物品准备：电子血压计、记录本、笔	1 2 2	一项不符合要求扣1分	
安全评估	10	1.评估被照护者年龄，意识状态，配合程度，说明目的，做好解释工作 2.评估被照护者有无偏瘫及功能障碍 3.评估被照护者在30分钟内有无影响测量血压准确性的因素存在 4.周围环境整洁，光线明亮 5.沟通时语言规范，态度和蔼	3 2 3 1 1	未解释取得配合扣3分 未评估有无偏瘫及功能障碍扣2分 未评估影响测量血压准确性因素扣3分 环境不符合要求扣1分 沟通不符合要求扣1分	

续表

项目	总分（分）	技术操作标准	标分（分）	评分标准	扣分
操作过程	60	1.被照护者取坐位或平卧位，坐位时肱动脉平第4肋，平卧位时平腋中线 2.一般选择右上臂，卷袖，露臂，掌心向上，肘部伸直，外展45° 3.平稳放置血压计，位置与肱动脉、心脏在同一水平线 4.将袖带平整无折地缠于上臂中部，松紧以放进一指为宜 5.下缘距肘窝处2～3cm（袖带上“▼”标识置于肱动脉搏动最明显处） 6.按下开始/停止按钮，自动开始测量 7.测量过程中保持自然姿势，身体不要移动，保持安静状态 8.显示测量结果后，正确读取血压数值 9.取下袖带，为被照护者整理衣物 10.按下开始/停止按钮 11.洗手，记录结果	5 5 10 10 5 5 5 5 5 2 3	血压计位置：坐位平第4肋，卧位平腋中线，位置错误扣5分 体位摆放不正确扣5分 血压计放置位置不准确扣10分 袖带位置及松紧度不正确扣10分 误差≤10mmHg扣5分，误差＞10mmHg扣10分 其余一项不符合要求扣1分	
操作后	5	1.协助被照护者取舒适体位 2.正确处理物品	2 3	一项不符合要求扣2分	
评价	5	1.动作轻柔，测量正确 2.被照护者安全舒适	3 2	一项不符合要求扣2分	
理论提问	10	1.测血压“四定”指的是什么 2.偏瘫被照护者如何测量血压	5 5	回答错误一题扣5分	
合计	100				

理论提问：

1.测血压“四定”指的是什么？

答：测血压“四定”是指定时间、定部位、定体位、定血压计。

2.偏瘫被照护者如何测量血压？

答：偏瘫被照护者应选择健康侧肢体测量血压。

第五节　疼　　痛

疼痛是一种情绪化的感觉和经验，通常伴随着实际或潜在的组织损伤。它包括两个方面：痛觉和痛反应。痛觉是个体的主观知觉体验，受到个体的个人心理、性格、经验、情绪和文化背景的影响，表现为痛苦和焦虑。痛反应则是机体对疼痛刺激所产生的生理、病理和心理变化，如呼吸急促、血压升高、出汗，以及心理上的痛苦、焦虑和抑郁等。

一、疼痛分类

疼痛分类及特点见表4-1。

表4-1 疼痛的分类及特点

分类	特点
急性疼痛	疼痛突然发生，有明确的发病时间，持续时间较短，多数在几分钟、几小时或几天内，一般可用镇痛方法控制
慢性疼痛	疼痛持续时间超过3个月，其特点包括持续性、顽固性和可反复发作，疼痛程度各不相同，相对难以控制

二、疼痛评估

（一）数字评分法

数字评分法又称NRS评分法，是一种用数字0～10来描述疼痛程度的方法，适用于大部分能理解数字的被照护者（表4-2）。

表4-2 数字评分法的疼痛表现

分值	0分	1～3分	4～6分	7～9分	10分
表现	无痛	轻度疼痛（不影响睡眠）	中度疼痛	重度疼痛（不能入睡或睡眠中痛醒）	剧痛

（二）面部表情图画评分法

面部表情图画评分法又称FPS-R评分法，是通过让被照护者选择最能表达其疼痛的面部表情来评估疼痛程度的方法。这种评分法适用于无法理解数字或文字的被照护者，如儿童或老人（图4-15）。

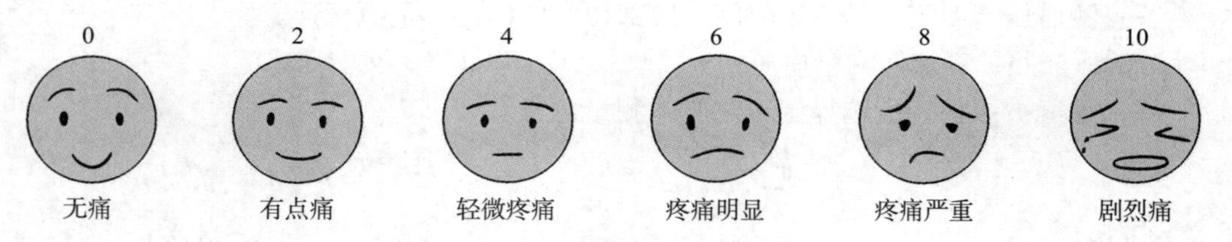

图4-15 面部表情图画评分法

三、疼痛照护

照护疼痛的被照护者，主要原则是尽早、适当的解除疼痛。

（一）寻找原因，对症处理

尽量减少或消除各种引起疼痛的原因，避免诱发因素。例如，胸腹外科手术后引起的伤口疼痛，可以通过按压伤口、指导咳嗽、深呼吸等措施缓解。

（二）合理运用镇痛措施

1.药物镇痛　协助被照护者准确服用镇痛药物，仔细观察和记录使用镇痛药物的效果及各种副作用。被照护者出现的严重副作用应向医生报告，积极采取措施，避免被照护者不适而停止服药。

2.物理镇痛　是一种利用物理手段来减轻疼痛、促进康复的方法。其中包括一些常见的方法，如应用冷热疗法来减轻疼痛，以及通过理疗、按摩、推拿等手段来缓解疼痛。

3.针灸镇痛　是一种利用针刺经络、调节气血平衡的中医治疗方法，适用于各种类型的疼痛，通过刺激穴位、调节机体功能，达到镇痛的效果。

（三）采取认知行为疗法

1.松弛疗法　指导被照护者取舒适的坐位或卧位，引导被照护者平静呼吸，闭上眼睛，驱除所有思虑与杂念，先从头部肌肉的放松开始，逐渐过渡到脚部肌肉，依次放松全身肌肉。

2.引导想象　指通过对某些物体的想象，使被照护者达到某种积极的效果，逐渐减轻被照护者对疼痛的意识，使被照护者愉悦。例如，被照护者集中注意力，引导他想象自己处在一个有绿草、溪流和鲜花的环境，身心放松，有效地减轻疼痛。

3.分散注意力　建议被照护者参加自己感兴趣的活动，转移他们对疼痛的注意力。例如唱歌、下棋、玩游戏等。同时，也可以鼓励被照护者大声描述图片或进行愉快的交谈等方式来分散他们的注意力。这种方法通常适用于疼痛时间短而剧烈的被照护者。

4.音乐疗法　优美柔和的旋律对降低心率、缓解抑郁、焦躁、缓解疼痛有较好的效果。被照护者疼痛时，护理员需了解被照护者的喜好，以选择不同类型的音乐，可以是古典音乐或流行音乐，每次15分钟以上。

（四）建立舒适照护环境

促进心身舒适是缓解疼痛的重要措施。如为被照护者提供一个舒适、干净的居家环境，使被照护者能够随手拿到必需的物品。鼓励被照护者诉说感受，并帮助他们寻找最舒适的状态。

四、小结

本节主要介绍了疼痛的分类及评估方法，疼痛照护包括对症处理、合理镇痛、认知行为疗法及建立舒适环境四方面内容。通过本节的学习，护理员应能够分辨引起被照护者疼痛的原因，正确进行评分，并给予合理照护。

五、思考与练习

1.单选题

（1）慢性疼痛的持续时间常大于（　）

A.3个月　　B.6个月　　C.9个月　　D.12个月

（2）数字评分法是用数字0～10代替疼痛程度，适用于大部分能理解数字的被照护者，其中4～6属于（　）

A.轻度疼痛　　B.中度疼痛　　C.重度疼痛　　D.剧痛

2.是非题

（1）面部表情图画评分法适用于那些不能理解数字和文字的被照护者，如儿童和老年被照护者。（ ）

（2）疼痛的治疗和护理原则是在合适的时机采取适当的方法尽早缓解疼痛。（ ）

3.思考题

被照护者有时从睡梦中痛醒，使用NRS评分法（数字评分法），被照护者疼痛程度评分是多少？

情景模拟 疼痛被照护者的照护

【情景导入】

被照护者，男，37岁，骑电动车不慎摔倒，导致左上臂骨折，急症手术治疗后入住病房。被照护者自述手术部位疼痛，影响休息。

【路径清单】

（一）思考要点

如何照护该类疼痛被照护者？

（二）照护目的

缓解被照护者的疼痛不适，提高被照护者的舒适度。

（三）照护过程

1.护理人员使用数字评分法评估被照护者评分7～9分，属于重度疼痛。处理原则是尽早地为被照护者解除疼痛。

2.医生下医嘱为被照护者口服镇痛药物。多数镇痛药物对胃部有刺激作用，护理员应询问医护人员，根据药物性质，协助被照护者进食后再服药，避免空腹服用镇痛药物。观察服药后的效果和不良反应。如疼痛不缓解或被照护者出现其他不适感，及时通知医护人员。

3.协助被照护者摆放好伤侧肢体，避免受压、受凉等，注意手术部位有无渗血等。

4.分散被照护者注意力，可以协助被照护者使用电子产品，选择被照护者喜欢的电视剧、视频等观看；可以与被照护者聊天，聊其感兴趣的话题，如家庭、孩子等；也可以通过下棋等方式转移被照护者注意力，以忽略疼痛。

5.鼓励被照护者表达不舒服的感受，并满足被照护者的需求。病室内保持安静，病床周围整洁，促进被照护者身心舒畅。

第六节 头 晕

头晕是一种常见的症状，表现为眩晕、头晕、失衡和头重脚轻等不适感，缺乏特异性表现。

一、头晕分类

1.眩晕 眩晕是一种感觉异常，被照护者会有周围物体旋转或自身旋转的错觉。有的被照护者伴有恶心，严重者可出现呕吐、冷汗、血压升高等症状。

2.不平衡 指在活动时站立不稳或运动不稳。

3.头重脚轻感　是指短暂或持续的头晕和头部沉重感，有时会伴随着头胀或头部紧缩感。

4.晕厥前状态　通常发生在晕厥前，表现为头晕、眼黑、胸闷、心悸、乏力等。

二、头晕评估

1.评估头晕的表现形式、持续时间、诱发因素和缓解程度。

2.评估出现头晕时被照护者的伴随症状和特征。

3.评估头晕发生时被照护者的意识状态、瞳孔、生命体征及血糖变化。

三、头晕照护

（一）生活照护

1.被照护者头晕发作时，保持被照护者周围环境安静，提醒被照护者卧床休息，避免长时间处在强光、强音刺激的环境中。注意补充水分和营养，保持个人卫生，协助恶心呕吐者刷牙漱口，注意补充水分和营养。

2.保持合理饮食，选择低脂、低盐、高蛋白的食物，增加新鲜蔬菜和水果的摄入，避免食用油炸、生冷、辛辣等对身体有刺激的食物。

3.衣着舒适，避免穿高领衣物或硬领衬衣。

4.监测血压、血糖的变化。糖尿病被照护者在室外活动时应随身带着糖块等含糖高的食物，出现低血糖时可以立即食用，纠正低血糖。

（二）安全照护

1.确保被照护者所处环境安静、安全，空气流通、地面平整。

2.在改变身体姿势时，如深低头、坐或站，应缓慢移动，避免爬高、游泳、跳跃等幅度大的动作。咳嗽剧烈时，应协助其坐下或用手握住固定物。

3.如被照护者出现头晕、身体不适或不稳感等症状，应立即平躺休息。避免独自去卫生间、洗澡或触摸热水瓶、茶杯等，以防跌倒、坠床和烫伤等发生。

（三）避免诱因

1.通常使用枕头高度以15° ～ 20°为宜；避免突然改变身体姿势，如突然起坐、站立等；昂头、低头或转头的动作不宜过大。

2.慢性头晕被照护者应积极治疗原发病，采取措施预防直立性低血压或低血糖。

3.一些镇静药物或心血管药物等可能会引起药物性头晕发作，因此服用多种药物的被照护者应严格按照医嘱服药。

四、小结

本节主要阐述了头晕的分类及评估方法，头晕照护包括生活照护、安全照护、避免诱因三方面内容。通过本节的学习，护理员应掌握头晕的类型，避免诱发因素，做好被照护者的生活照护及安全照护，避免安全不良事件发生。

五、思考与练习

1.单选题

当被照护者出现头晕、身体不适或不稳感等先兆症状时应（　　）休息。

A.平卧　B.坐位　C.立位　D.半坐

2.是非题

头晕被照护者避免穿高领衣物或硬领衬衣。（　）

3.思考题

糖尿病被照护者外出为什么要携带糖果类食品？

情景模拟　头晕被照护者的照护

【情景导入】

被照护者，男，65岁，被照护者近1年经常感到头晕，头晕时感觉头重脚轻，站立不稳，曾经因此摔倒2次。近半个月来被照护者感头晕发作较以前频繁。

【路径清单】

（一）思考要点

如何照护该类头晕被照护者？

（二）照护目的

缓解被照护者头晕症状，避免跌倒摔伤。

（三）照护过程

1.被照护者居住环境应安静，避免强光、强声的刺激。居住房间布置应简洁，地面应平整，避免有过多障碍物，在被照护者感觉头晕时能随时有手扶的物体，或随时能坐下，避免跌倒。

2.被照护者的饮食清淡不油腻，选择低脂、高蛋白、低盐的食物，多饮水，多进食新鲜蔬菜和水果。

3.为被照护者准备宽松舒适的衣物，避免穿高领衣物或硬领衬衣。

4.被照护者不要突然改变体位，在出现头晕、站立不稳等情况时，不要继续行走或其他改变体位的动作，应慢慢就地坐下或躺下。不要独自去卫生间、洗澡或触摸热水瓶、茶杯等，以防发生跌倒、割伤、烫伤等。

5.积极查找引起头晕的原因，如果被照护者是因为高血压或低血糖引起的头晕，应经常监测血压和血糖的变化，控制血压和血糖。糖尿病被照护者在室外活动时应随身带着糖块等含糖高的食物，出现低血糖时可以立即食用，纠正低血糖。

6.对频繁发生头晕并且没有明确原因的被照护者，应尽早去医院检查。

第七节　意　　识

正常人的意识状态表现为头脑清晰，反应敏捷精准，语言准确流畅，思维合理，情感活动正常，能够正常判断时间、地点和人物，定向力正常。意识障碍则是指个体对外界环境刺激缺乏正常反应的一种精神状态。

一、意识障碍程度

1.嗜睡　指睡眠时间明显延长，可以被轻度刺激唤醒，唤醒后的被照护者能简单回答问题，但反应缓慢，停止刺激后又很快入睡。

2.意识模糊　指语言表达不清晰，对时间、地点和人物的辨认能力出现部分或完全的障碍，可能伴随错觉、幻觉、不安、语无伦次和思维混乱等症状。

3.昏睡 是一种较深的睡眠状态，需要较强的刺激才能唤醒，醒后回答问题简单但模糊不清，刺激停止后会迅速重新进入睡眠状态。

4.昏迷 是意识状态的完全丧失或持续中断，各种刺激均不能唤醒被照护者，被照护者没有任何自主活动的意识，也不能自发地睁开眼睛。

二、意识障碍观察

护理员应重点观察被照护者的自发活动和身体姿势改变，注意观察被照护者牵扯衣服、咀嚼、眨眼、打哈欠等动作，以及对外界的目光注视等行为，如果出现这些情况，及时报告医务人员。

三、意识障碍照护

1.生活照护 包括使用气垫床和床栏，保持床单干净、皮肤清洁，避免机械刺激。确保被照护者四肢保持舒适姿势，按时翻身、叩背和按摩骨隆突受压处。清洁被照护者外阴皮肤，定期进行口腔护理。对于体温低的被照护者，使用热水袋取暖时要避免烫伤。

2.饮食照护 意识障碍被照护者需要摄入高热量、高维生素的饮食，以及充足的水分。留置胃管的被照护者需要定时鼻饲流质饮食，以确保充足的营养。进食后的30分钟内，床头应升高，以防止食物反流。

3.保持呼吸道通畅 意识障碍被照护者处于仰卧位时，护理员需要将其头部偏向一侧或帮助被照护者转为侧卧位，以防止口鼻分泌物导致窒息、误吸和肺部感染等情况发生，并定期清理呼吸道分泌物。

4.预防并发症 意识障碍被照护者，需重点预防压力性损伤；若被照护者留置尿管、胃管，须防范尿路感染、口腔感染和肺部感染等并发症；躁动不安的被照护者须及时有效给予约束，以免发生坠床、自伤或伤人。使用暖水袋时，应注意水温，用毛巾包裹以保护皮肤，同时要及时更换使用部位，以防止烫伤皮肤。对于长期卧床的被照护者，应指导其在床上进行肢体活动或被动进行肢体运动，包括抬高双下肢等，以预防下肢深静脉血栓的形成。

四、小结

本节主要介绍了意识障碍的程度及评估，意识障碍照护包括生活照护、饮食照护、呼吸道照护、预防并发症四方面内容。通过本节的学习，护理员应掌握意识障碍被照护者照护要点，保持被照护者清洁，避免坠床、误吸、压疮、下肢深静脉血栓等并发症发生。

五、思考与练习

1.是非题

（1）嗜睡症状表现为被照护者可以被轻微的语言或刺激唤醒，但醒后不能清晰地回答问题，反应迟钝，而且一旦刺激停止，被照护者又会很快重新入睡。（ ）

（2）意识模糊指对时间、地点和人物的定位能力发生部分或完全障碍，同时可能伴

随错觉、幻觉、躁动不安、言语混乱或精神错乱等症状。（ ）

（3）昏睡状态即使受到正常的外部刺激也无法醒来，只有大声呼唤或较强的刺激才能唤醒，醒后可能会作出不完全或含糊的回答，停止刺激后会迅速再次进入睡眠状态。（ ）

（4）昏迷是最为严重的意识障碍，被照护者完全失去意识，即使受到强烈的刺激也无法醒来，没有自主活动的表现，也不能自发地睁开眼睛。（ ）

2.思考题

（1）嗜睡的表现是什么？

（2）如何避免发生压疮。

情景模拟 嗜睡被照护者的照护

【情景导入】

被照护者，女，77岁，被照护者有慢性阻塞性肺病病史20余年，长期家庭氧疗，间断应用无创呼吸机。近2天被照护者精神欠佳，一天中大部分时间在睡觉，叫醒被照护者后，被照护者能配合回答简单问题，也能少量饮水、进食，随后又入睡。

【路径清单】

（一）思考要点

1.被照护者的意识障碍属于哪种程度？

2.如何照护该类被照护者？

（二）照护目的

促进被照护者清醒，避免发生并发症。

（三）照护过程

被照护者的意识障碍程度属于嗜睡，有可能跟慢性阻塞性肺疾病有关。

1.为长期患病的被照护者准备带床挡的床，可以使用气垫床。被照护者睡眠状态时，帮助被照护者找到舒适的身体姿势，每2小时翻身一次，以防止压力性损伤的发生。每次翻身后，给被照护者拍背，促进痰液咳出。

2.为被照护者准备高热量、高维生素的食物，一天可以多次进餐，注意补充水分。被照护者每次进食后，都协助被照护者漱口，如有必要，可以使用湿润的棉球轻轻擦拭被照护者口腔，以保持口腔清洁卫生。

3.用指脉血氧仪测量被照护者血氧饱和度变化，指导家庭氧疗，一般调节氧流量1～3L/min。

4.适当增加家庭无创呼吸机的使用时间，使用时适当垫高床头，注意头带松紧合适，注意被照护者配合程度及使用效果。

5.应密切注意被照护者意识变化，如被照护者不能叫醒或叫醒后不能正确回答问题等，可能是病情加重的表现，应尽快就医。

第八节 体 重

体重是指在裸体或穿着已知重量的衣服时测量的身体重量。体重是判断人体体格发育和营养状况的主要指标，也是计算食物和药物用量的主要依据。

一、正常体重

理想体重（kg）＝身高（cm）-105或理想体重（kg）＝［身高（cm）-100］×0.9(男性）或0.85（女性）。

二、异常体重

1.体重过轻　是指人的体重低于标准体重，低于标准体重的10%属于体重过轻，低于标准体重的20%属于消瘦。

2.体重过重　是指体重超过标准体重的10%称为过重。超过标准体重的20%，称为肥胖。

三、异常体重的照护

（一）体重过轻的照护

1.均衡饮食　体重过轻的被照护者，鼓励多吃优质蛋白、维生素、纤维素含量高的食物，包括鱼、鸡肉、牛羊肉、奶、蛋类、绿色蔬菜、新鲜水果等。对于进食差的被照护者，应提供被照护者喜欢的食物，鼓励尽可能多的进食和饮水，少食多餐，保持良好的饮食环境。

2.生活规律　适度锻炼，防止过度运动消耗热量，合理安排作息时间，保证良好睡眠。吸烟、喝酒的被照护者应该戒烟、限制饮酒。

3.治疗原发病　如果消瘦是由糖尿病、甲状腺功能亢进、肿瘤等疾病引起的，应积极治疗原发病。

（二）体重过重的照护

1.合理饮食　饮食均衡，以谷类为主，避免高脂肪、高热量的食物，多吃新鲜蔬菜、水果，改变食物的烹饪方式，以蒸、煮为主，避免油炸。使用较小的餐具，并且慢慢吃，充分咀嚼食物，尽量选择富含纤维素的食物。在进餐前喝汤或饮水可以增加饱腹感，同时减少主食的摄入。

2.合理运动　保持长期的体能训练，建议进行太极、快走、慢跑、游泳、登山、球类活动等有氧运动。鼓励步行，减少久坐时间。运动时，如果感到头晕、呼吸困难、胸部憋闷、胸痛、恶心等，应停止运动。

3.用药照护　如果被照护者使用减肥药，应按照医嘱准确用药，并注意用药副作用。

四、小结

本节主要介绍了正常体重的计算方法，异常体重的标准，异常体重的照护，以及体重测量的技能训练。通过本节的学习，护理员应掌握正常体重的计算方法，对异常体重被照护者的照护要点，以及体重测量技能。

五、思考与练习

1.单选题

（1）低于标准体重的（　　）为过轻，低于标准体重的20%是消瘦。

A. 5%　　B. 8%　　C. 10%　　D. 12%

（2）超过标准体重的（　），称为肥胖。

A. 10%　　B. 15%　　C. 20%　　D. 25%

2.是非题

（1）糖尿病、甲状腺功能亢进、肿瘤、肺炎等可引起消瘦。（　）

（2）体重过轻被照护者要多吃高蛋白、高维生素、高纤维素的食物，包括鱼肉、鸡肉、牛羊肉、牛奶、鸡蛋、绿色蔬菜、新鲜水果等。（　）

3.思考题

理想体重的计算方法是什么？

情景模拟1　体重过重被照护者的照护

【情景导入】

被照护者，男，14岁，身高160cm，体重75kg。

【路径清单】

（一）思考要点

如何照护该类肥胖被照护者？

（二）照护目的

减轻体重。

（三）照护过程

1.心理疏导　与被照护者交流，了解被照护者对现体重的认识。如被照护者有自卑情绪，应鼓励被照护者积极减轻体重，重拾阳光心态。

2.饮食调理　不吃油腻食物，不吃路边摊，不吃高热量点心、饮料及各种垃圾食品。以谷类食物为主，减少每顿饭的主食量，可以多补充新鲜蔬菜和水果。避免油炸食物，可以采用蒸、煮的方式烹饪。采用小型餐具，慢慢咀嚼食物，专注于进餐，不要看手机、电视等避免分心。在进餐前吃水果或饮用水，以控制主食摄入量。

3.合理运动　选择被照护者喜欢的运动，如足球、篮球、跳绳、游泳等活动，制订运动计划，运动量循序渐进，逐渐增大，但一定要坚持。在运动过程中，如出现恶心、胸闷等，应停止运动。被照护者可以充分利用寒暑假的时间减重，以焕然一新的姿态迎接新学期。

情景模拟2　体重的测量与记录

【情景导入】

被照护者，男，72岁，入住养老机构，近1个月未测量体重，自觉衣服较之前宽松，怀疑体重下降，要求测量体重。

【路径清单】

（一）思考要点

如何正确测量体重？

（二）操作目的

1.判断体重有无明显变化，并观察伴随症状。

2.判断体格发育、营养状况。

3.作为计算热量、药量的依据。

（三）评估问题

1.被照护者的年龄、活动能力、配合程度。

2.被照护者衣着是否符合要求。

（四）物品准备

体重秤、记录本、笔。

（五）操作过程

1.确认操作前准备充分

（1）护理员：洗手。

（2）用物：备齐并检查用物，物品放置合理、有序。

（3）环境：整洁安静，安全、温湿度适宜。

2.体重计放在平坦宽阔地面，体重计的指针保持在零点。

3.测量者尽量少穿衣服，赤足（图4-16）。

4.测量者双手自然下垂，双脚并拢，站在体重计踏板中央，保持身体姿势平稳。

5.待体重计指针完全稳定后，正确读数。

6.记录结果，体重常以“kg”（千克）记录，精确到小数点后1位，如50.5kg。

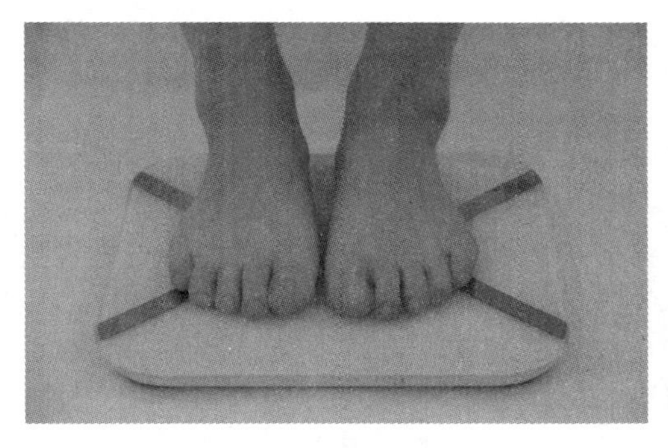

图4-16　被照护者着单衣测量体重

（六）注意事项

1.体重秤的放置地面应平坦、宽阔。

2.测量者尽量减少着装。

3.在上、下体重秤、移动重心时，动作要轻慢。

4.在进行体重测量前，应该尽量排空大小便，避免大量饮水，以及避免进行剧烈的体育运动和体力劳动。

答案

（张　华　刘晓敏）

第五章　安 全 防 范

安全是生命之本。安全管理是为了维护和保障被照护者的身心健康，对所有不安全因素加以正确的管理，是护理员工作的关键。本章内容重点讲述了被照护者最常见的跌倒、坠床、误吸、走失、烫伤、火灾等相关安全问题及防范措施，以及停电、火灾、烫伤、跌倒、坠床等常见情况的应急预案。安全问题的辨别与预防是护理员在照护过程中需要掌握的必要技术，在日常照护过程中，护理员应及时有效认识被照护者潜在的安全问题，掌握突发状况的应急处置技能，在医生护士的指导下，进行合理照护，保障其安全。

第一节　相关知识

安全是指护理员在进行照护的整个过程中，被照护者没有出现宪法和国家的规定许可范围之外的心灵、身体组织或功能方面的损伤、功能障碍、残缺甚至死亡，是保证被照护者人身安全的必要条件，是保证护理员照护水平的关键所在，也是反映护理员素质水平的主要标准。

一、跌倒的防范

跌倒是指突然、不自主的、非故意的身体变化，摔倒在地上或更低的水平面上。由于服药、疾病、视力下降、活动障碍极易发生跌倒问题，部分被照护者跌倒后易发生外伤、骨折，甚至颅脑损伤等严重后果，所以预防跌倒措施尤为重要。为了有效地预防跌倒的发生，护理员在护理过程中需要注意以下几个方面。

（一）营造安全的休养环境

被照护者跌倒通常主要出现在室内，居室是其活动的主要场地，室内环境的稳定性显得尤为重要，我们从生活及环境细节入手，可以有效降低跌倒发生的危险性：

1. 过道增加灯光，清除过道上的障碍物，移除不安全的家具，把常用物品摆在便于取放的地方等，这些都是改善室内环境的重点。

2. 卫生间也是被照护者跌倒的高发地，因此可以设置扶手（图5-1），并铺设很大的防水地垫（小的防水地垫极易绊倒）来减少跌倒的危险性，但假如被照护者的身体保持平衡能力较差，则提议在沐浴的时间采用淋浴椅或者浴盆，并尽量避免站立淋浴。

3. 可以设置报警及紧急求救按钮等设备（图5-2），方便被照护者在卫生间发生跌倒等意外时进行紧急呼救，护理员能够及时发现异常，给予紧急处置。

4. 提醒被照护者在穿衣服及鞋子时，选择合体、舒适的衣裤，避免穿着不合脚的鞋及拖鞋，以免跌倒。

（二）加强营养膳食

营养素的不足会造成肌肉能力下降，同时年龄增长造成骨骼松动，会让跌倒的危险性与发生严重后果的概率上升，建议被照护者日常需要注意营养补充，摄入均衡营养素饮食的同时，注意补充适量的钙与维生素D。

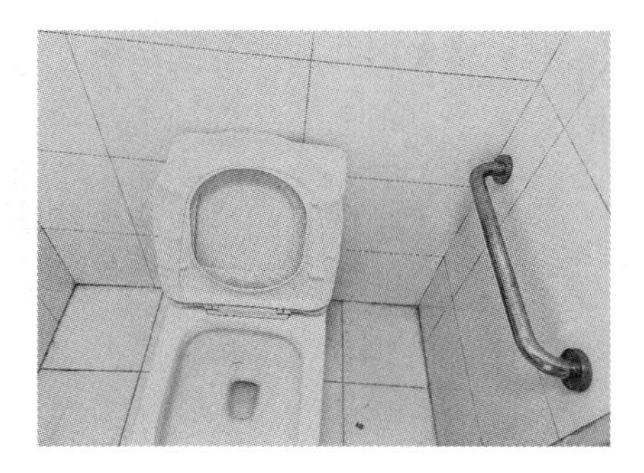

图5-1　扶手

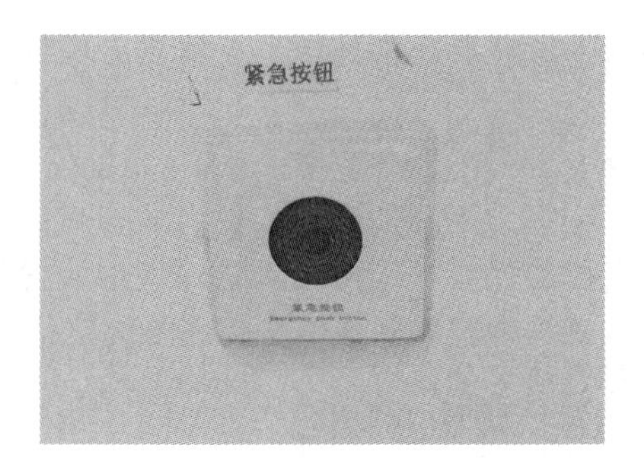

图5-2　紧急求救按钮

（三）进行适量运动

跌倒，看似一个小意外，可是对于某些被照护者而言，却可能是骨折、运动受限、颅脑外伤，甚至危及生命安全。适当的体育锻炼不但可以提高自身的心肺能力，还可以增强肌肉能力，进而减少跌倒的风险。

对于肢体障碍的被照护者，应当指导其肢体功能的训练，必要时配备拐杖或专人照看、搀扶行走；对于视力障碍的被照护者，应保证活动区域没有障碍物，地面清洁、干燥且平整无杂物，室内应安装扶手，光线温和适宜。

体育运动的强度要适当，太少的体育运动不能达到促进健康的效果，但过度的体育运动反而容易产生疲惫，引起相反的效果。推荐的体育锻炼方式有太极拳、散步等，如果被照护者感觉走路时比较疲劳，则建议选用手杖、助行器等辅助器具，以避免意外情况发生。

（四）观察用药后反应

如果被照护者还在服用某些药物，如降糖药、镇痛药、降压药、利尿药、抗精神病药物等，这些药物会导致跌倒危险性升高，护理时需特别关注，建议在感到头晕、困倦时要及时注意休息。若头晕出现频繁，可考虑询问医生是否可以调整用药种类及剂量。应告知被照护者在活动及变换体位时，如坐起、蹲下、站起、转身等动作宜缓慢，动作幅度要合适。夜间室内要有合适亮度，以免夜间上厕所不慎跌倒。

二、坠床的防范

坠床是指人们从距离地面有一定高度差的床上以翻滚或旋转的姿势，以身体任何部位接触地面的行为。坠床可以发生在所有人群，小孩、年轻人、老年人均有发生坠床的风险。当被照护者倚靠床边时，要留意有无围栏保护，床体是否固定，床档固定是否牢固；当被照护者在床上休息时，护理员需要将床档全部拉起给予保护；将常用的物品放在方便易拿取的地方，防止在取物时坠床；起床时宜遵循下床三部曲原则：醒后卧床平躺30秒，坐起来后再等30秒，双腿下垂床边站立30秒再行走，下床时由护理员搀扶。

三、误吸的防范

对于某些疾病原因造成被照护者易发生食物或水误入呼吸道的情况，进食应少而精，软而易消化，少量多次就餐，进食时不要看电视、讲话、说笑等。建议进餐速度应慢，每口食品也不要过多，以免噎食。对容易引起呛咳者，宜将食品加热为糊状，水分的摄入量宜混在食品中。对反复出现吸入性肺炎者，应采取鼻饲的营养供给方式。

四、走失的防范

记忆力下降的老人或伴有认知障碍的人群，极易发生走失危险。护理员应为这些特殊人群加强看护，可在衣物口袋中放置写有被照护者的姓名、基本情况、家属地址、联系电话等内容的联系卡，以备不时之需。

五、烫伤的防范

在照护某些高龄、肢体功能障碍、虚弱、使用影响意识或活动的药物的人群、糖尿病被照护者等高危人群时，护理员要特别注意防范烫伤的发生。由于部分人群感觉功能障碍，对温度的敏感性降低，抑或是老人手脚活动不方便等极易发生烫伤。护理员在照护过程中要知晓烫伤的防范措施及烫伤后的紧急处置措施。

（一）烫伤的防范措施

1.认真进行宣教，并明确潜在的烫伤等危险部位和器材，包括热水袋、洗浴间、医疗用加温设备、热水瓶，以及配餐室的热水炉、微波炉等。

2.开水炉、洗澡间等张贴“小心烫伤”标识，热水瓶固定放置，并定期检查水瓶装置的完整性。食用热饭和热汤时，护理员要事先告诉被照护者，等温热后再服用。漱口液水温不宜高于43℃，在倾倒热水时，注意保护被照护者，避免烫伤发生。

3.沐浴时，先开冷水再开热水，手试水温合适再沐浴。

4.加强巡视，对高危人群定时协助饮水，以免被照护者打翻热水瓶致烫伤。

5.进行红外线照射、湿热敷、坐浴等治疗时应严格遵守热疗、热敷操作规程，控制好温度、时间、距离，避免被照护者在治疗过程中意外烫伤。用烤灯时要控制好高度，随时检查，防止皮肤灼伤。

6.被照护者不能擅自使用热水袋及电热宝等取暖设备，必要时需在工作人员指导下使用。冬季，在使用热水袋时，注意水的温度不要太高，一般为60～70℃，在热水袋外面要覆盖一层薄毛巾，以防止直接触及身体，在使用电烤灯时也要与辐射区域保持一定距离。

7.发生意外烫伤事件后，护理员应立即采取应急处理措施并报告值班人员。

（二）烫伤的紧急处置

1.Ⅰ度烫伤

（1）症状：仅有皮肤表面的灼伤，皮肤红肿刺痛，但无水疱。

（2）紧急处置：立即用流动的凉水冲洗15～20分钟或以上，可减轻灼伤程度，减少红肿程度，缓解疼痛感。然后再用紫草油等涂抹，能起到更有效的治愈目的。

2.浅Ⅱ度烫伤

（1）症状：皮肤起水疱，非常疼痛。

（2）紧急处置：立即用流动的凉水冲洗，以让烫伤处的皮肤迅速冷却，烫伤部位的疼痛感在20～30分钟可轻微缓解，凉水浸泡或冲洗措施要尽快采取，可以防止皮下或深部组织受到进一步的损坏，温度越低（注意不能低于5℃，以免发生冻伤），则疗效越好。也可以用冰块冷敷烫伤处皮肤，等皮温冷却之后，再用干净的纱布覆盖烫伤部位，以防止病菌感染局部皮肤，之后可以立即去诊所或医院进行进一步的治疗。需要注意的是，不要自行挑破水疱，以防感染。

3.深Ⅱ度烫伤

（1）症状：此时水疱已破，破溃的基底呈现红白相间的色泽，并同时渗出大量血液等其他物质。

（2）紧急处置：这时不能用清水冲洗，应马上去医院处置。

4.Ⅲ度烫伤

（1）症状：深及皮下组织，肌肤开始白化、发硬甚至焦黑。由于神经细胞被损伤，所以不会有疼痛的感觉。

（2）紧急处置：此时应马上去医院处置。

注：烫伤者在脱掉衣物时，应小心注意保护皮肤，切勿强行剥脱，以防剥脱皮肤，遇到衣服与皮肤黏在一起不能分离时，切勿强行撕扯，应由医务人员解决；切勿在烫伤部位涂抹牙膏或酱油等，因为这样很容易引起病菌滋生而引起创面感染。

六、火灾的防范

日常生活中使用的物品管理不当会带来严重的火灾隐患，掌握火灾防范知识，避免火灾事故的发生，对每一个人都至关重要。为了他人的安全，也为了自己的生命，护理员需要掌握以下几条防范火灾的措施。

1.病房或家庭的过道内严禁堆积废弃物，并保证过道通畅，在疏散通道上应当设有人员疏散和事故照明等设备，以便在失火时进行人员疏导和扑救。

2.在医院内为被照护者吸氧时，对氧气瓶应竖立保护，并要提示被照护者和亲属们不要用有污垢的手指直接接触氧气罐等制氧装置，以保证氧气瓶的清洁和安全输氧；在用氧时注意防油、防火、防震、防热；对氧气瓶的开关、仪表、管路等，不能私自调整；病房严禁吸烟；禁止被照护者使用煤油炉、电炊具等加热食物；工作人员应定期检测用火、用电的状况。

3.加热食品应有具体的安全管理要求。

4.严禁私自更改病区内的电器设备，也不得私设电茶壶等加温装置，也严禁超负荷，以防影响病房内照明设备及急救装置的正常运转，或引起火灾。

5.得知火情后迅速呼叫附近人员并进行扑救，正确使用灭火器。

灭火器是生活中常见的消防工具。在公共场所经常安装灭火器，虽然很常见，但也有很多人不会使用，下面我们一起了解一下灭火器的使用方法和注意事项。

日常生活中，最常用的是干粉灭火器，它能够扑救石化产品、涂料，以及有机溶料、液态、气态或电力起火。但无法扑救轻金属所点燃的火势。使用前先摘下保险插销，即一个拉环。在距离火焰2m远的地方，把手向下摁，干粉就会喷出。灭火时要接近明火喷洒，找好喷洒目标，不要迎面风喷洒。

备注：灭火器要置于干燥、通气良好的地点。一年内要检测2次干燥粉末有无黏块，如果有黏块，需及时置换。一年内检测一次药剂重量，如果低于规定比重或压力表在规定气压以下时，则进行适当补充。

灭火器一般在距离燃烧物质约5m的地方使用，但射程近的灭火器要在约2m以内使用，最好根据现场情况使用。喷射时应采取由近向远、由外向内喷射的方法。灭火的时候要站在风吹来的地方，不要迎面风向。注意灭火器的瓶盖和底座不能朝向人体，以防灭火剂弹出伤人。切勿和水一起喷洒，避免干扰火灾扑救作用。扑灭电力大火前，要首先断开电源，避免触电。握着喷射桶的手一定要抓住灭火器的胶嘴部分位置，防止冻伤。

6.一旦火势已不能扑救，应立即拨打“119”报警，并报告正确方向。

7.关好邻近窗户，可以减缓大火蔓延程度。

8.把被照护者疏散至安全地区，安定情绪，保障人身安全，疏散时用湿毛毯或湿润方纱罩住嘴鼻，防止窒息。

9.尽可能断开所有的电源，迅速撤离易燃易爆物体，并尽可能地挽救珍贵仪器设备和重大物资。

10.组织被照护者离开时，不得使用电梯或扶梯，须走楼梯，并叮嘱其可以使用湿毛巾等捂住口鼻，以防止短时间内吸入过量的浓烟，并尽量弯腰以较低的姿态前行，迅速离开危险区域。

七、小结

安全问题的辨别与预防也是护理员在照护过程中需要掌握的必要技术之一，本节主要着重讲述了被照护者最常见的跌倒、坠床、走失、误吸、烫伤、火灾等安全问题及防范措施。希望通过对本节内容的学习，护理员可以更有效认识被照护者潜在的安全问题，在医生护士的指导下进行合理照护，避免损伤身体及安全事件发生。

八、思考与练习

1.单选题

（1）轻度烫伤后正确的紧急处理方式为（　　）

A.涂抹牙膏或酱油

B.凉水冲洗

C.立即脱去身上衣物

（2）发生火灾后的处理措施错误的是（　　）

A.立即乘坐电梯逃跑

B.使用身边的灭火器灭掉初期火灾

C.火势无法控制时立即拨打“119”报警

D.撤离时用湿毛巾捂住口鼻

2.是非题

被照护者跌倒后要立即搀扶起来。（　　）

3.思考题

防范跌倒坠床的三部曲是什么？

第二节　应急预案

一、停电应急预案

1.接到停电通知　提前备好应急灯或是手电筒，提前协助值班人员为被照护者准备动力电器。

2. 突然停电

（1）立即告知值班人员。

（2）协助值班人员采取措施保证被照护者应用仪器的正常运转。

（3）在夜间开应急灯或手电筒。

（4）协助值班人员查找停电原因。

（5）停电期间加强被照护者的照护和观察。

（6）安抚被照护者，消除被照护者的紧张情绪。

（7）注意停电期间防火、防盗。

二、火灾应急预案

1. 发生火灾时迅速呼叫附近工作人员，分别进行扑救，并通知值班人员。

2. 依据火势，使用已有的设备和工具协助执勤工作人员实施扑救。

3. 如果大火不能扑救，立即拨打“119”报警，并上报确切位置。

4. 将附近建筑物的窗户关好，以降低火势扩散的速度。

5. 发生火灾事故后，所有工作人员必须按照被照护者优先撤离、严重被照护者先撤、避开火源、就近撤离、统一指挥、有条不紊的方针，紧急撤离被照护者。

6. 立即协助值班人员组织好被照护者，不得在楼道内拥挤、围观。

7. 把被照护者撤离疏散至安全区域，安定被照护者心情，确保被照护者平安，撤离时使用湿毛毯或者纱布遮住口鼻，以防烟雾窒息。

8. 尽可能断开所有电源，迅速撤离易燃易爆物体，并配合值班人员抢救贵重仪器设备和重要的化学材料。

9. 在被照护者离开时，不得使用电梯，要走楼梯。叮嘱被照护者用湿毛毯捂住口鼻，并尽量以较低的姿态或匍匐前进。

三、烫伤应急预案

1. 被照护者发生烫伤时，立即通知值班人员。

2. 根据被照护者的烫伤程度，协助值班人员对被照护者的烫伤处皮肤进行紧急处理。

3. 注意保护被照护者创面，避免感染。

4. 加强被照护者烫伤处皮肤的观察和照护。

四、跌倒应急预案

1. 在被照护者跌倒时，要先依据被照护者的情况作出最初判断，如血压、呼吸、脉率、意识状态等。

（1）意识不清，立即告知值班人员或先拨打“120”。

（2）有头部外伤或是出血，先立刻止血、包扎，必要时拨打“120”。

（3）发生呕吐，一定要把头转向另一边，清除擦去口鼻排出物，以维持呼吸道的顺畅。

（4）被照护者浑身抽搐，先将被照护者移到安全区域，或是身下垫软物，防止外伤，防止舌咬伤，不可强制掰开或按压抽搐肢体。

（5）被照护者发生呼吸、心搏停止，应快速反应，立即采取胸外心脏按压等急救措施。

以上情况经过初步处理后，均需拨打“120”或是通知医生。

2.医生到场后，协助医生查看被照护者的肢体活动、皮肤等情况。

3.如果情况允许，把被照护者移至急救室或病床。

4.根据被照护者情况，专人守护被照护者或加强看护。

5.如家属不在场，及时通知被照护者家属。

五、坠床应急预案

1.被照护者突发坠床时，护理员应立即根据被照护者的反应作出初步判断，包括血压、心率、呼吸、意识状况等。若存在异常情况，不可强行搬运。

2.查看被照护者有无外伤、肢体活动异常等情况。

3.立即通知值班人员，协助医生进行各项检查和处置。

4.若均无明显异常，则鼓励被照护者自行站起或协助其坐起或上床。

5.安慰被照护者，将四周的床档拉起，予以保护，将物品放在易取处。

六、小结

常见情景的应急预案是护理员照护被照护者的必备技能之一，本节内容着重描述了停电、火灾、烫伤、跌倒、坠床等常见情景的应急预案。期望通过本节内容的学习，护理员能够掌握突发状况的应急处置技能，在医生护士的指导下合理照护，保障安全。

七、思考与练习

1.单选题

被照护者发生跌倒后的处置，以下错误的是（　）

A.如果意识不清，立即告知值班人员或先拨打“120”急救电话

B.如果有头部外伤或是出血，先立刻止血、包扎

C.如果被照护者发生呕吐，为防止误吸等意外情况，先将其头偏向一侧，然后用纱布迅速清除掉口腔及鼻腔内的分泌物，并保持呼吸道的通畅

D.如果被照护者浑身抽搐，要掰开或按压抽搐肢体

2.是非题

（1）当发现被照护者轻微烧伤时，要及时用凉水清洗或冰袋冷敷。（　）

（2）发生火灾时要立马乘坐电梯逃跑，离开火灾现场。（　）

（3）被照护者发生坠床后，要立马把被照护者扶起到床上。（　）

情景模拟1　停电应急处置

【情景导入】

夜间照护被照护者时突然停电。

【路径清单】

（一）思考要点

如何应对停电这一突发状况？

（二）操作目的

1.熟悉停电的应急预案。

2.增加护理员的应急处置能力。

（三）评估问题

1.判断被照护者的情况，如运动功能、意识、配合等。

2.评估周围环境是否安全。

3.评估被照护者是否在使用各种电力仪器设备。

（四）物品准备

手电筒、应急灯。

（五）操作过程

1.及时做好断电的紧急工作，备好应急灯或手电筒等。

2.开启应急灯或手电筒照明。

3.安抚被照护者情绪，消除紧张、焦虑心情。

4.严密观察被照护者的病情变化。

5.若有使用中的仪器设备，注意观察仪器是否正常运行。

6.若发现被照护者病情变化或仪器运行故障，立即联系值班人员。

7.停电过程中，注意防火、防盗。

（六）注意事项

1.注意安抚和保护被照护者。

2.加强停电过程中对被照护者的巡视。

情景模拟2 住院时发生火灾应急处置

【情景导入】

被照护者在房间内吸烟，烟头不小心点燃被褥，但是没有被及时发现，火势越来越大，整个床铺都着火了。

【路径清单】

（一）思考要点

如何应对火灾这一突发状况?

（二）操作目的

1.熟悉火灾的应急预案。

2.增加护理员的应急处置能力。

（三）评估问题

1.评估火势大小。

2.评估被照护者的病情、自主活动能力、意识状态及配合程度等。

（四）物品准备

灭火器、湿毛巾等。

（五）操作过程

1.发现着火时，迅速呼叫周围工作人员进行消防紧急处置。

2.根据火势程度和已有的器材设备，正确使用灭火器（图5-3）和组织人力积极扑救。

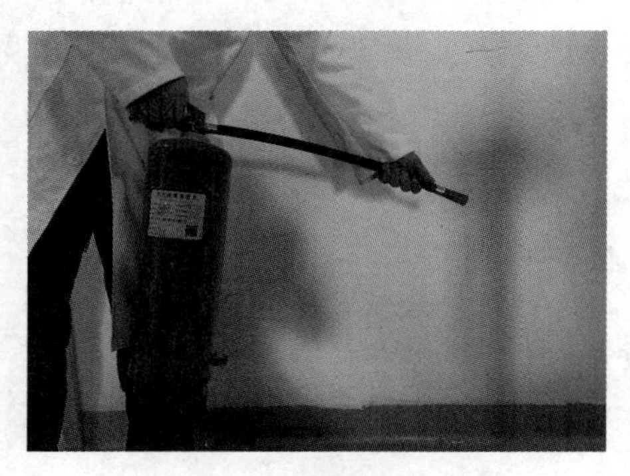

图5-3　正确使用灭火器

3.如果火情无法扑救，立即拨打“119”报警，并报告具体位置和火势情况。

4.将附近建筑物的窗户关好，以降低大火的蔓延速度。

5.将人群撤离疏散至安全区域。

6.疏散时，切勿搭乘手扶梯，走安全通道，采用正确的逃生姿势，用湿毛毯捂住嘴鼻，并尽量以较低的姿势或匍匐前行。

（六）注意事项

1.火灾过程中，以保护人身安全为第一位。

2.火势不能控制时，不能盲目灭火，须尽快撤离。

情景模拟3　居家时发生火灾应急处置

【情景导入】

被照护者在厨房炒菜，突然油锅火势增大，火苗蔓延到锅里，火势愈演愈烈。

【路径清单】

（一）思考要点

如何应对油锅着火这一突发状况?

（二）操作目的

1.熟悉火灾的应急预案。

2.增加护理员的应急处置能力。

（三）评估问题

1.评估火势大小。

2.评估被照护者的病情、自主活动能力、意识状态及配合程度等。

（四）物品准备

锅盖、湿毛巾等。

（五）操作过程

1.发现锅里着火时，首先保持冷静，不要惊慌。

2.拿起锅盖或是能将整个锅全部盖住的湿布迅速覆盖在着火的锅上，不让油锅接触外界空气，火苗便会逐渐熄灭。

3.如果没有锅盖，也可以将蔬菜等生冷的食材，沿着锅边快速扔入锅内，利用温度差使油温下降而达到灭火的目的。

4.直接切断燃气开关。火灭后及时检查一下燃气管路，有无漏气现象，避免再次发生火灾事件。

5.切记，千万不可以直接向油锅内倒水灭火。

6.如果火情无法扑救，蔓延加剧，立即拨打“119”报警，并报告具体位置和火势情况。

7.关好门窗，以降低大火的蔓延速度。

8.迅速疏散周围邻居，协助家里老人、小孩快速撤离至安全区域。疏散时，不能乘坐电梯，要走安全通道，用湿毛巾捂住口鼻，弯腰用较低的姿势快速撤离。

（六）注意事项

1.火灾过程中，以保护人身安全为第一位。

2.火势不能控制时，不能盲目灭火，须尽快撤离。

情景模拟4 住院时发生烫伤应急处置

【情景导入】

被照护者想要喝水，在取用桌子上的热水时，不慎打破水杯，被开水烫到手背。

【路径清单】

（一）思考要点

如何应对烫伤这一突发状况?

（二）操作目的

1.熟悉烫伤的应急预案。

2.增加护理员的应急处置能力。

（三）评估问题

1.评估被照护者的病情、意识、活动、配合程度。

2.评估被照护者烫伤的情况。

（四）物品准备

冷敷袋、烫伤膏、卡尺、棉棒、毛巾。

（五）操作过程

1.立即查看被照护者的伤口及烫伤程度。

2.用冰袋冷敷治疗30分钟或凉水冲洗。

3.冷敷过程中，观察有无局部皮肤疼痛等不适。

4.立即告知值班人员，遵医嘱涂抹药膏。

5.密切关注被照护者烫伤处的皮肤变化，如病情加重，及时联系值班人员。

6.测量、记录烫伤处皮肤变化。

（六）注意事项

1.冷敷过程中观察被照护者局部皮肤恢复情况，注意询问被照护者有无皮肤疼痛、麻木等不适症状。

2.烫伤处皮肤注意保护，防止皮肤脱落。

情景模拟5 居家时发生烫伤应急处置

【情景导入】

被照护者在取用暖水瓶时，不慎被开水烫到前臂。

【路径清单】

（一）思考要点

如何应对烫伤这一突发状况?

（二）操作目的

1.熟悉烫伤的应急预案。

2.增加护理员的应急处置能力。

（三）评估问题

1. 评估老人的病情、意识、活动、配合程度。

2. 评估老人烫伤的情况。

（四）物品准备

凉水、脸盆、毛巾、剪刀。

（五）操作过程

1. 立即用流动的凉水冲洗烫伤部位，也可以将老人的手放在凉水盆中浸泡，以快速降低老人烫伤部位皮肤的温度，避免皮肤组织的进一步损伤。

2. 一般冲洗或是凉水浸泡20～30分钟，直到老人烫伤部位的疼痛感觉明显改善或是缓解为止。

3. 用剪刀剪开烫伤部位覆盖的衣服，避免直接将衣服脱掉，否则会造成创面损伤的程度进一步加重。

4. 用干净的湿毛巾对烫伤部位进行覆盖和保护。

5. 若老人烫伤严重，护理员在进行初步处置后要及时到医院就诊，对老人烫伤处皮肤进行规范治疗。

（六）注意事项

1. 凉水浸泡过程中观察老人局部皮肤恢复情况，询问老人有没有麻木、疼痛等不适，避免冻伤的发生。

2. 烫伤处皮肤注意保护，防止皮肤脱落。

3. 不可在烫伤处皮肤私自随意涂抹牙膏、酱油、消毒液等。

情景模拟6　住院时发生跌倒应急处置

【情景导入】

被照护者，男，85岁，下床欲上厕所，被地上的椅子绊倒，突然跌倒在地上。

【路径清单】

（一）思考要点

如何应对被照护者跌倒这一突发状况？

（二）操作目的

1. 熟悉跌倒的应急预案。

2. 增加护理员的应急处置能力。

（三）评估问题

1. 评估被照护者生命体征、意识。

2. 评估被照护者的活动、配合程度。

3. 评估被照护者有无外伤、骨折等其他伤害。

（四）物品准备

血压计、瞳孔笔、纱布。

（五）操作过程

1. 立即先对被照护者的身体情况作出初步判断，如血压、心率、呼吸等，同时查看被照护者意识（图5-4）等。

2. 医生到场后，协助医生查看被照护者的肢体活动、皮肤等情况。

3.如病情允许，将被照护者转移至抢救室或床上。

4.根据被照护者情况，专人守护被照护者或加强看护。

5.如家属不在场，及时通知被照护者家属。

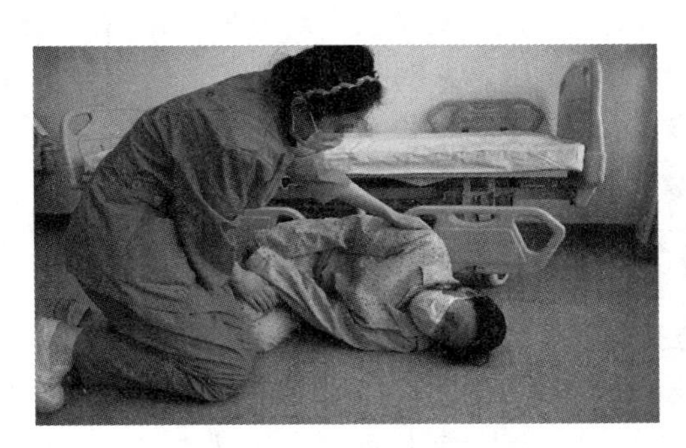

图5-4 查看被照护者意识

（六）注意事项

1.对于跌倒后的被照护者，如果有恶心、嘴角歪斜、说话不便、躯干无力、肢体酸痛、活动障碍等不适，不可盲目立即扶起。

2.边处理边呼救。

情景模拟7 居家时发生跌倒应急处置

【情景导入】

被照护者，男，81岁，从厕所出来时，跌倒在地上。

【路径清单】

（一）思考要点

如何应对老人跌倒这一突发状况?

（二）操作目的

1.熟悉跌倒的应急预案。

2.增加护理员的应急处置能力。

（三）评估问题

1.评估老人生命体征、意识。

2.评估老人的活动、配合程度。

3.评估老人有无外伤、肢体活动障碍等其他伤害。

（四）物品准备

血压计、纱布。

（五）操作过程

1.立即前去查看老人的一般状况。

2.测量老人的血压、心率、呼吸，同时查看老人的意识，对老人跌倒后的身体情况作出初步判断。

3.仔细查看老人有没有身体酸痛的症状或者身体运动障碍，一旦出现，切勿擅自移动老人，尽快拨打急救电话，等候救护人员的到达。

4.仔细检查老人有没有因外伤而出血的现象，如果有，就做好初步的止血包扎处理，如果情况特别严重，可拨打急救电话，等候救护人员到达。

5.若老人存在任何无法自行解决的症状或是不适，均需拨打急救电话，不可私自处理或居家等待观察。

6.经过初步判断和检查，老人没有明显损伤且未诉明显不适，可协助老人站起回床休息。

7.加强老人的看护和照护，密切关注老人的情况。

8.如家属不在场，及时通知家属，协助进行下一步的处理。

（六）注意事项

1.对于跌倒后的老人，如果有恶心、嘴角歪斜、说话不便、躯干无力、肢体酸痛、活动障碍等不适，不可盲目立即扶起。

2.一旦老人跌倒后，呼吸、心搏消失，立即实施胸外心脏按压，并呼唤周围人员帮忙。

3.若周围无其他人，则一边拨打急救电话，一边救治。不可单一进行，一定要把保障老人的安全放在第一位。

情景模拟8 坠床应急处置

【情景导入】

被照护者长期卧床，在拿取桌上物品时，不慎从床上坠下。

【路径清单】

（一）思考要点

如何应对老人坠床这一突发状况？

（二）操作目的

1.熟悉坠床的应急预案。

2.增加护理员的应急处置能力。

（三）评估问题

1.评估老人生命体征、意识。

2.评估老人的活动、配合程度。

3.评估老人有无外伤等其他伤害。

（四）物品准备

血压计、瞳孔笔、纱布。

（五）操作过程

1.立即查看老人的意识。

2.测量老人的生命体征。

3.查看老人有无外伤、肢体活动异常等情况。

4.立即通知医师。

5.若存在异常情况，不可强行搬运。若均无明显异常，则鼓励老人自行站起或协助老人坐起或上床。

6.安慰老人。

7.将床档拉起予以保护，将物品放在易取处。

8.告知家属和医师，做好记录。

（六）注意事项

1. 坠床后检查老人有无恶心、嘴角歪斜、说话不清、身体无力、酸痛、活动障碍等症状，如出现上述情形不可盲目立即扶起。

2. 边处理边呼救。

答案

（郑学风　李梦瑾）

第六章　法 律 法 规

法律法规是护理员需要掌握的基本知识之一，本章重点阐述了与护理员及其工作范围相关的法律法规，通过对《中华人民共和国被照护者权益保障法》《中华人民共和国老年人权益保障法》《中华人民共和国劳动法》《中华人民共和国劳动合同法》《中华人民共和国消防法》《中华人民共和国传染病防治法》等法律的介绍，引导护理员重点掌握与自己工作相关的法律法规基本内容和要求，学法、知法、守法，在法律的指导下，做好本职工作，维护好被照护者及自身的权益。

第一节　被照护者权益保障相关法律知识

被照护者的合法权益是指被照护者在疾病就医阶段应享有的且可以享有的权益及应当获得的权利。护理员必须重视并保障被照护者的合法权益。护理员必须依法保障被照护者最根本的利益即应当得到合理的照护。

一、被照护者的合法权益

（一）享受平等医疗权

被照护者有权不分性别、国籍、种族、宗教信仰、社会文化及疾病轻重，获得有礼节、周到、耐心、详细、合理、一贯化的治疗咨询。

（二）享受安全有效的诊治

被照护者有权在安全的医疗环境中接受诊疗照料。根据具体情况采用可以改变健康状况的治疗手段与护理方法。

（三）享有知情权

有权了解疾病、原因、检查、诊疗计划及预后情况，了解手术原因、手术成功率、手术风险、手术相关并发症、代替传统医疗方法的权利，也有权了解药物的疗效、副作用及用法。

（四）享有选择权

参与诊疗过程和决定接受或拒绝诊疗或手术的权利。

（五）享有隐私权

医务人员未经批准，不得无故泄露疾病信息，更不得与无关人士谈论。被照护者的疾病信息和数据应由医生妥善管理和保密。

作为护理员，构成侵犯被照护者隐私权的行为有以下几类。

1. 未经医生授权，公布被照护者的名字、头像、地址、身份证号和电话。

2. 私自进入、搜查被照护者的房屋，或者采取其他手段损害被照护者的住房安宁。

3. 非法追踪被照护者，监视病患住处，在屋子里放置窃听装置，私自拍摄被照护者的私生活镜头，窥视被照护者室内状况。

4. 非法打探他人的资产情况或未经本人同意披露资产情况。

5.私拆被照护者资料，偷看被照护者日志，刺探被照护者私密档案信息，甚至让被照护者曝光。

6.侦查、刺探他们的关系，并将其非法公之于众。

7.干扰被照护者的夫妻生活或对其进行调查、公布。

8.将被照护者的婚姻生活向社会公布。

9.披露被照护者的个人信息并公之于众，或扩大公布范围。

10.泄露被照护者不愿向社会公开的纯属个人的情况。

11.未经被照护者许可，私自公开被照护者的秘密。

（六）享有获得权

获取包含病情、检查、护理方案、用药、食谱、护理方法等真实医学资讯的权利。可以获取本人的病历复印件、医药费明细单。

（七）享有投诉权

如果被照护者对医院的诊疗服务有任何意见或不满，有权拨打投诉电话进行投诉，以维护自己的权益。

（八）有监督自己的医疗及护理权益实现的权利

1.被照护者有权对诊疗场所进行的健康管理项目实施监督。对于被照护者的正当要求不满意，或是医院护理人员的过失导致被照护者身体精神伤害的，被照护者可以向医院提起质疑或者法律控告。

2.被照护者在进行诊疗护理过程中，有权审阅所提供的账单，并有权请求医生解释。

二、护理员应尊重被照护者

（一）尊重被照护者选择和拒绝治疗的权利

1.被照护者有权按照医学要求和自身的经济状况自由选择诊疗场所、治疗护理人员、治疗和监护措施。

2.被照护者可以在条例所规定的范畴内（精神病、传染病被照护者的某种情形属于不允许的范畴）拒绝或接受疗法，也可以拒绝或接受某种实验性疗法，但医师必须解释拒绝接受疗法的风险。

3.有权在不触犯法律条款的范围内自动出院，并应当主动承担因此产生的任何结果和责任，并签名作为证明。

（二）尊重和维护被照护者的隐私权

1.被照护者对于在就医过程中因就医需要提交的信息或者个人隐私，有权要求保守隐私。护理员要严格保守个人隐私，严禁向别人透露。

2.被照护者有权请求环境合理，语言、图像等具有隐蔽性。

3.床边有医务人员会诊和讨论时，被照护者有权要求非医疗人员不得参与。只有与该治疗或疾病有直接关系的人才有权要求查阅。

（三）尊重被照护者的知情同意权

严格遵守知情同意的有关规定，履行告知义务。

（四）尊重被照护者宗教信仰

护理员主动了解被照护者有没有民族和宗教信仰，要尊重被照护者的民族习惯和宗教信仰。在客观条件允许的情形下，在不影响医生诊断的前提下，尽可能充分满足被照护者提供的有关民族习俗和信仰的需求。

三、《中华人民共和国老年人权益保障法》相关规定

1. 国家和社区必须采取积极措施，进一步完善对老年人的社会保障体系，逐步提高并保证老年人生命、身体健康和参加经济社会活动的基本能力。

2. 老年人合法权益遭受损害的，被侵害人和其委托人有权请求国家相关机关依法处理，或依法向人民法院提出诉讼。

3. 国家保障老年人依法享受的权利。老人有在国家或者社区得到物质支持的权利，有获得社区发展成就的权利。不得歧视、辱骂、虐待和遗弃老年人。

4. 对于未行使保障老年人合法权益的工作单位和社会组织，其相关主管有权予以批评教导，并责成整改。

5. 国家工作人员严重违法失职，造成老年人合法权益遭受损失的，由其所属机构的上级部门责成纠正，或者予以行政管理处罚；造成刑事犯罪的，依法追究刑事责任。

四、案例分享

案例1：王老先生住在某老年公寓，由公寓护理员为王老先生提供护理服务，服务项目包括洗衣服、一日三餐等生活照护。王老先生入住老年公寓后，活动时不慎在房间门口跌倒，当日，公寓的工作人员通知了家属，家人自行将老人送往医院住院治疗，诊断为左侧大腿骨折。老人康复后，其子女提起本案诉讼，要求老年公寓赔偿医疗费等损失。

结果：一审法院认为，老年公寓对王老先生跌倒的事实不能认为有过错的认定，但公寓作为养老服务机构，未能有效保护老人的安全，且在营业场所内发现老人跌倒后，未能及时采取必要的救治，对护理人员照护失职及迟延救助行为应承担一定责任，某老年公寓支付王老先生部分医疗费、护理费等。

分析：本案是保障老年人合法权益的典型案例。随着老龄化趋势的深化，老年公寓成为重要的养老模式之一。老年被照护者属于高危人群，由于他们的生理和心理状况比较特殊，如跌伤、烫伤、骨折、猝死等意外伤害事件时有发生，发生意外伤害事件概率较高的老年公寓和专业养老机构要有效预防和紧急处理，虽然养老机构与被照护者之间存在多种护理模式，但在各种护理模式下，养老机构都需要保障老人的安全。目前，一些养老机构存在设施配置不当和责任意识低下的问题，影响了老年人在法律上的权益。这件案例说明各方当事人的权利与义务之间的相互关联，从而有利于增强行业主体的社会责任意识，提升养老服务和养老组织的经营服务水平，加强保障老人的权利与利益。

案例2：某新上岗护理员在养老院护理一位脑梗死的被照护者，老人生活无法自理，护理员吃饭后独自到室外溜达，自认为老人短时间内不会有问题，恰巧老人想喝水，而身边无人帮助，老人跌倒在病床下。由于护理员害怕承担责任而未能及时汇报，第二天看到老人精神差，向组长汇报了实情，经过养老院医生的检查，老人身体四肢关节并没有发现异常，皮肤也未发现异常，于是告诉家人，商量是否继续检查，家人将这位老人带到医院进行全面检查，发现老人颅内少量出血，需要住院观察治疗，康复后要求养老院全额补偿治疗费用。

此案例告诉我们，对生活不能自理的老人，必须加强看护，不能擅自离岗，以免发

生跌倒、坠床等情况，一旦发生意外，要及时处理，进行必要的检查，排除紧急情况，并要明确责任，在护理服务中如果出现了失职情况，应追究责任并实施相应的惩罚，此案例需要时刻警示，确保护理安全。

案例3：75岁的朱某，老伴去世多年，目前因病无法自理生活。朱某的儿子遂请护理员到家中照顾老人，进行居家护理。有一天护理员打电话告诉朱某儿子，说老人在卫生间摔倒了，且受伤较重，朱某儿子随后赶到，发现老人脸上血流不止，磕碰掉了两颗门牙。在医院治疗期间，问老人是怎么受伤的，老人吞吞吐吐不想多说，在纸上写：不要问了，回家吧。为查明事情真相，儿子和朱某反复沟通，告诉老人一定要说实话，经劝说朱某终于还原了事情的真相，说护理员嫌弃他，还辱骂他，原因就是当护理员在为老人换纸尿裤时，他忽然忍不住咳嗽，把口水喷到了护理员的脸上及衣服上，于是这位老人就遭到了护理员的侮辱、打骂和伤害。这也属于典型的侵害案例。被害人及亲属既可直接按照《中华人民共和国侵权责任法》，也可申请民事诉讼，请求民事补偿，还可向公安部门报案，请求对加害人的治安管理惩罚。虐待者对老人身体损伤等级达到严重伤残以上的，还可追究加害人。同时，还应当提起附带民事赔偿诉讼。

案例4：李某，男，80岁，患有高血压、糖尿病、冠心病等多种慢性疾病，家属为老人请了一位专职护理员王某。王某告诉老人有一种保健品非常好，她以前照护的客户服用效果都不错，现在可以参加健康咨询活动，参加者均有礼品，李某很动心。在咨询过程中，李某听信王某的介绍购买了大量的保健品，并且很兴奋地拍了很多购买保健品的照片。但是，李某服用这些保健品后，并没有对疾病起到任何作用和疗效。后来李某被邻居马某告知，李某的照片被印在宣传单上，照片下写着服用保健品后效果显著，身体更棒。一怒之下，李某将该护理员王某告上法院，王某在未经李某同意的前提下，擅自使用其肖像做广告宣传，侵犯了李某的肖像权，根据伤害程度，法院判处给予李某一定数量的肖像使用费和精神损失费。

五、小结

法律法规是护理员需要掌握的基本知识之一，本节重点描述了《中华人民共和国被照护者权益保障法》隐私保护、侵权（肖像权）、渎职等相关知识及《中华人民共和国老年人权益保障法》相关知识。期望通过本节学习，护理员能够对被照护者的隐私权、肖像权、渎职等法律法规知识有进一步的了解。

六、思考与练习

是非题

（1）未经批准，医务人员不能无故泄露疾病信息，更不能与无关人士谈论，被照护者的疾病信息和情况均由医生妥善管理和保密。（　）

（2）我国司法机关及其人员严重违纪失职，致使老人权益遭受伤害的，对构成罪行的，依法追究其刑事责任。（　）

第二节 《中华人民共和国劳动法》相关知识

一、保护劳动者合法权益的原则

1.偏重保护和优先保护：优先保护劳动者利益。

2.公平保障：所有劳工的合法权益都要公平地受劳动法的保障，包括各类劳工的公平保障，特殊劳工的特别保障。

3.为全面保障劳工的权益，在关系缔结前后甚至解除后，均应当列入法律保障范畴。

4.基本保护：对劳动者的最低限度保护，即对劳动者基本权益的保护。

二、申请劳动仲裁的程序

1.提交申请书　当事人申请仲裁，应当提交书面仲裁申请书，并按照被申请人人数提交副本。

2.仲裁受理　仲裁委员会应当自收到仲裁申请之日起5日内决定是否受理。

3.开庭审理　仲裁法庭应当在开庭5日以前将开庭时间和地点书面通知当事人双方。

4.调解仲裁　庭在办理劳动纠纷时，必须事先进行协调，在双方认定事实的基础上，由当事人双方自愿签订协议。

5.仲裁裁决　仲裁庭决定的劳务争端或纠纷，应在国家劳动仲裁委员接受仲裁调解请求之日起45日内完成。雇主通过合法程序解雇员工，劳动合同期满后没有与员工续签合同，雇主应向被解雇的员工支付补偿金。职工不能胜任原单位另行安排工作的，应提前30日通知或支付代理通知金作为补偿金。职工未通过试用期或者严重影响本单位工作任务的，用人单位可以不经通知解除劳动关系。

三、《中华人民共和国劳动法》新增条款

1.由于用人单位的问题签订的无效协议，对职工构成损失的，必须负有赔偿责任。

2.企业不为工作人员缴纳社会保险金的，处应缴纳金额1倍之上及3倍之下的罚金，并对有关责任者处以500元以上及3万元以下的罚金。

3.如果单位以威胁、欺诈等手段强制劳动者辞职的，可以申请仲裁。另外，给劳动者带来损失的，也必须负有赔偿责任。

四、案例分享

案例：孙某与某养老机构签订了3年的劳动合同，合同到第2年的时候，孙某因不满意各种福利待遇，提出涨薪的要求。该养老机构以“乙方的要求超出合同约定及公司支付能力”为由拒绝了孙某，孙某在被拒绝的第3天便跳槽到另外一家养老机构，孙某在跳槽前没有向原养老机构提出解除劳动合同的申请，他的做法合法吗？

分析：首先，孙某与养老机构的劳动合同属于有效合同。其次，养老机构没有出现违反《中华人民共和国劳动法》的行为。所以，孙某在没有和合同甲方协商一致，没有提前30天书面通知甲方的情况下，单方面终止劳动合同，属于违法行为。孙某应该按

照合同约定向养老机构赔偿相应的损失。

五、小结

法律法规是护理员需要掌握的基本知识之一，本节重点描述了《中华人民共和国劳动法》保护劳动者合法权益的原则。期望通过本节学习，护理员能够对《中华人民共和国劳动法》内法律法规知识有进一步的了解。

六、思考与练习

是非题

（1）如果工作单位使用了威胁、欺诈等违法手法，强逼劳动者辞工的，可以申请仲裁。(　　)

（2）用人单位如果不给员工缴纳社保，将处以罚款。(　　)

第三节 《中华人民共和国劳动合同法》相关知识

一、劳动合同法的主要内容

1.《中华人民共和国劳动合同法》为健全劳动法体系，确定劳动法各主体的权利和义务，保护职工权益，建立和发展长期和谐稳定的关系，制定本法。

2.在我国境内的公司、个体经营机构、民办非企业组织等劳动机构与职工之间形成的劳务关系，约定、履行、变更、终止，都适用于本法。企业与劳动合同当事人之间存在特定性。双方在进行劳务的过程中，产生了管理与支配，管理与服务的隶属关系。劳动合同的内容主要包括权利义务的一致性和非对应性。既不是只得到劳动的利益而不承担劳动的义务，也不是只承担劳动的义务而不获得劳动的权利。

3.在签订劳动合同前，企业必须向职工详细说明本单位的规定、工资、劳动条件等情况。可能产生职业病的，雇主应当将可能发生的职业病的危险程度和后果，职业病的预防和待遇等相关情况详细告知职工。

4.签订劳动合同时应当具备下列条款：用人单位的名称、住所和法定代表人或者主要负责人；劳动者的姓名、住址和居民身份证或者其他有效身份证件号码；劳动合同期限；工作内容和工作地点；工作时间和休息休假；劳动报酬；社会保险；劳动保护、劳动条件和职业危害防护；法律、法规规定应当纳入劳动合同的其他事项。

二、小结

法律法规是护理员需要掌握的基本知识之一，本节重点描述了《中华人民共和国劳动合同法》等相关知识。期望通过本节学习，护理员能够对《中华人民共和国劳动合同法》内法律法规知识有进一步的了解。

三、思考与练习

是非题

（1）劳动者不是只享受劳务权利而不承担劳工权责的，也不是只承担劳工权责而不

享受劳务权利的。(　　)

(2) 劳动合同签订时，用人单位必须详细向工人解释本公司的规定、工资、劳动标准等事项。(　　)

第四节 《中华人民共和国消防法》相关知识

一、《中华人民共和国消防法》的主要内容

1. 为防止火灾事故和减轻火灾损失，做好紧急救护工作，保障人身、财物安全，保障公共安全，编写本法。各个政府部门都必须把灭火管理工作融入我国城市规划，以确保消防管理工作同经济与社会发展紧密结合。

2. 消防工作坚持以预控为主、防消结合的原则，遵循政府统一管理、机关执法监督、机构全面管理、市民广泛参与的原则，从严实施国家消防安全责任制，逐步构建完善社会性的消防工作服务网络。

3. 国务院应急管理机构对国家的灭火进行监管。重要军事设施的灭火，由其主管部门监管，由灭火救灾部门直接负责；矿山地下部分、核电站、海洋油田天然气工程等的灭火管理工作，由责任部门监管。

4. 任何单位和个人均有义务维护消防安全、保护消防设施、避免发生火灾、及时报告火警等义务。每个岗位的人员，都有进行有组织的灭火工作的义务。

二、案例分享

案例1：陈奶奶下半身瘫痪，于2016年入住于北京市一养老院。某日，陈奶奶住的房子突发大火，火势导致陈奶奶严重灼伤，后抢救无效身亡，家人以养老院管理照护不周为由诉至法庭。养老院方面指出，失火主要原因是被照护者在床上吸烟造成的火灾事故发生，且事故现场已发生了严重破坏，因此消防机构并不能进行火灾事故原因判断。而经法庭审理后认为，虽然养老院在火灾事故发生时确实进行过自救行动，但无法判断被告平时对失火的安全预防，以及是否已完全尽到了相应的义务，也无法判断养老院是否尽到了应该承担的防范义务，因此根据养老院的过错情况，最后法庭判养老院给予家属经济补偿为56万余元。

案例2：青岛市的一位青年和朋友打赌，拨打“119”谎称本市某街发生严重火灾，请求消防员灭火。消防员赶到事故发生地点时，发现这里根本就没有发生火灾。该市民的行为严重扰乱了消防机关的执勤秩序，属于谎报火警，可能会受到拘留的处罚。

案例3：某医院疏于消防安全管理，关闭消防安全出口并上锁，放置一些医疗设备，火灾时不能保证人员进行紧急避难，当地公安消防机构责令限期改正，仍未及时改正。本案违反了《中华人民共和国消防法》。

案例4：某娱乐场所突发火灾事故，该娱乐场所的现场工作人员未能尽到引导人员撤离逃生的义务，只顾自己逃生，因此造成多位消费者撤离不及时而中毒身亡。本案也触犯了《中华人民共和国消防法》中工作人员在密集场所发生重大火灾事故时，该场所的现场人员必须迅速组织、指导现场人员撤离的条款。

三、小结

法律法规是护理员需要掌握的基本知识之一，本节重点描述了《中华人民共和国消防法》等相关知识。期望通过本节学习，护理员能够对《中华人民共和国消防法》内法律法规知识有进一步的了解。

四、思考与练习

是非题

（1）一切机构和个人，均有维护消防安全、保护消防设施、防止火灾事故、及时拨打火警电话的义务。（　）

（2）所有单位员工和成年居民均有开展有组织形式消防管理工作的社会义务。（　）

第五节　《中华人民共和国传染病防治法》相关知识

一、《中华人民共和国传染病防治法》的主要内容

1.任何单位和个人发现传染病被照护者或者疑似传染病被照护者时，应尽快就近的感染预防控制机构和医疗机构通报，并根据规定予以嘉奖；对经确认排除传染病疫情的，不得追究有关单位个人责任。

2.在中华人民共和国领域的一切单位和个人必须接受医疗保健机构、卫生防疫机构有关传染病的查询、检验、调查取证及预防、控制措施，并有权检举、控告违反传染病防治法的行为。

3.传染病防治的基本原则是预防为主、防治结合、分类管理、依靠科学、依靠群众。

4.传染病流行期间，拒绝隔离治疗或者隔离期未满擅自脱离治疗的，可以由公安机关协助医疗机构采取强制隔离治疗措施。

5.妨害传染病防治罪的具体表现形式之一就是拒绝执行县级以上人民政府、疾病预防控制机构依法提出的预防、控制措施的行为。在司法实践中，对于各级政府和有关部门要求实行防疫管控、不得人员聚集、提供核酸检测报告、如实报告流调轨迹等疫情防控措施，如果违反规定，引起传染病传播严重后果或者有传播严重危险的行为，则构成妨碍传染病防治罪，应依法追究刑事责任。

二、案例分享

张某，男，54岁，在武汉市某医院从事护理员工作，2020年1月22日，张某与家人自驾回四川老家。返乡后，张某参加聚餐，接触多人。聚餐后张某逐渐开始出现发热、咳嗽，到镇上某医院就诊，就诊后拒绝检测核酸，不听医院劝告，张某私自离开医院，乘坐客车回家途中接触多人。1月25日上午，张某病情加重恶化，到市中心医就诊，医生考虑其为新冠病毒感染被照护者，需要接受隔离治疗，但是张某不听劝阻，执意回家，趁员工不注意悄悄逃离医院，并乘坐客车返回家中，途中接触多人。1月25日14时，工作人员将张某强制隔离接受治疗。张某在被确诊和隔离后，依旧隐瞒其真实的行动

轨迹，给流调人员的工作带来了极大的困难与阻碍，大量接触人员无法锁定。2月7日，市公安局对张某涉嫌妨碍传染病防治一案立案侦查，3月26日张某被判有期徒刑10个月，缓刑1年。

三、小结

法律法规同时也是护理员最需要掌握的基本知识之一，所以本节主要介绍了《中华人民共和国传染病防治法》的有关知识。希望通过这节课，护理员能够对《中华人民共和国传染病防治法》的法律法规及内容有更进一步的认识。

四、思考与练习

是非题

发现传染病被照护者或者疑似传染病被照护者，任何单位和个人，都应该配合防疫部门进行调查和取证。(　　)

答案

（郑学风　王静远）

第二部分 生活护理

第七章　清　　洁

被照护者生活护理是护理员照护工作的重要组成部分，其中清洁卫生又是生活护理中的重中之重，清洁卫生技术是护理员照护被照护者的必备技能之一。本章主要介绍了清洁卫生的相关基本知识和基本技能，旨在指导护理员正确评估被照护者清洁卫生的需求，以科学的照护方式去解决被照护者的日常清洁卫生需求，协助预防或治疗感染等并发症。

第一节　清洁卫生基础知识

一、清洁卫生的概念

清洁卫生是指能促进人的身心健康的各种清洁措施。个人卫生对个体的舒适、安全和健康非常重要。在我们的日常生活中，每个人都需要满足自己的清洁和卫生需求，在生病的情况下，这一需求更加明显。

二、清洁卫生的意义及内容

1. 清洁是人生存的基本需求之一，是满足人身心舒适和健康的一种方式。
2. 清洁卫生内容包括头、面部、手足清洁，口腔、头发、皮肤和会阴清洁等。
3. 清洁卫生在实施的过程中浓缩了院内照护的主要要素，既体现了院内照护的专业性，又表现出周到细致的人文关怀。

三、护理员清洁卫生的要求

1. 能完成被照护者的晨晚间生活的照料。
2. 能帮助被照护者维持口腔清洁、帮助其修剪指（趾）甲。
3. 能帮助被照护者洗头、洗脸、洗脚、洗澡及床上擦浴等仪容仪表的整理。
4. 能为被照护者更换衣裤、被服、鞋袜等个人物品。
5. 能让被照护者的皮肤保持清洁干爽，按时协助翻身，避免压力性损伤的发生。
6. 能协助被照护者排便，收集两便标本，保持肛门和会阴部的清洁卫生。

四、小结

生活护理是护理员照护工作的重要组成部分，其中清洁卫生又是生活护理中的重中之重，本节主要介绍了清洁卫生的概念、意义以及内容、标准和要求，旨在指导护理员正确评估被照护者清洁卫生的需求，及时给予协助处理，确保被照护者舒适度。

五、思考与练习

单选题

（1）被照护者清洁卫生主要包括（　）

A.头面部清洁

B.手足清洁

C.皮肤清洁

D.会阴部清洁

E.以上都是

（2）被照护者清洁卫生要求，说法错误的是（　）

A.进餐后，保持口腔清洁

B.保持头发清洁

C.排便后，肛门无须特殊处理

D.沐浴后保持皮肤清洁干燥

E.每天保持衣着清洁

第二节　清洁卫生操作技能

一、概述

临床清洁护理技术操作是护理员临床工作中必备的操作技能，护理员熟练掌握，让被照护者保持清洁干净舒适的身体和生活环境，使得被照护者及家属放心满意，提高被照护者和家属满意度。

二、常见清洁卫生技术

1.头、面部、手、足清洁　护理员应及时协助被照护者去除头、面部、手、足污垢，保持皮肤清洁，保持头发整齐清洁、美观，以促进血液循环，同时可减轻疲劳、增进舒适度。

头面部清洁时，需注意关闭门窗，调节好室内温度，注意保暖，防止被照护者受凉。水温在40～45℃，一般面部擦拭顺序为先擦眼周（由内眦区向外眦区擦拭干净），再给予擦洗一侧的额部、颊部、鼻翼，然后擦洗人中、耳后、下颌，最后再擦洗颈部。注意将耳后、耳郭等处擦洗干净，洗脸时间不超过10分钟。为被照护者梳头时，从中心向两侧梳理头发，动作轻柔，如遇长发打结，可用30%酒精沾湿后再轻轻梳理。

清洗手足时，应协助被照护者取舒适体位，擦洗顺序为手心、手背、指尖、指缝，然后擦足踝、足背、足底、足跟、趾缝。勤剪指（趾）甲，并注意观察被照护者手及足部皮肤，如有异常，及时报告医护人员处理。骨折或糖尿病被照护者，要注意观察其足部皮肤的颜色、皮温，以及足背动脉搏动情况，观察双足有无红肿、水疱、溃疡、坏死及感觉异常，查看被照护者鞋袜及手套是否柔软、宽松，无皮肤压迫。被照护者手足感染、骨折、有伤口时，禁止清洗。

2. 口腔清洁　睡前、三餐后及晨起后，均应协助被照护者漱口及清洁口腔，保持口腔清洁湿润，预防口腔感染及其他并发症。如有口臭、口垢，应及时去除，增加口腔舒适度，增进食欲。进行口腔清洁时，应注意观察其口腔黏膜及舌苔情况，为治疗和护理提供病情变化的动态信息。口腔擦洗顺序为唇—颊—齿—腭—舌—口底。

3. 头发清洁　护理员应定期为被照护者清洗头发，去除身体异味儿，满足其身心需求。

清洁头发时，重要的一点是要注意保暖，需关闭门窗，室温调至26℃，水温为40～45℃。清洁头发时，可用手指对头发和头皮轻轻按摩，从发际线一直到头顶，避免划伤。清洁完毕后及时将面部擦干，头发及时吹干，以免受凉。

4. 皮肤清洁　清洁全身皮肤时，水温应调节至47～50℃，拉好围帘或遮挡屏风，保护隐私。擦洗顺序：眼周、人中、额部、耳后、面部、颌下、鼻翼、颈部。由上而下分段擦洗双上肢，擦洗腹股沟、后颈、背部、双下肢、会阴部。擦洗结束，以浴巾或大毛巾擦干皮肤，必要时抹爽身粉。需注意擦浴时间不宜过长，随时关注病情变化。保护眼睛、耳内，衣物及床上用品不湿水；保持地板干燥，以防滑倒。

5. 会阴清洁　会阴部应时刻保持清洁、舒适，以预防或减少泌尿系统和生殖系统感染。会阴擦洗时，需注意棉球不可重复使用；操作轻柔，避免引起交叉感染，尤其需要注意保暖，保护隐私，尽量减少暴露。会阴部有伤口的被照护者，护理员需注意观察伤口有无红肿、局部有无分泌物及分泌物的性状等。发现异常情况，及时通知医护人员做好处理。

6. 衣着清洁　协助被照护者穿脱、更换衣裤时，建议取坐位、半坐位或侧卧位。带有引流管的被照护者，将引流管、导管妥善固定，先脱掉健侧衣袖，然后协助被照护者患侧躺下，将其衣服和袖子卷起塞于身下，协助被照护者恢复平卧。再协助脱掉其患侧衣袖，观察全身皮肤的情况。穿衣服时，顺序相反：先穿患侧，再穿健侧。若被照护者肢体不能配合，不可强行牵拉。

7. 床单位清洁　床单脏了时，应及时更换，保持清洁干燥，增加舒适度。更换床单时，主要原则是注意保暖，拉起床档保护安全，防止发生磕碰、坠床。生活不能自理的被照护者，尽可能少搬动，操作过程中要注意观察并询问被照护者有无不适。被照护者带有胃管、尿管、气管套管等管路时，注意防止引起被照护者疼痛，管路扭曲、折管、脱管等意外情况发生。操作过程中先更换一侧，再更换另一侧，注意保护被照护者的隐私。

三、小结

清洁卫生操作是护理员照护工作的一部分重要内容，也是提高被照护者舒适度的必备技能之一。本节内容着重描述了进行清洁卫生操作的方法和步骤，以及操作过程中需要关注的内容及注意事项。期望通过本节学习，护理员能够熟练掌握本节内容所涉及到的各种卫生清洁技术的操作技能，以科学的照护方式去解决被照护者的日常卫生需求。通过操作，提高被照护者的舒适度，并在操作过程中实施正确的观察与评估，为被照护者提供病情的动态信息。

四、思考与练习

1.单选题

（1）为被照护者清洁面部时，水温应该在（ ）

A.26～28℃ B.37～38℃ C.40～45℃ D.42～46℃

（2）口腔清洁的目的不妥的是（ ）

A.预防发生口腔感染 B.保持被照护者口腔内清洁

C.观察被照护者口腔黏膜及舌苔情况 D.清除被照护者口腔内的一切微生物

（3）为被照护者床上擦浴时，不正确的做法是（ ）

A.擦浴前调节好室温、水温 B.避免擦胸腹部及颈后

C.动作要轻柔，避开引流管等 D.应保护被照护者的隐私，避免受凉

（4）有关会阴清洁，不正确的做法是（ ）

A.留置尿管应注意保持通畅

B.观察会阴部特别是伤口周围有无红肿

C.动作轻柔，避开损伤皮肤黏膜

D.应从污染最大的部位到污染最小的部位清洁，避免发生交叉感染

（5）关于为被照护者穿脱衣物描述正确的一项是（ ）

A.更衣过程中，注意保暖和隐私，保护伤口和引流管勿扭曲

B.术后被照护者不可更换衣物，以免损伤

C.给被照护者穿脱衣物时必须协助被照护者坐起或半坐位

D.穿衣时先近侧后远侧

（6）为卧床被照护者更换床单的操作，错误的是（ ）

A.松被尾，协助被照护者侧卧

B.将枕头和被照护者一同移向对侧

C.松近侧各层床单，一并卷入被照护者身下

D.扫床后按顺序换单

2.是非题

（1）为被照护者清洁面部时，动作要轻柔、节力，时间不超过10分钟。（ ）

（2）昏迷被照护者需要用开口器清洁口腔时，从切牙处放入比较适宜操作。（ ）

（3）擦浴前脱衣服应先近侧后对侧，如果有外伤，应先脱患侧，后脱健侧。（ ）

（4）会阴擦洗应遵循由内向外、自上而下的顺序擦洗。（ ）

（5）有肢体活动障碍者，护理员协助脱衣时应先脱近侧，后对侧；穿衣时，先穿对侧，后穿近侧。（ ）

（6）为卧床被照护者更换床单前应先固定床脚刹，放下双侧的床档。（ ）

3.思考题

为糖尿病足被照护者清洁足部时，注意事项有哪些？

情景模拟1 头、面部、手、足清洁

头、面部、手、足清洁是护理员照护被照护者的必备技能之一。护理员能熟练掌握

此项操作的操作技能，以科学的照护方式去关爱、体贴被照护者。增强被照护者的舒适感，预防感染，维护被照护者的自我形象及自尊。

【情景导入】

被照护者，女，72岁，神志清楚，因头晕伴左侧肢体活动无力2天入院，已住院治疗4天，持续卧床，左上肢肌力Ⅳ级，左下肢肌力Ⅲ级，自理能力缺陷，遵医嘱给予一级护理，嘱留人陪护，协助被照护者的生活护理。

【路径清单】

（一）思考要点

如何满足被照护者头、面部、手、足的清洁卫生需要?

（二）操作目的

1.去除头、面部、手、足污垢，保持皮肤清洁。

2.保持头发整齐清洁，美观。

3.促进血液循环。

4.减轻疲劳、增进舒适。

5.维护被照护者自我形象及自尊。

（三）评估问题

1.被照护者对头、面部、手、足的清洁卫生的需求程度。

2.评估被照护者病情，自理能力，配合程度及清洁习惯。

3.评估被照护者头、面部、手、足有无损伤、皮疹及其他皮肤问题，指甲内有无污垢，是否有长指甲、灰指甲。

（四）物品准备

1.头、面部清洁用物　毛巾、脸盆、治疗巾、温度计、水壶、护肤品。

2.梳头用物　梳子、束发皮筋，发套、发夹根据被照护者需要选择，一次性治疗巾，纸袋，30%酒精适量。

3.手、足清洁用物　脸盆，毛巾2条，根据皮肤状况选择合适的清洁剂、护肤品、指甲刀、鞋袜。

（五）操作过程

1.操作前准备

（1）环境准备：关闭好门窗，环境需整洁、宽敞、明亮、温湿度适宜。

（2）护理员准备：穿戴整洁，规范佩戴口罩，清洗双手。

（3）被照护者准备：被照护者知情同意，愿意配合。

2.解释　携用物至被照护者床旁，向被照护者说明本次操作的目的，操作方法，取得被照护者同意，询问有无不适，有无特殊要求。

3.面部清洁　评估环境及面部状况，关闭门窗，调节好室内温度，脸盆内盛温水至2/3满，水温在40～45℃。边操作边沟通（可询问体位舒适度，水温是否合适等），枕头上铺治疗巾，将微温的小毛巾包于右手上，左手托起被照护者的头顶部，先擦眼周（由内眦区向外眦区擦拭干净），再擦一侧的额部、颊部、鼻翼，然后擦人中，耳后、下颌，最后擦洗颈部，同法擦洗另一侧（操作中观察被照护者反应随时调整），根据被照护者需求使用护肤品。

4.梳头　协助被照护者将头偏向一侧，将被照护者头发从中心梳理至两侧，左手握住头发束，从发梢到发根轻轻梳理（如遇长发有打结，应将被照护者的头发缠绕在示指上，轻柔的梳理好。如果头发凌乱且难以梳理，可用30%酒精沾湿，再将头发轻轻梳理好）。同法，梳好被照护者另一侧头发，根据被照护者的习惯，编辫子或将头发扎成束。脱落的头发应搜集起来弃于纸袋中，撤下治疗巾。

5.手、足清洁　根据被照护者病情放平床头及床尾，松开床尾盖被，协助被照护者取舒适体位。盆中倒入清水，毛巾铺于手足下，衣袖卷至肘关节，卷裤管至膝盖上，擦洗手心、手背、指尖、指缝（根据需要选择擦洗次数），擦足踝，足背，足底，足跟，趾缝间（根据需要选择擦洗次数）。必要时手足给予适当温水浸泡。垫巾，剪指甲，锉指甲。观察手及足部皮肤，如有异常，及时报告医护人员处理。根据需要给予护肤，协助穿袜子，协助被照护者卧位舒适，整理好床单位，用物分类处理，洗手。

（六）注意事项

1.注意保暖，防止被照护者受凉。

2.注意洗干净耳后、耳郭等处。

3.动作轻柔，节力，洗脸时间不超过10分钟。

4.梳头过程中避免强行头发牵拉，以免引起疼痛。

5.骨折或糖尿病足的被照护者，要观察足部皮肤的颜色、皮温，以及足背动脉搏动情况，被照护者双足有无红肿、水疱、溃疡、坏死及感觉异常，查看被照护者鞋袜及手套是否柔软、宽松，无皮肤压迫。

6.不可将被照护者的趾甲修剪得过短，长度与足趾平齐即可，如趾甲内有污垢，不可使用锐器清理，修剪后用水清洗干净，防止感染和误伤。

7.如果误伤，应尽快进行伤口消毒并用棉球压迫止血，再包扎伤口。

8.指、趾甲厚而硬者，可先用温水浸泡10～15分钟，软化后再进行修剪。

9.禁忌证　手足感染、骨折，有伤口等。

[考核标准]

头、面部、手、足清洁技术操作考核评分标准

姓名＿＿＿＿＿　考核人员＿＿＿＿＿　考核日期：　年　月　日

项目	总分（分）	技术操作要求	标分（分）	评分标准	扣分
仪表	5	符合护理员规范要求	5	一项不符合要求扣1分	
操作前准备	5	1.护理员：洗手 2.用物：备齐并检查用物，放置合理 3.环境：环境宽敞、明亮、整洁，温湿度适宜，关闭门窗	2 2 1	一项不符合要求扣1分	
安全评估	10	1.被照护者病情、管路、意识、自理能力、合作程度、清洁习惯及卫生需求程度 2.被照护者头、面部、手、足有无损伤、皮疹及其他皮肤问题，指甲内有无污垢、是否有长指甲、灰指甲等	5 5	一项不符合要求扣2分	

续表

项目	总分（分）	技术操作要求	标分（分）	评分标准	扣分
操作过程	60	1.携用物至床旁，评估被照护者病情，为带管路的被照护者整理好管路	5	管路不规范扣5分 未与被照护者沟通扣3分 操作顺序不符合要求扣5分 水温调节不符合要求扣5分 动作粗鲁，引起被照护者不适扣5分 未观察皮肤状况扣1分 其余一项不符合要求扣2分	
		2.向被照护者说明本次操作的目的，操作方法，取得被照护者同意，询问有无不适，有无特殊要求	3		
		3.评估环境及面部状况	2		
		4.面部清洁			
		（1）关闭门窗，调节室温，盆内倒热水2/3满，测试水温40～45℃边操作边沟通（可询问体位舒适度，水温是否合适等），铺治疗巾于枕头上	5		
		（2）将微温的小毛巾，包于右手上，左手扶托被照护者头顶部，先擦眼（由内眦向外眦擦拭），后擦洗一侧额部、颊部、鼻翼、人中，耳后、下颌，直至颈部	5		
		（3）同法擦另一侧（操作中观察被照护者反应随时调整），根据被照护者需求应用护肤品	5		
		5.梳头			
		（1）协助被照护者头偏向一侧，将头发从中间梳向两边，左手握住一股头发，由发梢逐渐梳向发根（长发若遇打结，可将头发绕在示指上，慢慢轻柔梳理）	5		
		（2）若头发已打结成团，可用30%酒精润湿后再小心梳理	5		
		（3）同法梳理另一侧，根据被照护者习惯或需要编辫或扎成束，将脱落的头发搜集置于纸袋中，撤下治疗巾	5		
		6.手、足清洁			
		（1）根据病情放平床头及床尾，松开床尾盖被，协助被照护者取合适体位，倒水入盆，铺毛巾于手足下，卷衣袖至肘关节，卷裤管至膝盖上	5		
		（2）擦洗手心、手背、指缝、指尖（根据需要选择次数），擦足踝、足背、足底、足跟、趾缝间（根据需要选择次数），必要时泡手足	5		
		（3）垫巾，剪指甲，挫指甲，垫巾，剪趾甲，锉趾甲，观察手、足部皮肤情况，如有异常，及时报告医护人员处理	5		
		（4）根据需要润肤，协助穿袜子，协助被照护者取舒适体位，整理床单位	5		
操作后	5	1.用物、生活垃圾、医疗废弃物分类处置 2.流动水洗手	3 2	一项不符合要求扣2分	
评价	10	1.遵循标准预防、消毒隔离、安全的原则 2.操作者知晓注意事项	5 5	一项不符合扣2分	
理论提问	5	头、面部、手、足清洁操作的注意事项有什么	5	少一条扣1分	
合计	100				

理论提问：

头、面部、手、足清洁操作的注意事项有什么？

答：①注意被照护者的保暖，防止受凉。②注意要将耳后、耳郭等处擦洗干净。③动作要轻柔，掌握节力原则，洗脸时间不宜超过10分钟。④梳头过程中避免强行头发牵拉，以免引起疼痛。⑤骨折及糖尿病足的被照护者，应关注其足部皮肤颜色、皮温，以及足背动脉搏动情况，观察被照护者双足有无红肿、水疱、溃疡、坏死及感觉异常，注意被照护者鞋袜或手套是否柔软宽松。⑥趾甲不要剪得太短，与足趾平齐即可，如有污垢，不可使用锉刀清理，趾甲剪完后用温水清洗干净，以防止发生感染和误伤。⑦出现误伤，应尽快进行伤口消毒并用棉球压迫止血，再包扎伤口。⑧指、趾甲厚而硬者，可先用温水浸泡10～15分钟，软化后再进行修剪。

情景模拟2　口腔清洁

【情景导入】

被照护者，女，77岁，神志清楚，因心慌伴胸闷憋气1周入院，已住院治疗3天，持续卧床20天，自理能力缺陷，遵医嘱给予一级护理，嘱留人陪护，协助被照护者的生活护理。

【路径清单】

（一）思考要点

如何满足被照护者口腔清洁卫生需要？

（二）操作目的

1.保持被照护者口腔清洁湿润，预防发生口腔感染及其他并发症。

2.去除口臭、口垢，增加口腔舒适度，增进食欲。

3.观察被照护者的口腔黏膜及舌苔情况，为治疗和护理提供病情变化的动态信息。

（三）评估问题

1.口腔评估

（1）口唇、口内黏膜、舌面的颜色及湿润度，有无充血、破损、出血、溃疡及水疱。

（2）口内牙齿数量，有无龋齿、活动性义齿，牙龈有无红肿、出血。

（3）腭部、悬雍垂、扁桃体、咽后壁有无红肿及不正常分泌物。

（4）口内有无异常气味。

2.评估病情、自理能力、张口配合程度及清洁习惯。

（四）操作过程

1.操作前准备

（1）环境准备：环境需整洁、宽敞，温湿度适宜，无异味。

（2）护理员准备：穿戴整洁，规范佩戴口罩，清洗双手。

（3）被照护者准备：询问被照护者是否需要大小便，若需要，协助使用便器。

（4）物品准备：治疗碗2个，弯盘、镊子、止血钳、压舌板、棉签、吸水管、治疗巾、手电筒、液状石蜡。必要时备开口器，治疗盘外备漱口水、口腔外用药等。

2.解释　携用物至被照护者床旁，向被照护者说明本次操作目的，操作方法，取得被照护者同意，询问有无不适，有无特殊要求。

（五）操作过程

1.协助被照护者取合适体位。

2.取下活动性义齿，润唇，漱口，嘱被照护者张口，以压舌板辅助撑开口唇。

3.持手电筒检查口腔。

4.按以下顺序擦洗：唇—颊—齿—腭—舌—口底。即左外，右外，左上内，左上咬合面，左下内，左下咬合面，左颊，右上内，右上咬合面，右下内，右下咬合面，右颊，硬腭，舌面，舌下，漱口。

5.再次持手电筒检查口腔（口腔内有溃疡、破损等，遵医嘱用药，口唇干裂者，涂液状石蜡）。

6.取舒适体位。

7.将活动性义齿用牙刷刷洗干净，泡清水中备用。

8.整理并清点用物，快速手消毒。

9.垃圾处理，清洁洗手。

（六）注意事项

1.动作熟练轻柔，避免损伤。特别是凝血功能差、易出血或有黏膜溃疡者，不可强行操作。

2.昏迷被照护者禁漱口，擦洗口腔时棉球不可过湿，防止液体误入气道。操作时棉球要夹紧，每次只能夹取一个，防止棉球掉落于口腔内。操作完需清点棉球数量，防止遗落在口腔内。

3.对于传染病被照护者的操作用物及产生的废物，按消毒隔离原则处理。

4.活动性义齿一般日间佩戴，晚上取下刷洗干净，泡清水中备用。

5.活动性义齿不能泡在酒精或热水中，以防其发生颜色、形状改变，或老化。

[考核标准]

口腔清洁（含活动性义齿）技术操作考核评分标准

姓名＿＿＿＿＿　考核人员＿＿＿＿＿　考核日期：　年　月　日

项目	总分（分）	技术操作要求	标分（分）	评分标准	扣分
仪表	5	符合护理员规范要求	5	一项不符合要求扣1分	
操作前准备	5	1.洗手，戴口罩 2.备齐并检查、清点用物，放置合理	2 3	一项不符合要求扣2分	
安全评估	10	1.被照护者病情、管路、意识、自理能力、合作程度、清洁习惯等 2.被照护者口唇有无伤口、有无张口困难，口内有无溃疡，有无活动性义齿 3.环境宽敞、明亮、整洁，温湿度适宜	4 4 2	一项不符合要求扣2分	

续表

项目	总分（分）	技术操作要求	标分（分）	评分标准	扣分
操作过程	60	1. 携用物至床旁，评估被照护者病情，检查并清点用物	3	未与被照护者沟通扣2分	
		2. 向被照护者说明本次操作的目的，操作方法，取得被照护者同意，询问有无不适，有无特殊要求	2	未取下活动性义齿扣2分	
		3. 协助被照护者取合适体位，头偏向操作者一侧	2	未清点用物扣2分	
		4. 取下活动性义齿，润唇，漱口，嘱被照护者张口，以压舌板辅助撑开口唇	3	擦洗顺序不符合要求扣5分	
		5. 持手电筒检查口腔	2	未检查口腔黏膜扣2分	
		6. 右手持血管钳夹棉球（拧至不滴水）擦洗上、下齿左外侧面，由臼齿擦向门齿，纵向擦拭	2	其余一项不符合要求扣2分	
		7. 同法擦洗右外侧面	2		
		8. 嘱被照护者张开上下齿，擦洗牙齿左上内侧面、左上咬合面、左下内侧面、左下咬合面	8		
		9. 弧形擦洗左侧颊部	2		
		10. 同法擦洗右侧及右侧颊部	10		
		11. 擦洗硬腭部及舌面	2		
		12. 擦拭口唇及口角	2		
		13. 漱口，擦净口角	2		
		14. 再次持手电筒检查口腔（口腔内有溃疡、破损等，遵医嘱用药，口唇干裂者，涂液状石蜡）	5		
		15. 取舒适体位	3		
		16. 将活动性义齿用牙刷刷洗干净，泡清水中备用	3		
		17. 整理并清点用物，快速手消毒	4		
		18. 垃圾处理，清洁洗手	3		
操作后	5	1. 用物、生活垃圾、医疗废弃物分类处置	3	一项不符合要求扣2分	
		2. 流动水洗手	2		
评价	10	1. 遵循标准预防、消毒隔离、安全的原则	5	一项不符合扣5分	
		2. 操作者知晓注意事项	5		
理论提问	5	口腔清洁的注意事项有什么	5	少一条扣1分	
合计	100				

理论提问：

口腔清洁的注意事项有什么？

答：①操作要熟练轻柔，防止损伤，特别是凝血功能差、易出血或有黏膜溃疡者，不配合者不可强行操作。②昏迷者禁止漱口，口内擦洗时棉球不能过湿，防止液体误入气道。每次只能夹取一个，防止棉球掉落于口腔内。操作完需清点棉球数量，防止遗落在口腔内。③对于传染病被照护者的操作用物及产生的废物，按消毒隔离原则处理。④活动性义齿一般日间佩戴，晚上取下刷洗干净，泡清水中备用。⑤不可将义齿泡于酒精或热水中，以防其发生颜色、形状改变，或导致义齿老化。

情景模拟3 床上洗头、沐浴、床上擦浴

【情景导入】

被照护者，女，69岁，因胸闷憋气伴咳嗽、咳痰20天入院，已住院治疗7天，神志清楚，持续卧床6个月，自理能力缺陷，遵医嘱给予一级护理，嘱留人陪护，协助被照护者的生活护理。

【路径清单】

（一）思考要点

怎样为被照护者进行皮肤清洁？

（二）操作目的

1.保持皮肤清洁。

2.促进血液循环。

3.预防并发症。

4.去除身体异味儿，满足被照护者身心需求。

（三）评估问题

1.被照护者能否配合体位准备。

2.评估被照护者病情及管路情况。

3.评估被照护者皮肤状况有无头皮屑，头颈部是否有伤口及管道，全身皮肤的完整性，清洁度、颜色、温度、弹性、感知觉等。

4.评估环境的清洁度，室温及水温，沐浴环境的私密性。

（四）物品准备

1.床上洗头用物　治疗车上层：毛巾、上衣、橡胶单、棉球、小纱布、梳子、夹子，洗发水、水温度计、盛水碗、电吹风。治疗车下层：洗头器、弯盘、干净桶（内盛40～45℃温水）、污物桶。

2.床上擦浴用物　水桶2只，脸盆2只，干净衣裤及被服，大毛巾或浴巾，小毛巾，爽身粉，根据需要备便盆、屏风。

（五）操作过程

1.操作前准备

（1）环境准备：环境整洁明亮、温度适宜，关闭门窗，根据需要遮挡屏风，调节室温至22～26℃，注意保护隐私。

（2）护理员准备：着装整洁，洗净双手，戴口罩。

（3）老年人准备：询问被照护者是否需要大小便，若需要，协助使用便盆。

2.解释　携用物至被照护者床旁，向被照护者说明本次操作的目的，操作方法，取得被照护者同意，询问有无不适，是否需要大小便，有无特殊要求。

3.床上洗头　关闭门窗，调好空调温度至26℃，水温在40～45℃，协助被照护者弯曲膝盖，仰卧位，松开衣领，向后折叠，用小毛巾裹住被照护者的脖子。在枕头上放一个小橡皮垫和一条大毛巾，然后放上洗发水和垃圾桶。双耳塞棉球，必要时用纱布遮住双眼或建议被照护者闭上眼睛。测试水温，给头发浇水，均匀涂抹洗发水，用手指轻揉的按摩头发和头皮，从发际线一直按到头顶，避免划伤，然后用温水冲洗。根据需要重复操作，直到将头发和头皮清洁干净，棉球和纱布都取下，头发用小毛巾裹在脖子

上，移开洗头器，帮助被照护者平卧，放好枕头，头发和面部擦干，头发及时吹干，衣领调整好，取下大毛巾和橡胶单，帮助被照护者采取舒适的姿势，整理好床单位及用物，洗手（图7-1）。

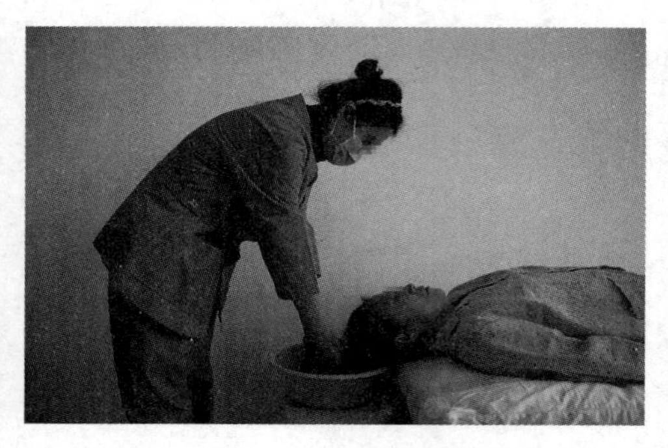

图7-1 床上洗头

4.床上擦浴 调整水温至47～50℃，拉好围帘或遮挡屏风，保护被照护者隐私。先脱近侧衣服，再脱对侧衣服。温水沾湿毛巾并拧干（必要时涂皮肤清洁剂），按以下顺序擦洗：眼部、人中、额部、耳后、面部、颌下、鼻翼、颈部（同法擦洗对侧）。自上而下分段擦洗双上肢，擦洗腹股沟，后颈，背部、双下肢、会阴部（应用皮肤清洁剂后需用小毛巾蘸清水将其擦洗干净）。擦洗结束，以浴巾或大毛巾擦干皮肤，必要时抹爽身粉，协助被照护者穿好衣裤，取舒适卧位，整理好床单位，用物分类处理，洗手。

（六）注意事项

1.洗头、擦浴时间不宜过长，注意观察被照护者的病情变化，发现异常及时联系医护人员进行处理。

2.动作轻柔，水温适宜，保证被照护者安全、舒适，注意操作中询问清醒被照护者感受。

3.保护被照护者眼睛，耳内、衣物及床上用品不湿水。

4.保持地板干燥，以防滑倒。

5.颈部损伤或颈部手术者，在颈椎稳定性未恢复前不宜洗头。

6.无禁忌症者头发每日梳理，至少每周洗发一次。

7.调节好室温，冬季应注意保暖。

8.需注意皮肤皱褶处的清洁。

9.擦浴时脱衣顺序应先脱近侧，后脱对侧，如果有外伤，应先脱健侧，后脱被照护者患侧衣服。

10.为被照护者换干净衣裤时，应先协助被照护者穿好患侧衣裤后，再穿健侧衣裤。

11.掌握小毛巾擦洗方法：涂清洁剂的湿毛巾、清水湿毛巾、拧干毛巾后再擦拭、浴巾或大毛巾擦干。

12.操作动作轻柔、节力，爱护、体贴被照护者，保护被照护者的自尊和隐私，尽量减少翻身次数和暴露，避免受凉。

13.关注被照护者病情变化，过于虚弱，病情不稳定、情绪躁动不安、颅脑损伤急性期，头皮伤口未愈合等情况不宜操作，操作过程中出现异常情况，停止操作，及时处理。

［考核标准］

床上洗头技术操作考核评分标准

姓名__________　考核人员__________　考核日期：　　年　　月　　日

项目	总分（分）	技术操作要求	标分（分）	评分标准	扣分
仪表	5	符合护理员规范要求	5	一项不符合要求扣1分	
操作前准备	10	1.护理员：洗手，戴口罩 2.用物：备齐并检查用物，放置合理 3.环境：环境宽敞、明亮、整洁，关闭门窗，温度适宜：22～26℃，注意保护隐私，调好水温至40～45℃	2 4 4	一项不齐扣2分	
安全评估	10	1.护理员洗手，解释 2.被照护者病情、管路、意识、自理能力、合作程度、清洁习惯及卫生需求程度 3.被照护者皮肤状况：有无头皮屑，头颈部是否有伤口及管道，全身皮肤的完整性，清洁度、颜色、温度、弹性、感知觉等	2 4 4	洗手不符合要求，未解释各扣1分 评估少一项扣1分	
操作过程	60	1.携用物至床旁，评估被照护者病情，为带管路的被照护者整理好管路 2.向被照护者说明本次操作的目的，操作方法，取得被照护者同意 3.询问有无不适，是否需要大小便，有无特殊要求 4.协助被照护者仰卧、屈膝，松开衣领，将衣领反折 5.小毛巾围于颈上并固定移枕 6.铺小橡胶单及大毛巾于枕上 7.置洗头器，放污物桶 8.耳朵塞棉球，必要时纱布遮眼，或嘱被照护者闭眼松发、梳理 9.试水温 10.润湿头发，涂擦洗发液，由发际到头顶部用指腹揉搓头皮及头发，力量适中，避免抓伤，梳顺 11.温水冲洗干净，按需重复操作，直至头发及头皮清洗干净 12.去除棉球及纱布 13.用围颈小毛巾包裹头发 14.移除洗头器 15.协助被照护者平卧于床正中 16.移枕于头部，擦干头发及面部，及时吹干并梳理头发 17.整理衣领，撤掉毛巾及橡胶单，协助被照护者取舒适体位	5 5 2 4 2 2 2 2 5 10 5 2 2 2 2 3 5	未与被照护者沟通扣5分 操作顺序不符合要求扣2分 水温调节不符合要求扣5分 动作粗鲁，引起被照护者不适扣5分 其余一项不符合要求扣2分	
操作后	5	1.用物、生活垃圾、医疗废弃物分类正确处置 2.流动水洗手	3 2	一项不符合要求扣2分	

续表

项目	总分（分）	技术操作要求	标分（分）	评分标准	扣分
评价	5	1.遵循标准预防、消毒隔离、安全的原则 2.操作者知晓注意事项	3 2	一项不规范扣1分	
理论提问	5	床上洗头的注意事项是什么	5	一项不符合要求扣1分	
合计	100				

理论提问：

床上洗头的注意事项有什么？

答：①洗头、擦浴时间不宜过长，注意观察被照护者病情变化，发现异常及时通知医护人员进行处理。②动作轻柔，水温适宜，保证被照护者安全、舒适，注意操作中询问清醒被照护者感受。③保护被照护者眼睛，耳内、衣物及床上用品不湿水。④保持地板干燥，以防滑倒。⑤颈部损伤或颈部手术者，在颈椎稳定性未恢复前不宜洗头。⑥无禁忌症者头发每日梳理，至少每周洗发一次。⑦室温调节适宜，冬季应注意保暖。

床上擦浴技术操作考核评分标准

姓名__________ 考核人员__________ 考核日期： 年 月 日

项目	总分（分）	技术操作要求	标分（分）	评分标准	扣分
仪表	5	符合护理员规范要求	5	一项不符合要求扣1分	
操作前准备	10	1.护理员：洗手，戴口罩 2.用物：备齐并检查用物，放置合理 3.环境：环境宽敞、明亮、整洁，关闭门窗，室温适宜，维持在22～26℃，注意保护隐私，调好水温至40～45℃	2 4 4	一项不符合要求扣2分	
安全评估	10	1.护理员洗手，解释 2.被照护者病情、管路、意识、自理能力、合作程度、清洁习惯及卫生需求程度 3.被照护者皮肤状况：全身皮肤的完整性，清洁度、颜色、温度、弹性、感知力等	2 4 4	一项不符合要求扣1分	
操作过程	60	1.携用物至床旁，评估被照护者病情，为带管路的被照护者整理好管路 2.向被照护者说明本次操作的目的，操作方法，取得被照护者同意 3.询问有无不适，是否需要大小便，有无特殊要求 4.调好水温至47～50℃ 5.拉围帘或遮挡屏风，保护被照护者隐私 6.先脱近侧衣服，再脱对侧 7.温水沾湿毛巾并拧干，（必要时涂皮肤清洁剂）按如下顺序擦洗：眼部、人中、额部、耳后、面部、颌下、鼻翼、颈部（同法擦洗对侧）	5 5 5 5 2 3 10	未与被照护者沟通扣5分 操作顺序不符合要求扣2分 水温调节不符合要求扣5分 动作粗鲁，引起被照护者不适扣5分 未观察皮肤状况扣2分 其余一项不符合要求扣2分	

续表

项目	总分（分）	技术操作要求	标分（分）	评分标准	扣分
		8.自上而下分段擦洗双上肢，擦洗腹股沟，后颈，背部、双下肢、会阴部（应用皮肤清洁剂后用以小毛巾沾湿清水擦洗干净） 9.擦洗结束，以浴巾或大毛巾擦干皮肤，必要时抹爽身粉 10.协助穿清洁衣裤，先穿患肢后穿健肢 11.协助被照护者取舒适体位，整理床单位	10 5 5 5		
操作后	5	1.用物、生活垃圾、医疗废弃物分类正确处置 2.流动水洗手	3 2	一项不符合要求扣2分	
评价	5	1.遵循标准预防、消毒隔离、安全的原则 2.操作者知晓注意事项	3 2	一项不符合要求扣2分	
理论提问	5	床上擦浴的注意事项是什么	5	少一条扣1分	
合计	100				

理论提问：

床上擦浴的注意事项是什么？

答：①操作时护理员要掌握节力原则，两脚稍分开，端水盆时水盆尽量靠近身体。②要时刻以被照护者为中心，关心被照护者，动作轻柔稳妥，尽量减少翻动，不要过多暴露被照护者。③室内温度及水温调节适宜，防止受凉，适当遮挡，保护被照护者隐私。④动作熟练，温水及时更换，注意将腋窝、腹股沟等皮肤皱褶处擦洗干净。⑤擦洗过程中，注意观察被照护者的病情变化及皮肤情况，如有异常，及时停止。

情景模拟4 会阴护理

【情景导入】

被照护者，女，70岁，双下肢瘫痪6个月，胸闷憋气2天入院，已住院治疗3天，神志清，持续卧床，留置导尿管，自理能力缺陷，遵医嘱给予一级护理，嘱留人陪护，协助被照护者的生活护理。

【路径清单】

（一）思考要点

如何维护被照护者会阴部清洁卫生，预防感染？

（二）操作目的

1.保持会阴部清洁、舒适。

2.促进会阴部伤口愈合。

3.预防或减少泌尿系统和生殖系统感染。

（三）评估问题

1.被照护者的性别、年龄、病情、配合能力。

2.评估被照护者会阴部有无分泌物、异味，皮肤黏膜有无红肿、破损。

3.评估被照护者有无大小便失禁、留置尿管。

4.评估被照护者近期是否行泌尿、生殖系统或肛门、直肠手术。

5.评估环境。环境宽敞、整洁，温湿度适宜。

（四）物品准备

会阴擦洗包1个、一次性中单、治疗盘、弯盘，需换药者应备齐相关药品。

（五）操作过程

1.操作前准备

（1）环境准备：关闭门窗，调节室内温度、光线适宜，应用屏风或给予隔帘遮挡，保护被照护者隐私。

（2）护理员准备：穿着整齐清洁，洗手，戴口罩。

（3）老人准备：体位配合。

2.解释：携用物至被照护者床旁，为被照护者整理管路，向被照护者说明本次操作的目的，做好解释，询问有无不适及特殊要求。

3.松开被子尾部，协助被照护者取仰卧位，将被照护者对侧裤腿盖在近侧腿上，用大毛巾或被子覆盖另一腿，使被照护者两腿分开并呈屈曲外展位，臀下垫一次性中单。打开一次性会阴擦洗包，放置治疗碗于被照护者两腿之间，护理员左手戴一次性手套，右手持镊子，夹取一次性棉球进行擦洗。以自内向外、自上而下的顺序擦净会阴部、导尿管及肛门。重复2遍。撤去一次性中单，协助被照护者穿好裤子，取舒适卧位，整理好床单。

4.操作结束后开门窗，撤屏风。

5.询问被照护者感受，需涂药者按医嘱要求涂抹。

6.用物处理，洗手。

（六）注意事项

1.棉球勿重复使用。操作轻柔，避免引起交叉感染。

2.操作中注意保暖，尽量减少暴露，保护被照护者隐私。

3.擦洗液温度适宜，减少对皮肤的刺激。

4.有伤口者，需观察伤口周围有无红肿、分泌物及分泌物的性状等。若有异常，及时告之医护人员做好处理。

[考核标准]

女性被照护者会阴清洁技术操作考核评分标准

姓名__________ 考核人员__________ 考核日期： 年 月 日

项目	总分（分）	技术操作要求	标分（分）	评分标准	扣分
仪表	5	符合护理员规范要求	5	一项不符合要求扣1分	
操作前准备	10	1.护理员：洗手，戴口罩 2.用物：备齐并检查用物，放置合理 3.环境：调节室内温度、光线适宜，应用屏风或隔帘遮挡保护被照护者隐私	2 4 4	一项不符合要求扣2分	

续表

项目	总分（分）	技术操作要求	标分（分）	评分标准	扣分
安全评估	10	1.被照护者性别、年龄、病情、意识、自理能力、合作程度	3	一项不符合要求扣2分	
		2.会阴部有无分泌物、异味，皮肤黏膜有无红肿、破损	4		
		3.被照护者有无大小便失禁、留置尿管，近期是否行泌尿、生殖系统或肛门、直肠手术	3		
操作过程 根据不同情况选择其中一种	60	1.不戴尿管者		未与被照护者沟通扣5分 未保护被照护者隐私扣5分 操作顺序不符合要求扣2分 动作粗鲁，引起被照护者不适扣5分 未询问被照护者感受扣2分 其余一项不符合要求扣2分	
		（1）携用物至床旁，评估被照护者病情，为带管路的被照护者整理好管路	5		
		（2）向被照护者说明操作的目的、方法，取得被照护者同意，询问有无不适，有无特殊要求	5		
		（3）松开床尾盖被	3		
		（4）协助被照护者仰卧位	3		
		（5）脱去对侧裤腿盖在近侧腿上	3		
		（6）对侧腿用被子或毛巾遮盖	3		
		（7）两腿分开，屈曲外展	3		
		（8）臀下垫一次性中单	3		
		（9）打开一次性会阴擦洗包	3		
		（10）治疗碗置于被照护者两腿之间	3		
		（11）左手戴一次性手套	3		
		（12）右手持一次性镊子，夹取棉球	3		
		（13）依次擦洗大腿内侧、阴阜、阴唇部位、尿道口和阴道口	10		
		（14）置便盆于被照护者臀下，冲洗后，将会阴部彻底擦干	3		
		（15）撤去便盆及一次性中单	2		
		（16）协助被照护者穿裤，取舒适卧位	3		
		（17）整理床单位	2		
		2.带尿管者			
		第1～12步同不戴尿管者	40		
		（13）依次由内向外、自上而下擦净会阴部、导尿管、肛门。擦洗顺序重复2遍	10		
		（14）撤去一次性中单	2		
		（15）协助被照护者穿裤，取舒适卧位	5		
		（16）整理床单位	3		
操作后	5	1.用物、生活垃圾、医疗废弃物分类处置	3	一项不符合要求扣2分	
		2.流动水洗手	2		
评价	5	1.遵循标准预防、消毒隔离、安全的原则	3	一项不符合要求扣2分	
		2.操作者知晓注意事项	2		
理论提问	5	会阴清洁的注意事项有什么	5	少一条扣1分	
合计	100				

理论提问：

会阴清洁的注意事项有什么？

答：①擦洗时动作要轻柔，擦洗一处换一个棉球。清洁要从污染最小部位至污染最大部位，防止交叉感染。②操作中要注意被照护者的保暖，减少暴露，保护被照护者隐私。③擦洗液的温度要适宜，以减少对皮肤的刺激。④操作前要注意对被照护者会阴部皮肤及黏膜进行评估。有伤口者，需观察伤口周围有无红肿、局部有无分泌物，分泌物的性状，以及伤口的愈合情况等。如有异常，及时通知医护人员做好处理。

男性被照护者会阴清洁技术操作考核评分标准

姓名__________ 考核人员__________ 考核日期： 年 月 日

项目	总分（分）	技术操作要求	标分（分）	评分标准	扣分
仪表	5	符合护理员规范要求	5	一项不符合要求扣1分	
操作前准备	10	1.护理员：洗手，戴口罩	2	一项不符合要求扣2分	
		2.用物：备齐并检查用物，放置合理	4		
		3.环境：调节室内温度、光线适宜，应用屏风或隔帘遮挡保护被照护者隐私	4		
安全评估	10	1.被照护者性别、年龄、病情、意识、自理能力、合作程度	3	一项不符合要求扣2分	
		2.会阴部有无分泌物、异味，皮肤黏膜有无红肿、破损	4		
		3.被照护者有无大小便失禁、留置尿管，近期是否行泌尿、生殖系统或肛门、直肠手术	3		
操作过程（根据不同情况选择其中一种）	60	1.不戴尿管者		未与被照护者沟通扣5分 未保护被照护者隐私扣5分 操作顺序不符合要求扣2分 动作粗鲁，引起被照护者不适扣5分 未询问被照护者感受扣2分 一项不符合要求扣2分	
		（1）携用物至床旁，评估被照护者病情，为带管路的被照护者整理好管路	5		
		（2）向被照护者说明操作的目的、方法，取得被照护者同意，询问有无不适，有无特殊要求	5		
		（3）松开床尾盖被	3		
		（4）协助被照护者仰卧位	3		
		（5）脱去对侧裤腿盖在近侧腿上	3		
		（6）对侧腿用被子或毛巾遮盖	3		
		（7）两腿分开，屈曲外展	3		
		（8）臀下垫一次性中单	3		
		（9）打开一次性会阴擦洗包	3		
		（10）治疗碗置于被照护者两腿之间	3		
		（11）左手戴一次性手套	3		
		（12）右手持一次性镊子，夹取棉球	3		
		（13）依次擦洗大腿内侧、阴茎头部、阴茎体部及阴囊部	5		
		（14）置便盆于被照护者臀下，冲洗后，将会阴部彻底擦干，撤去便盆	3		
		（15）遵医嘱涂抹药物	2		
		（16）撤去一次性中单	2		

续表

项目	总分（分）	技术操作要求	标分（分）	评分标准	扣分
		（17）协助被照护者穿裤，取舒适卧位 （18）整理床单位 （19）操作结束后开门窗，撤屏风 （20）询问被照护者感受 2.带尿管者 第1～12步同不戴尿管者 （13）由内向外、自上而下擦洗尿道口2遍：尿管前端（10cm）、阴茎头部、冠状沟、阴茎、阴囊上侧面、大腿上部、阴囊下侧面及肛门 （14）遵医嘱涂抹药物 （15）撤去一次性中单 （16）协助被照护者穿裤，取舒适卧位 （17）整理床单位 （18）操作结束后开门窗，撤屏风 （19）询问被照护者感受	2 2 2 2 40 8 2 2 2 2 2 2		
操作后	5	1.用物、生活垃圾、医疗废弃物分类处置 2.流动水洗手	3 2	一项不规范扣2分	
评价	5	1.遵循标准预防、消毒隔离、安全的原则 2.操作者知晓注意事项	3 2	一项不符合要求扣2分	
理论提问	5	会阴清洁的注意事项是什么	5	少一条扣1分	
合计	100				

情景模拟5 协助穿脱、更换衣裤

【情景导入】

被照护者，女，71岁，因意识障碍、口角歪斜伴右侧肢体活动障碍1天收入院。已住院治疗7天，持续卧床，无骨折及脊柱损伤，近期无手术史，自理能力缺陷，遵医嘱给予一级护理，留人陪护，协助被照护者的生活护理。

【路径清单】

（一）思考要点

如何为被照护者更换衣裤，保持整洁舒适？

（二）操作目的

协助被照护者仪容整理，提高舒适性。

（三）评估问题

1.评估被照护者的意识状态、生活自理能力，沟通能力及行为状态。

2.评估被照护者的年龄，身高，体重情况。

3.评估被照护者的肌张力，有无肢体强直和痉挛。

4.评估被照护者有无偏瘫、骨折、皮肤破损及有无手术。

5.评估环境是否整洁，宽敞，光线、温湿度适宜。

（四）物品准备

洁净且大小合适的衣服、被服，污衣袋。

（五）操作过程

1.操作前准备

（1）环境准备：关闭门窗，调节室温至22℃以上，光线适宜，应用屏风或拉隔帘遮挡，保护被照护者隐私。

（2）护理员准备：着装整洁，洗手，戴口罩。

（3）被照护者准备：根据病情，协助被照护者取舒适卧位。

2.解释：携用物至被照护者床旁，为被照护者整理管路，向被照护者家属说明本次操作的目的，做好解释，询问有无特殊要求。

3.协助被照护者取坐位、半坐位或侧卧位，将引流管、导管妥善固定，协助被照护者脱衣裤，先脱健侧衣袖，然后协助其往患侧躺下，将脱下的衣服和袖子卷起塞于被照护者身下，最后协助被照护者恢复平卧。

4.脱掉被照护者患侧衣袖，观察全身皮肤情况。

5.协助被照护者穿衣裤：护理员将被照护者上衣的一侧衣袖自袖口处套入自己的手腕，再用套上衣袖的手抓住被照护者患侧的手，另一只手将衣袖拉至被照护者手臂上。

6.协助被照护者取健侧卧位，再把余下的衣服及袖子从被照护者背部塞至其健侧身下，协助被照护者平卧，护理员转到对侧，从被照护者身下拉出衣袖，并将衣服整理平整，扣好纽扣。

7.协助被照护者穿上洁净裤子，并将裤子整理舒适，协助取舒适卧位，整理好床单位，将换下的污衣裤放于污衣袋内，洗手。

（六）注意事项

1.卧床被照护者，最好每日更衣一次，出汗较多，或衣物污染时随时更换，动作轻柔，若被照护者肢体强直或痉挛，不能强行牵拉，须保持关节在功能位范围内活动。

2.操作过程中尽量减少被照护者患侧肢体的活动，减轻患肢受牵拉程度，避免引起疼痛和影响治疗。

3.无肢体活动障碍者，脱衣时应先脱近侧，后脱对侧；穿衣时，应先穿对侧，后穿近侧。

4.有偏瘫、骨折或肢体活动障碍者，脱衣服时应注意先脱健侧，后脱患侧；穿衣服时，要先穿患侧或治疗侧，后穿健侧。

5.如有视力障碍者，衣服要放在固定易取处。有认知障碍者，要注意穿衣的连续性，指导时语言简洁易懂，可重复几次，避免分散被照护者的注意力，配合言语鼓励。

6.更换衣服时要观察及评估被照护者全身的皮肤情况。

7.换下的脏衣裤应放于污衣袋中，不可放在地上，以免交叉感染。

[考核标准]

协助穿脱、更换衣裤技术操作考核评分标准

姓名________ 考核人员________ 考核日期： 年 月 日

项目	总分（分）	技术操作要求	标分（分）	评分标准	扣分
仪表	5	符合护理员规范要求	5	一项不符合要求扣1分	

续表

项目	总分（分）	技术操作要求	标分（分）	评分标准	扣分
操作前准备	10	1.护理员：洗手，戴口罩 2.用物：备齐并检查用物，放置合理 3.环境：调节室内温度、光线适宜，应用屏风或隔帘遮挡保护被照护者隐私	2 4 4	一项不符合要求扣2分	
安全评估	10	1.被照护者病情、意识状态及认知、生活自理能力，沟通能力及行为状态 2.年龄，身高，体重，心理状态和需求 3.肌张力，有无肢体强直和痉挛 4.有无偏瘫、肢体损伤，骨折，手术和皮肤破损 5.被照护者有无大小便失禁、留置尿管，近期是否行泌尿、生殖系统或肛门、直肠手术	2 2 2 2 2	一项不符合要求扣2分	
操作过程　根据不同情况选择其中一种	60	1.非卧床被照护者 （1）携用物至床旁，评估被照护者病情 （2）向被照护者或家属说明本次操作目的、方法，取得被照护者同意，询问有无不适，有无特殊要求 （3）协助被照护者取坐位，半坐位或侧卧位，妥善固定和处理各种引流管和导管 （4）操作者先协助被照护者脱健侧衣袖，患侧可以让被照护者自己脱 （5）鼓励其自己用健侧的手将患侧衣服脱下，操作者在身边协助 （6）观察全身皮肤情况 （7）协助被照护者穿衣裤 1）操作人员将一侧衣袖从袖口处套入自己的手腕 2）用自己套上衣袖的手抓住被照护者相应的手 3）用另一只手将衣袖拉至被照护者手臂上 （8）余下的衣服和袖子转到对侧，协助穿上另一侧衣袖，将衣服整理平整，扣上纽扣 （9）整理衣物和床单位，协助被照护者取舒适卧位 2.卧床被照护者 第1～3步同非卧床被照护者 （4）先帮被照护者脱健侧衣袖，然后协助被照护者往偏瘫侧躺下 （5）将衣服和袖子卷起后压在被照护者身下 （6）协助被照护者恢复平卧 （7）操作者协助将患侧衣服脱下 （8）观察全身皮肤情况 （9）协助被照护者穿衣裤 1）操作人员将一侧衣袖从袖口处套入自己的手腕 2）用自己套上衣袖的手抓住被照护者相应的手 3）用另一只手将衣袖拉至被照护者手臂上 （10）余下的衣服和袖子转到对侧，协助穿上另一侧衣袖，将衣服整理平整，扣上纽扣 （11）整理衣物和床单位，协助被照护者取舒适卧位	 3 5 5 8 8 5 5 5 5 6 5 13 4 4 4 4 5 5 5 5 6 5	未与被照护者或家属沟通扣5分 未保护被照护者隐私扣5分 操作顺序不符合要求扣2分 动作粗鲁，引起被照护者不适扣5分 污衣裤未放入污衣袋口2分 一项不符合要求扣2分	

续表

项目	总分（分）	技术操作要求	标分（分）	评分标准	扣分
操作后	5	1.用物、生活垃圾、医疗废弃物分类处置 2.流动水洗手	3 2	一项不符合扣2分	
评价	5	1.遵循标准预防、消毒隔离、安全的原则 2.操作者知晓注意事项	3 2	一项不符合扣2分	
理论提问	5	护理员协助被照护者穿脱衣裤的注意事项是什么	5	少一条扣1分	
合计	100				

理论提问：

护理员协助被照护者穿脱衣裤的注意事项是什么？

答：①卧床被照护者，最好每日更衣一次，出汗较多或衣物被污染时随时更换。动作轻柔，若被照护者肢体强直或痉挛，不能强行牵拉，需保持关节在功能位范围内活动。②操作过程中尽量减少被照护者患侧肢体的活动，减轻患肢受牵拉程度，避免引起疼痛和影响治疗。③有视力障碍者，衣服要放置在固定易取处。有认知障碍者，要注意穿衣的连续性，一次只协助穿脱一件衣服，配合言语鼓励。④有偏瘫、骨折或肢体活动障碍者，脱衣服时应注意先脱健侧，后脱患侧；穿衣服时，要先穿患侧或治疗侧，后穿健侧。⑤更衣时要注意观察被照护者全身的皮肤情况。⑥换下的脏衣裤应放于污衣袋中，不可放在地上，以免交叉感染。

情景模拟6　床单位整理与更换

【情景导入】

被照护者，女，65岁，因跌倒后头晕1天入院，已住院治疗7天，神志清楚，头晕稍减轻，仍需卧床，自理能力受限，遵医嘱给予一级护理，嘱留人陪护，协助被照护者的生活护理。

【路径清单】

（一）思考要点

如何为卧床被照护者整理与更换床单？

（二）操作目的

保持床单位清洁，增进被照护者舒适度。

（三）评估问题

1.评估床单位的清洁度，持续使用时间。

2.评估被照护者的年龄、体重、管路、伤口等情况。

3.评估被照护者的意识状态、病情、生活自理能力、沟通能力及行为状态。

4.评估环境是否整洁，宽敞，温度适宜，无异味。

（四）物品准备

湿式扫床刷、床罩、被套、枕套，污物袋。

（五）操作过程

1.操作前准备

（1）环境准备：关好门窗或拉好围帘，调节适宜的温度，避免被照护者受凉，卧床被照护者给予拉起床档。

（2）护理员准备：护理员着装整洁，洗手，佩戴口罩。

（3）老人准备：能下床被照护者，可下床活动，或床边坐椅子，卧床者，协助被照护者侧卧。

2.解释：携用物至被照护者床旁，为被照护者整理管路，向被照护者说明本次操作的目的，做好解释，询问被照护者有无不适，是否需要大小便，有无其他需求。

3.更换床单

（1）固定床脚轮，放下床档，操作者一手将被照护者头部托起，另一手将枕头移至对侧。

（2）将被照护者的双上臂交叉放于其胸前部，协助翻身取侧卧位。

（3）将盖被及相邻侧各层床单松开，脏中单卷至被照护者身下，用床刷清扫干净橡胶单后放于被照护者身上，将脏大单卷塞至被照护者身下，清洁床铺并将其拉平。

（4）换大单，将橡胶单放平，再将中单、橡胶单及清洁大单拉平整，并将多余部分一并塞到床垫下面。协助被照护者取平卧位，拉起近侧床档，将枕头移至近侧。协助被照护者翻身，侧卧至已铺好的床单上。松开对侧各层床单，将脏中单及大单置于污物袋中。床刷扫净橡胶单，搭至被照护者身上，将床褥清扫干净，铺好清洁大单。放平橡胶单及中单，分别平整塞于床垫下，协助被照护者平卧。

4.更换被套：解开脏被套系带，撤出内部棉絮，平放于脏被套上。将清洁被套反面朝外，开口朝向床尾，操作者将双手伸入被套内，握住被套两角，再握住棉絮位于床头的两角，将被套翻转平整并拉向床尾，系好被套带。脏被套撤出轻放于污衣袋内，整理好被套。

5.更换枕套托起被照护者头部，撤枕头至床尾。撤下污枕套，将枕芯塞入清洁枕套内，整理各角充实，枕头平整。枕头放于床头，轻轻托起被照护者头部，将枕头置被照护者头下，调整位置，取舒适体位。

6.撤下污被服放于污物袋中。

7.操作结束后开门窗，撤屏风。

8.询问被照护者有无不适，分类整理用物，洗手。

（六）注意事项

1.注意保暖，协助被照护者翻身时注意被照护者的安全及舒适，防止发生磕碰、坠床，注意观察并询问被照护者有无不适。

2.操作过程保护被照护者的隐私。

3.被照护者带有胃管、尿管、气管套管等管路时，注意防止引起被照护者疼痛，管路扭曲、折管、脱管等意外情况发生。

4.更换过程中，动作幅度不宜过大，尽量减少扬起灰尘。

[考核标准]

床单位整理与更换技术操作考核评分标准

姓名_________ 考核人员_________ 考核日期： 年 月 日

项目	总分（分）	技术操作要求	标分（分）	评分标准	扣分
仪表	5	符合护理员规范要求	5	一项不符合要求扣1分	
操作前准备	10	1.洗手，戴口罩 2.备齐并检查用物，放置合理 3.能下床被照护者，可下床活动，或床边坐椅子，卧床者，协助被照护者侧卧 4.关门窗或拉围帘，调节适宜的温度，避免被照护者受凉，卧床被照护者给予安装床档	2 2 4 2	一项不符合要求扣2分	
安全评估	10	1.床单位的清洁度，持续使用时间 2.被照护者的年龄、体重、管路、伤口等情况 3.被照护者的病情、意识状态及生活自理能力，沟通能力及行为状态 4.环境是否整洁、宽敞，无异味	2 2 4 2	一项不符合要求扣2分	
操作过程	60	1.携用物至床旁，评估被照护者病情，为带管路的被照护者整理好管路 2.向被照护者及家属说明本次操作的目的，做好解释，询问有无不适，是否需要大小便及其他特殊要求 3.更换床单 （1）固定床脚轮，安装床档，托起被照护者头部，移枕头至对侧 （2）将被照护者双上肢交叉放于胸前，协助被照护者翻身侧卧 （3）松开被盖及近侧各层床单，将污中单卷入被照护者身下，清扫橡胶单并搭放在被照护者身上。将污大单卷入被照护者身下，清扫床褥（从床头扫至床尾）并拉平 （4）换大单（原则：先床头后床尾） 1）放平橡胶单，将中单橡胶单与清洁大单拉平一并塞于床垫下 2）移枕，协助被照护者取平卧位 3）移枕头至近侧，协助被照护者侧卧于铺好的床单上 4）松开污中单、橡胶单及大单，将污中单及大单置于污物袋中 5）清扫橡胶单，并搭放到被照护者身上 6）清扫床褥，拉出清洁大单，并铺好 7）放平橡胶单，拉好中单，分别塞于床下 8）移枕，协助被照护者取平卧位 9）撤出污大单轻放于污衣袋内 4.更换被套 （1）解开脏被套系带，撤出棉絮，平放于污被套上 （2）铺清洁被套，反面朝外，开口向床尾 双手伸入被套内 （3）握住被套两角，将被套翻转平整拉向床尾，系好被套带 （4）撤出污被套轻放于污衣袋内	2 3 3 2 5 2 2 2 2 2 2 2 2 2 2 2 2 2	未与被照护者及其家属沟通扣3分 未保护被照护者隐私扣5分 操作顺序不符合要求扣2分 动作粗鲁，引起被照护者不适扣2分 未询问被照护者感受扣2分 一项不符合要求扣2分	

续表

项目	总分（分）	技术操作要求	标分（分）	评分标准	扣分
		（5）整理被套，使被照护者舒适 5.更换枕套 （1）托起被照护者头部，撤枕头至床尾 （2）撤下污枕套，将枕芯塞入清洁枕套内，并整理使各角充实，枕头平整 （3）手托枕头至床头 （4）轻托被照护者头部，将枕头置被照护者头下 （5）调整位置，取被照护者感觉舒适位 （6）撤下污枕套放于污衣袋中 6.操作结束后开门窗，撤屏风 7.询问被照护者感受	2 2 2 2 2 2 2 3 2		
操作后	5	1.用物、生活垃圾、医疗废弃物分类正确处置 2.流动水洗手	3 2	一项不符合要求扣2分	
评价	5	1.遵循标准预防、消毒隔离、安全的原则 2.操作者知晓注意事项	3 2	一项不符合要求扣2分	
理论提问	5	护理员给卧床被照护者更换床单时需注意什么	5	少一条扣1分	
合计	100				

理论提问：

护理员给卧床被照护者更换床单时需注意什么？

答：①注意保暖，协助被照护者翻身时注意被照护者的安全、舒适，防止发生磕碰或坠床，关注并询问被照护者有无不适。②操作时应注意保护被照护者的隐私。③被照护者带有胃管、尿管、气管套管等管路时，注意防止引起被照护者疼痛，管路扭曲、折管、脱管等意外情况发生。④更换过程中，动作幅度不宜过大，尽量减少扬起灰尘。

答案

（刘淑芹　张　艳）

第八章　饮　　食

饮食是人类的基本需求，营养是人体摄取、消化、吸收、代谢和利用食物中营养物质的生物学过程。饮食与营养是机体维持正常生理功能、生长发育及新陈代谢等生命活动的基础条件，与健康和疾病有非常重要的关系。机体患病时，根据被照护者的病情及营养状况科学合理地调配饮食，选择适当的营养制剂和营养给予途径，可达到治疗或辅助治疗的目的，是促进被照护者疾病康复的重要手段。特别是在现代治疗方法中，营养治疗越来越受到重视，甚至成为控制某些疾病发生、发展和治疗的重要方法。因此，护理员必须具备一定的饮食与营养知识，以便能正确评估被照护者的营养状况和需求，指导被照护者选择符合营养需求的饮食，并能采取有效护理技术满足被照护者的饮食和营养需要。

第一节　饮食与健康

一、人体对营养的需要

机体为了维持生命，保持正常的生长、发育、活动及代谢，每天必须通过饮食摄取足量的营养物质。食物中可以被机体消化、吸收和利用的成分称营养素。机体需要的营养素包括糖类、蛋白质、脂肪、水、维生素和矿物质等，主要作用是供给能量、构成及更新组织、调节生理功能等。

二、饮食、营养与健康的关系

合理的饮食与营养是人体维持健康的重要物质基础。而饮食不当、营养不足或过多都会危害健康，并导致某些疾病的发生甚至加重。如饮食单调或食物短缺可造成缺铁性贫血、佝偻病等营养缺乏性疾病，而营养过多则可以引起肥胖、糖尿病、心脑血管疾病等。因此，饮食和营养对保持人体的健康有十分紧要的效用。

饮食和营养对维持健康的作用如下。

（1）促进生长发育：平衡膳食、合理的营养对人的身体和精神发育起着重要的作用，是维持人体生命活动的主要物质基础。

（2）构成机体组织：各类营养物质是构成人体组织的物质基础。例如，蛋白质是生命的物质基础，是构成机体组织和器官的重要成分，糖脂、磷脂是构成细胞膜的主要成分，糖类参与构成神经组织，维生素参与合成酶和辅酶，有助于细胞增殖和生长，钙、磷是构成骨骼和牙齿的主要成分，也是组织细胞中很多重要成分的原料。

（3）供给能量：人体的各种生命活动都需要耗费能量，这些能量来源于产能营养素。主要是糖类、脂肪、蛋白质三大物质，其中每克糖类、脂肪、蛋白质在体内氧化后产生的能量分别是16.74kJ（4kcal）、37.66kJ（9kcal）、16.74kJ（4kcal）。

（4）调节人体功能：人体功能活动是在神经系统、内分泌系统及各种酶的共同作用调节下完成的，各类营养素是构成人体调节系统的物质基础。任何一种人体所需营养素的缺乏都可以影响机体的正常功能和新陈代谢等生命活动的正常进行，如维生素A缺乏可导致视紫红质的再生慢且不完全，造成暗适应恢复时间延长，严重时可产生夜盲症。此外，人体的代谢活动还需要一个较为恒定的内环境，包括体液、酸碱度、电解质、渗透压等的平衡，人体内适当的蛋白质、水和矿物质中的各类离子对维持机体平衡起重要的作用。如人体内钾缺乏可以引起肌肉无力、瘫痪、心律失常等，严重时可以引起心搏骤停。

三、饮食、营养与疾病痊愈的关系

人体患病时经常有不同程度的代谢变化和营养不良，而被照护者的营养状况会对治疗效果和转归产生非常大的影响。因此，合理的饮食与营养是治疗疾病、促进康复的重要治疗手段。

1.补充额外丢失和消耗的营养素 机体处在疾病应激状态时，会导致营养素或能量的消耗增加及某些特定营养素的额外丢失，有针对性的饮食治疗可以有效改善这些状态，及时、合理地调整营养素摄入量可以增加机体的抗病能力，促进创伤组织修复、愈合和疾病痊愈。例如，严重感染被照护者，高热出汗，能量消耗增加，蛋白质、水分大量丢失，因此给予高能量、高蛋白饮食并保证足够水分的摄入，可有效改善机体的营养状况，促进感染控制。

2.辅助诊断和治疗疾病 临床上，可通过调整饮食辅助疾病诊断，如试验饮食；为了配合治疗，可控制被照护者饮食中某些营养素的摄入量，以减轻脏器负荷、控制疾病的发展。例如，高血脂被照护者必须控制脂肪和糖类的摄入量；肝硬化腹水被照护者应限制水与钠的摄入量。通过选择符合饮食治疗原则的食品、恰当的烹调方法或提供特殊饮食，如要素饮食、肠外营养等，可有效地供给充足的、科学的营养物质，为其他治疗（如手术、化疗等）和疾病康复创造有利的条件。

四、小结

合理的饮食与营养是人体维持健康的重要物质基础。而饮食不当、营养不足或过量都可以损害健康，并导致某些疾病的发生与加重。如饮食单调或食物短缺可造成缺铁性贫血、佝偻病等营养缺乏性疾病，而能量过量则可以导致肥胖、糖尿病、心脑血管疾病等。因此，饮食和营养对维持机体健康有着十分重要的作用。本节主要讲述了饮食、营养与健康的关系，期望通过本节的学习，护理员能够了解饮食对疾病恢复的作用。

五、思考与练习

1.填空题

饮食和营养对维持健康的作用包括（ ）、（ ）、（ ）、（ ）。

2.思考题

饮食、营养和疾病痊愈的相关联系是什么？

第二节 饮食种类及方式、方法

医院饮食可以分为基本饮食、治疗饮食及试验饮食，分别适应被照护者不同病情的需要。

一、基本饮食

基本饮食是其他饮食的基础，包括普通饮食、软质饮食、半流质饮食及流质饮食4种。基本饮食是医院中一切膳食的基本烹调方式，其他各种饮食均由此4种基本饮食变化而来。

1. 普通饮食

适用人群：消化吸收功能正常、无饮食限制，体温正常者，病情较轻或疾病恢复期的被照护者。

使用方式：与正常人饮食基本相同；易消化、无刺激性，保证能量充足、营养素齐全、比例合适，美味可口；限制油炸、坚硬、产气食物及辛辣刺激性调味品等。

使用方法：每日3餐，蛋白质保证在70～90g/d。

2. 软质饮食

适用人群：咀嚼困难、胃肠功能紊乱、老人及幼儿、低热、术后恢复期等的被照护者。

使用方式：以细、软、无刺激性、易消化食物为主；限制煎炸食物、粗纤维多的蔬菜、坚果等；可选用面条、馒头、米饭、红薯等主食，蔬菜、肉应切碎煮烂。

使用方法：每日3～4餐，蛋白质保证在60～80g/d。

3. 半流质饮食

适用人群：口腔和胃肠道疾病及术后被照护者、中等发热等的被照护者。

使用方式：少食多餐，主食定量；无刺激性、易咀嚼和吞咽、营养素齐全，膳食纤维含量少；食物呈半流体状，如米粥、馄饨、肉末、菜末、嫩豆腐等。

使用方法：每日5餐，蛋白质为50～70g/d。

4. 流质饮食

适用人群：口腔疾病、肠道术前准备及大手术后被照护者、急性胃肠道疾病、重症、高热、胰腺炎恢复期被照护者等被照护者。

使用方式：易吞咽和消化，呈液体状，如牛奶、豆浆、肉汤、米汁、菜汁、果汁等；注意甜咸相间；因流质饮食所含能量及营养素缺乏，所以只能短期内使用。

使用方法：每日6～7餐，蛋白质40～50g/d。

二、治疗饮食

治疗饮食是指根据疾病治疗的需求，在基本饮食基础上妥善调整总能量和某种营养素，从而达到辅助治疗目的的一类饮食，治疗饮食包括高能量饮食、高蛋白饮食、低蛋白饮食、低盐饮食、无盐低钠饮食、低脂肪饮食、低胆固醇饮食、少渣或无渣饮食、高膳食纤维饮食等。

1. 高能量饮食

适用范围：能量需要较高的被照护者，如结核病、大面积烧伤、肝炎、甲状腺功能亢进、高热、消瘦、孕妇及产妇等被照护者。

饮食原则及用法：在基本饮食的基础上加餐2次，如牛奶、鸡蛋、蛋糕、豆浆、干果、水果及巧克力等，产妇每餐应有汤；总能量为12.55MJ/d（3000kcal/d）。

2. 高蛋白饮食

适用范围：长期消耗性疾病（如结核病）、营养不良、贫血、大面积烧伤、恶性肿瘤、大手术前后、肾病综合征、低蛋白血症、孕妇、哺乳期妇女等被照护者。

饮食原则及用法：在基本饮食基础上增加含蛋白高的食物如瘦肉、鱼、虾、牛奶、禽蛋、豆制品等；摄入的蛋白质总量是1.5～2.0g/（kg·d），但总量不超过120g/d；总能量为10.46～12.55MJ/d（2500～3000kcal/d）。

3.低蛋白饮食

适用范围：限制蛋白质摄入的被照护者，如急性肾炎、尿毒症、急性胃肠炎、肝性脑病等被照护者。

饮食原则及用法：成人饮食的蛋白质总量是0.5g/（kg·d），总量根据病情一般限制在20～40g/d（包括动物及植物蛋白质），在限量范围内尽量选用优质蛋白质，如牛奶、禽蛋、鱼虾、豆制品等。

4.低盐饮食

适用范围：高血压但水肿较轻、充血性心力衰竭、肝硬化腹水、急或慢性肾炎及各种原因所致的水钠潴留被照护者等被照护者。

饮食原则及用法：成人食盐的总量限制在＜2g/d或酱油＜10ml/d，但是不包括食物中自然存在的氯化钠；禁食腌制食品，如咸菜、皮蛋、火腿、咸肉、香肠、虾米等。

5.无盐低钠饮食

适用范围：严重充血性心力衰竭、重度肝硬化腹水、严重急性或慢性肾炎等被照护者。

饮食原则及用法：无盐饮食指除食物中自然含钠量外，不放食盐烹调。低钠饮食除无盐外，还必须控制食物中自然存在的钠盐含量在0.5g/d以下；两者均禁止食用腌制食品及含钠高的食物和药物，如含碱食品（挂面、油条、汽水等）和碳酸氢钠等药物；烹饪时可使用糖、醋、无盐酱油、少钠酱油、胡椒等调味。

6.低胆固醇饮食

适用范围：高胆固醇血症、动脉粥样硬化、高血压、冠心病、高血脂性胰腺炎、肥胖、脑卒中等被照护者。

饮食原则及用法：摄入胆固醇的总量＜300mg/d；限制高胆固醇食物如蛋黄、动物内脏（肝、肾、大脑、肚肠）、鱼子、牡蛎、肥肉、动物油等，禁食油炸食品。

7.少渣或无渣饮食

适用范围：腹泻、肠炎、伤寒、痢疾、风湿热、咽喉部和胃肠道术后、食管胃底静脉曲张、直肠及肛门手术后及肠道准备等被照护者。

饮食原则及用法：禁用或限用含纤维素多的食物如粗粮、竹笋、韭菜、海带、芹菜、油菜等，不用坚硬带碎骨的食物。

8.高膳食纤维饮食

适用范围：肠蠕动减弱、便秘、肥胖症、糖尿病、冠心病、高脂血症等被照护者。

饮食原则及用法：用含纤维素多的食物，如韭菜、芹菜、卷心菜、竹笋、油菜、粗粮（如糙米、燕麦、玉米、荞麦）、薯类及豆类等，多食水果，多饮水。

三、试验饮食

试验饮食又称诊断饮食，是指在指定时间内，通过对饮食种类的调整，以协助疾病的诊断和提高实验检查结果正确性的一种饮食，包括隐血试验饮食、肌酐试验饮食、甲状腺试验饮食、胆囊造影饮食等。

1.隐血试验饮食

适用范围：用于大便隐血试验准备以协助诊断有无消化道出血。

使用方法及注意事项：试验期3天，试验期间主食不受限制，但禁止食用易造成隐血试验假阳性结果的食物，如红肉（猪肉、牛肉、鸡肉）及含铁丰富的药物、食物及绿色蔬菜（菠菜、韭菜、油菜）等。可进食牛奶、鸡蛋、豆制品、白菜、土豆、冬瓜、粉丝、萝卜、芋头等食品。第4天留取被照护者粪便做隐血试验。

2.肌酐试验饮食

适用范围：用于协助检查、测定肾小球的滤过功能。

饮食原则及用法：试验期3天，试验期间被照护者禁食肉类、禽类、鱼类，禁止喝茶及咖啡，限制蛋白质的摄入。24小时主食在300g以内，蛋白质总摄入量＜40g/d，以排除外源性肌酐的影响。蔬菜、水果、植物油不限，能量不足可添加藕粉和含糖的甜点心等。第3天留取24小时尿液测尿肌酐清除率，并抽取抗凝血2ml测血肌酐含量。

3.甲状腺^{131}I试验饮食

适用范围：用于协助放射性核素检查甲状腺的功能，排除外源性摄入碘对检查结果的干扰，明确诊断。

饮食原则及用法：试验期2周，被照护者在试验期间禁食含碘食物及其他一切影响甲状腺功能的药物和食物，如海带、裙带菜、海蜇、海虾、紫菜、海鱼、干贝、虾皮、菠菜、加碘食盐，并且禁止用碘消毒皮肤，2周后行^{131}I功能测定。

4.胆囊造影饮食

适应范围：用于需要进行造影检查胆囊、胆管、肝胆管有无结石、慢性炎症或者其他疾病。

饮食原则及用法：造影前一日午餐进高脂肪饮食如油煎鸡蛋、红烧肉。造影前一日晚餐进无脂肪、低蛋白、高糖类、清淡的饮食。晚餐后口服造影剂，禁食、禁烟至次日上午。造影检查当日，禁食早餐，第一次行X线检查，如果胆囊显影良好，再让被照护者进食高脂肪餐，临床上常用油煎鸡蛋2只，脂肪量不低于50g。待30分钟后第二次行X线检查，观察胆囊的收缩情况。

四、小结

本节主要介绍了医院饮食的种类及各种饮食的适用人群、饮食原则及用法，护理员在日常工作中要掌握各种饮食的注意事项。希望通过本节的学习护理员能准确说出医院饮食的类别、各类饮食的主要种类和适用范围。

五、思考与练习

1.填空题

（1）医院饮食可以分为（　）、（　）、（　），分别适应被照护者不同病情的需要。

（2）基本饮食是其他饮食的基础，它包括（　）、（　）、（　）及（　）4种。基本饮食是医院中一切膳食的基本烹调形式，其他各种膳食均由此4种基本膳食变化而来。

2.单选题

（1）高蛋白饮食的蛋白摄入量是（　）

A. 0.6～0.8g/（kg·d）　B. 1.0～1.2g/（kg·d）

C. 1.5 ～ 2.0g/（kg·d） D. 1.8 ～ 2.5g/（kg·d）

（2）低蛋白饮食的蛋白摄入量控制在（ ）

A. 15 ～ 25g/d B. 20 ～ 35g/d C. 20 ～ 40g/d D. 25 ～ 40g/d

（3）低盐饮食成人食盐的总量限制在＜（ ）

A. 5g/d B. 4g/d C. 3g/d D.2g/d

3.是非题

（1）低盐饮食的原则是成人食盐的总量限制在＜2g/d或酱油＜15ml/d。（ ）

（2）高能量饮食的原则及方法是在基本饮食的基础上加餐2次，如牛奶、鸡蛋、蛋糕、水果及巧克力等，产妇每餐应有汤；总能量为12.55MJ/d（3000kcal/d）。（ ）

4.思考题

（1）少渣或无渣饮食适用于哪些人群?

（2）低盐饮食适用于哪些人群?

情景模拟1 卧床被照护者饮食体位准备

【情景导入】

被照护者，女，86岁，因肝硬化静脉曲张破裂出血入院，已住院治疗7天，出血停止，大便颜色转黄，被照护者持续泵入乙己苏组液体，泵速2ml/h，遵医嘱可以进食流质饮食。

【路径清单】

（一）思考要点

怎样为被照护者准备体位?

（二）操作目的

1.为卧床被照护者做好饮食体位准备。

2.满足生理要求。

（三）评估问题

1.被照护者能否配合体位准备。

2.评估被照护者病情及管路情况。

3.评估环境是否适宜，有无异味。

（四）物品准备

按照需求提供的轮椅及床上支具（靠垫、轨枕、床上餐板等）。

（五）操作过程

1.确认操作前准备

（1）环境的准备：环境清洁，湿度合适，无臭味。

（2）人员准备：衣着整洁，洗手。

（3）被照护者准备：查看被照护者进餐时有无需要大小便，按要求帮助大小便，为其清洁双手。

（4）物品的准备：按需求提供轮椅及床上支具（靠垫、枕头、餐盘等）。

2.携带物品 在床旁协助被照护者整理管路，向其解释进餐时间和这次进餐食物，询问有无特殊要求。

3.摆放体位 护理员根据被照护者自理程度及病情采取适宜的进食体位。

（1）轮椅坐位：适用于下肢功能障碍或行走无力的被照护者。轮椅与床边成30°夹角，固定轮椅，抬起脚踏板。护理员叮嘱被照护者将双手环抱护理员脖颈，护理员双手环抱其的腰部或腋下，协助被照护者坐起，双腿垂于床下，双脚踏稳地面，再用膝部抵住其的膝部，挺身带动被照护者站立并旋转身体，使被照护者人坐在轮椅中间，后背贴紧椅背，将轮椅上的安全带系在其腰间。

（2）床上坐位：适用于下肢功能障碍或行走无力的被照护者。护理员按上述环抱方法协助被照护者在床上坐起，将靠垫或软枕垫于其后背及膝下，保证坐位稳定舒适。床上放置餐桌。

（3）半卧位：适用于完全不能自理的被照护者。使用可摇式床具时，护理员将床头摇起，抬高至与床具水平面成30～45°。使用普通床具时，可使用棉被或靠枕支撑被照护者，使其上身抬起。采用半卧位时，应在身体两侧及膝下垫软枕以保证体位稳定。

（4）侧卧位：适用于完全不能自理的被照护者。使用可摇式床具时，护理员将床头摇起，抬高至与床具水平面成30°。护理员用双手扶住被照护者的肩部和髋部，使其面向护理员侧卧，肩背部垫软枕或楔形枕。一般宜采用右侧卧位。

4.准备进餐　护理员为被照护者穿戴好围裙或在颌下及胸前垫好毛巾准备进餐。

（六）注意事项

1.护理员协助被照护者摆放体位前应做好评估。

2.摆放体位时动作轻稳，保障安全。

3.为被照护者安放餐盘前后，检查其是否处于安全完好的备用状态。

[考核标准]

卧床被照护者饮食体位准备技术操作考核评分标准

姓名__________　考核人员__________　考核日期：　年　月　日

项目		总分（分）	技术操作要求	标分（分）	评分标准	扣分
仪表		5	符合仪表规范要求	5	一项不符合要求扣1分	
操作前准备		5	1.洗手 2.备齐并检查用物，放置合理	2 3	一项不符合要求扣2分	
安全评估		10	1.被照护者病情、管路、意识、自理能力、合作程度 2.餐板表面有无破损、裂痕等 3.环境整洁、安静、安全、无异味	4 4 2	一项不符合要求扣2分	
操作过程	根据不同情况选择其中一种	60	1.轮椅坐位式 （1）携带用物至床旁，评估被照护者的病情，为带管路的被照护者整理好管路 （2）向被照护者说明进食时间和本次进餐食物，询问有无特殊要求 （3）操作者将轮椅与床体成30°夹角 （4）固定轮椅，抬起脚踏板 （5）护理员叮嘱被照护者将双手环抱护理员脖颈，护理员双手环抱其的腰部或腋下	 5 5 5 5 5	未评估管路扣5分 未与被照护者沟通扣2分 轮椅使用不符合要求扣5分 协助被照护者改变体位方法不准确扣10分 餐板使用不符合要求扣5分	

续表

项目		总分（分）	技术操作要求	标分（分）	评分标准	扣分
			（6）协助被照护者坐起，双腿垂于床下，双脚踏稳地面	10	床头抬起角度不符合扣5分	
			（7）用膝部抵住被照护者的膝部	5	进餐准备不齐全扣2分	
			（8）挺身带动被照护者站立并旋转身体，使其人坐在轮椅中间，后背贴紧椅背	10	其余一项不符合要求扣2分	
			（9）将轮椅上的安全带系在被照护者腰间	5		
			（10）为被照护者穿戴好围裙或在颌下及胸前垫好毛巾，准备进餐	5		
			2.床上坐位式			
			（1）携带用物至床旁，评估被照护者的病情，为带管路的被照护者整理好管路	5		
			（2）向被照护者说明进食时间和本次进餐食物，询问有无特殊要求	5		
			（3）护理员叮嘱被照护者将双手环抱护理员脖颈	10		
			（4）护理员双手环抱被照护者的腰部或腋下	10		
			（5）协助被照护者在床上坐起	10		
			（6）将靠垫或软枕垫于被照护者后背及膝下，保证坐位稳定舒适	10		
			（7）床上放置餐桌	5		
			（8）为被照护者穿戴好围裙或在颌下及胸前垫好毛巾，准备进餐	5		
			3.半卧位式			
			（1）携带用物至床旁，评估被照护者的病情，为带管路的被照护者整理好管路	5		
			（2）向被照护者说明进食时间和本次进餐食物，询问有无特殊要求	5		
			（3）使用可摇式床具时，护理员将被照护者床头摇起，抬高至与床具水平面成30°～45°	15		
			（4）使用普通床具时，可使用棉被或靠枕支撑被照护者使其上身抬起	15		
			（5）在身体两侧及膝下垫软枕，以保证体位稳定	15		
			（6）为被照护者颌下及胸前垫好毛巾，准备进餐	5		
			4.侧卧位式			
			（1）携带用物至床旁，评估被照护者的病情，为带管路的被照护者整理好管路	5		
			（2）向被照护者说明进食时间和本次进餐食物，询问有无特殊要求	5		
			（3）使用可摇式床具时，护理员将被照护者床头摇起，抬高至与床具水平面成30°	15		
			（4）双手扶住被照护者的肩部和髋部，使其面向护理员侧卧，一般宜采用右侧卧位	15		
			（5）肩背部垫软枕或楔形枕	15		
			（6）为被照护者在颌下垫好毛巾，准备进餐	5		

续表

项目	总分（分）	技术操作要求	标分（分）	评分标准	扣分
操作后	5	1.用物、生活垃圾、医疗废弃物分类正确处置 2.流动水洗手	3 2	一项不规范扣2分	
评价	10	1.遵循标准预防、消毒隔离、安全的原则 2.操作者知晓注意事项	5 5	一项不符合扣2分	
理论提问	10	1.操作前准备内容有哪些 2.协助被照护者体位准备的注意事项有哪些	10	少一条扣1分	
合计	100				

理论提问：

1.操作前准备内容有哪些？

答：①环境的准备：周围环境清洁，空气湿度适当，无臭味。②人员的准备：衣着整洁，洁净的双手。③被照护者的准备：查看被照护者进餐时有无需要大小便，按要求帮助大小便，为其清洁双手。④物品的准备：按需求，提供轮椅及床上支具（靠垫、琴枕、餐板等）。

2.协助被照护者体位准备的注意事项有哪些？

答：①为被照护者摆放体位时应进行检查。②在摆放体位时动作轻稳，确保安全。③为被照护者放置餐板前后，检测其是否保持安全良好的使用状况。

情景模拟2　协助进食及进食观察

【情景导入】

被照护者，女，86岁，因肝硬化静脉曲张破裂出血入院，已住院治疗7天，出血停止，大便颜色转黄，被照护者持续泵入乙己苏组泵，泵速2ml/h，遵医嘱可以进食流质饮食。

【路径清单】

（一）思考要点

怎样来协助被照护者进食？

（二）操作目的

保证进食和饮水安全。

（三）评估问题

1.被照护者饮食的种类。

2.评价吞咽能力、咀嚼技巧、口腔疾病、营养状况、食物质量。

3.检查有没有餐前、餐中服药，有没有特别处理的检查。

（四）物品准备

护理车上备纸巾、餐具、温热适宜的饮料、矿泉水、毛巾、香皂、洗手盆、漱口杯。

（五）操作过程

1.确认操作之前准备充分。

（1）护理员：洗手，备好餐具。
（2）用物：先检查备齐用物，并摆放合理。
（3）被照护者：情绪稳定、身体舒服、口腔正常干净。
（4）周围环境：整洁安静、室内空气干净、气氛轻松愉快。
2.携用物至床旁，为带管路的被照护者整理好管路，核对。
3.协助被照护者洗手、漱口。
4.将围餐巾或毛巾放置在被照护者胸前，以保证衣物和床上用品的清洁。
5.进食
（1）对视力障碍、行动不便的被照护者，将食品、用具等放在易拿取的地方。
（2）根据情况协助被照护者进食或喂食。
6.巡视、观察被照护者进食情况。
7.检查被照护者对饮食的反应。
8.当喂食时间结束，及时撤去餐具、纸巾、并清除食物残渣。
9.协助被照护者漱口、洗手。
10.整理好床单位，正确安置被照护者。
11.记录进食的种类、量及被照护者的反应。
（六）注意事项
1.特殊饮食的被照护者，在饮食前应先仔细检查。
2.饲喂时，注意饲喂数量、速度、水温。对暂停进食，或推迟进餐的被照护者，要做好交接班。
3.需记录出入量的被照护者，必须准确录入进食/水时间、种类、量等。
4.对于餐前、餐中服药者，要引导被照护者及时服药。
5.被照护者发生呕吐、腹泻、呛咳等现象，可停止饮食，头部向一边，避免呕吐物吸入。

[考核标准]

协助被照护者进食技术操作考核评分标准

姓名__________ 考核人员__________ 考核日期： 年 月 日

项目	总分（分）	技术操作要求	标分（分）	评分标准	扣分
仪表	5	符合规范要求	5	一项不符合要求扣1分	
操作前准备	5	1.洗手 2.检查备齐用物，放置合理 3.被照护者情绪稳定、体位舒适、口腔清洁	2 1 2	一项不符合要求扣1分	
安全评估	10	1.被照护者意识状态、病情、年龄、体温及治疗情况 2.了解被照护者饮食种类、吞咽功能、咀嚼能力、口腔疾病、营养状况、进食情况 3.有无餐前、餐中用药，有无特殊治疗或检查 4.环境整洁、安静、空气清新、气氛轻松愉快	2 3 3 2	一项不符合要求扣2分	

续表

项目	总分（分）	技术操作要求	标分（分）	评分标准	扣分
操作过程	60	1.携用物至被照护者床旁，核对 2.协助被照护者洗手、漱口 3.围餐巾或毛巾颌下胸前，以保持衣服及被褥清洁 4.将食物、餐具等置于易取放的位置 5.根据情况协助被照护者进食或喂食 6.观察被照护者进食情况 7.进食完毕，及时撤去餐具、餐巾、清理食物残渣 8.协助被照护者漱口、洗手 9.整理床单位，正确安置被照护者	5 5 5 5 15 10 5 5 5	协助被照护者进食方式不正确一项扣10分 未观察反应扣10分 进食完毕未处理扣5分 未整理扣5分 其余一项不符合要求扣2分	
操作后	5	1.正确指导被照护者/家属 2.用物、生活垃圾、医疗废弃物分类正确处置 3.记录进食的种类、量及被照护者的反应	2 1 2	一项不符合要求扣1分	
评价	10	1.遵循安全、节力原则 2.与被照护者沟通及时，体现人文关怀，被照护者满意 3.被照护者进食/水过程顺利	2 3 5	一项不符合扣2分	
理论提问	5	协助被照护者进食的注意事项有哪些	5	少一条扣1分	
合计	100				

理论提问：

协助被照护者进食的注意事项有哪些？

答：①需要特殊饮食的被照护者，饮食时要仔细检查。②喂养适当的时间，注意饲喂的数量、速度、温度。对推迟进餐的被照护者，要做好交接班。③需记录出入量的被照护者，准确记录好进食日期、品种、数量等。④有必要餐前、餐中服药，应引导被照护者及时进行服药。⑤被照护者发生呕吐、腹泻、呛咳时，要停止饮食，将被照护者头部转向一边，来避免呕吐物吸入。

答案

（金延春　司　辉）

第九章　排　　泄

排泄是机体在新陈代谢过程中，把产生的不能再利用的（尿素、尿酸、二氧化碳、氨等）、过剩的（水和无机盐类）及进入人体的各种异物（药物等）排出体外的过程，是人体的基本生理需求之一。排泄的主要活动方式是排便和排尿。正常的排便、排尿活动对维持机体内环境相对稳定、保证机体正常生命活动有着重要的作用，但是许多健康问题会直接或间接影响人体的排便、排尿功能，粪便和尿液的质与量也会发生相应的异常变化。因此，护理员应仔细观察被照护者排便、排尿情况，为诊断、治疗和护理提供资料和依据。护理员还应掌握正常排泄，以及排泄的促进因素、阻碍因素，致使排泄改变的原因等，以便更好地处理被照护者的排泄问题，指导和帮助被照护者维持正常的排泄活动，并熟练运用有关护理技术，满足被照护者排泄的需求。

第一节　排尿照护基础知识

一、相关的解剖和生理

（一）解剖

泌尿系统由肾、输尿管、膀胱、尿道及有关血管、神经等组成。

1. 肾　是脊柱两侧的一对实质器官，贴在腹后壁。右肾略低于左肾。肾实质由170万～240万个肾单位组成，每个肾单位包括两个部分：肾小球和肾小管。肾的生理功能主要是排泄代谢产物及调节水、电解质和酸碱平衡，维持机体内环境稳定。

2. 输尿管　是一根细长的肌肉管，一根位于左侧，一根位于右侧，是连接肾和膀胱的尿液通道。成人输尿管总长度为25～30cm，有3处狭窄，分别是起始部位、骨盆的入口边缘和经过膀胱壁的位置。输尿管结石通常嵌在这些部位。输尿管的生理功能主要是通过平滑肌的蠕动和尿液的重力作用，使尿液持续不断的被输送到膀胱中。当时的尿液是无菌的。

3. 膀胱　位于骨盆内、耻骨联合的后方。无尿时，膀胱的顶部不超过耻骨联合上方。膀胱的功能是储存尿液的中空的肌肉囊性器官，其形状、大小、位置均随尿液充盈的程度而发生变化。膀胱的肌层由3层纵横交错的平滑肌组成，称为膀胱逼尿肌。一般情况下膀胱内储存的尿液达到300～500ml时，就会产生尿意。

4. 尿道　由开始于膀胱的尿道内口，末端直接开口于体表。尿道内口周围有平滑肌环绕，形成膀胱括约肌（内括约肌）；尿道穿过尿生殖膈处有横纹肌环绕，形成尿道括约肌（外括约肌）。临床上把尿道穿过尿生殖膈的部分称为前尿道，未穿过的部分称为后尿道。男、女性尿道有很大不同。男性尿道长18～20cm，有3个狭窄，即尿道内口、膜部和尿道外口；2个弯曲，即耻骨下弯和耻骨前弯。耻骨下弯是固定的，不会发生改变，耻骨前弯不是固定的，会随阴茎位置而发生改变，如将阴茎向上提起，耻骨前弯就可消失。女性尿道长4～5cm，较男性尿道短且直，富于扩张性，尿道外口位于阴蒂下方，呈矢状裂，与阴道口、肛门相邻。由于尿道解剖结构的特点，女性比男性更容易发生尿道感染。尿道的功能是尿液排出体外的通道。

（二）生理

肾生成尿液是一个持续不断的过程，而膀胱的排尿则是间歇进行的。只有当尿液在膀胱内储存并达到一定量时，才会引起排尿反射，若条件许可，发生排尿反应，使尿液从膀胱经尿道排出体外。

二、评估

（一）影响排尿的因素

正常情况下，排尿受中枢神经系统控制，即意识支配，无痛苦，无障碍，可以自主随意进行。但是很多因素可以影响排尿活动，如心理、生活习惯、社会文化因素、水分的摄入、气候因素、治疗和检查、疾病因素、环境因素及其他因素等。

1.心理因素　如压力和忧虑等，可产生尿急、排尿频次增加的现象，以至发生急性尿潴留。心理暗示也可能会对排尿产生影响，如听到流水声就可以引起排尿冲动。

2.生活习惯　习惯婴幼儿早期排便训练的进行，可以改变到成人后的排便状态。排便位置、环境和时机是否恰当，都将妨碍排尿。

3.文化背景　在隐秘地点排泄是各种文明共同的标准与要求，在没有提供隐秘地点时，排尿过程可能出现阻碍。

4.摄入饮食和液体情况　如摄食液态食物数量越多，或致尿量越多，排尿的次数就会增多。而摄食液态食物的品种也会影响小便的排泄，如咖啡、茶、酒类、甜味饮品等都有利尿的效果。摄食水分过多的青菜和水果等食品，虽然液体的流入量增加，但也会使小便量和次数增多。但是，食用含有氯化钠过多的食品和饮品也会引起人体水、钠潴留，使尿量和尿的次数降低。

5.气温变化　在体温较高的状态中，人体流汗量减少，身体水分下降，循环血液量减少，血液浓缩，尿量下降。在低温的自然环境中，由于外周血管萎缩，机体水分散发降低，内循环血液容量增加，尿量也增加。

6.疾病与治疗　神经系统的疾病和外伤后，如晕厥、截瘫等时会发生大量尿潴留和大小便失禁；慢性肾衰竭则会发生大量少尿，甚至无尿；手术后和重大的外伤也会引起大量失血、失液，如果补充不及时，还可能发生严重脱水反应，导致尿少；泌尿系统疾病、治疗、外伤等检查可干扰尿液形成与排泄，还会引起排尿困难，产生术后尿潴留；一些治疗可干扰排泄，如使用利尿剂会提高术后尿量，镇痛药、镇静药可抑制神经反射而影响排泄。

7.其他因素　如果感染细菌也可能会引起尿道炎、膀胱炎等疾病，从而引起尿频、尿急、尿痛等表现，继而影响排尿；老人由于前列腺功能减退，膀胱肌肉张力减弱，出现尿频及压力性尿失禁等。

（二）排尿活动的评估

成人排尿24小时是3～5次，夜间是0～1次，每次尿量在200～400ml，24小时尿量在1000～2000ml。异常排尿活动常见有以下几种。

1.多尿　24小时尿量经常超过2500ml者为多尿。常见原因：①正常情况下大量饮水；②妊娠；③疾病，如糖尿病，血糖浓度超过肾糖阈，大量葡萄糖从肾脏排出，引起渗透压升高而导致多尿；又如尿崩症，由于脑神经垂体抗利尿激素分泌不足，肾小管重吸收发生障碍，也表现为多尿。

2.*少尿和无尿* 成人尿量少于400ml/24h或17ml/h者为少尿；24小时尿量少于100ml或12小时内无尿者为无尿或尿闭。少尿多见于心脏、肾、肝衰竭和休克被照护者等，无尿多见于严重休克和急肾衰竭等者。

3.*尿潴留* 大量尿液潴留在膀胱内而不能自主排出体外称尿潴留。当尿潴留时，膀胱容积可以增大至3000～4000ml，膀胱高度膨隆，可到达脐部。被照护者主诉下腹胀痛、排尿困难。查体可见耻骨上膨隆，扪及囊样包块，叩诊听到实音，有压痛。引起尿潴留的原因如下。

（1）机械性梗阻：膀胱颈部或尿道有梗阻性病变，如前列腺增生或肿瘤压迫尿道，造成排尿困难。

（2）动力性梗阻：由排尿功能障碍引起，膀胱、尿道没有器质性梗阻病变，如外伤、疾病或使用麻醉剂导致控制排尿的中枢或周围神经受损，导致膀胱逼尿肌无力或尿道括约肌痉挛等引起。

（3）其他：各种原因引起的不能用力排尿或不习惯卧床排尿，包括某些心理因素，如焦虑、窘迫使得排尿不能及时进行。由于尿液存留过多，膀胱过度充盈，致使膀胱肌收缩无力，造成尿潴留。

4.*尿失禁* 是指尿液不受主观控制而自尿道口溢出或流出。尿失禁可分为以下几类。

（1）压力性尿失禁：指腹内压突然增高（如咳嗽、喷嚏、大笑、举重或运动等）时，使膀胱内压超过尿道阻力，有少量尿液不自主地流出。原因是：盆底肌肉松弛和尿道括约肌力量减弱，老年经产妇女由于雌激素水平下降对尿道、引道产生的影响，以及分娩造成的骨盆底肌肉松弛等原因，这类尿失禁多在直立体位时发生，对被照护者心身健康及社会人际交往有很大的影响。

（2）急迫性尿失禁：指在完全上运动神经元性病变时出现不自觉的自发性排尿，通常继发于膀胱炎、神经源性膀胱等，这类尿失禁可能由膀胱的不随意收缩引起。

（3）混合性尿失禁：指同时具有压力性尿失禁和急迫性尿失禁的症状，症状间具有相互影响相互加重的倾向，是膀胱和尿道功能失调的共同结果。混合性尿失禁是初诊被照护者中最常见的尿失禁之一。

（4）持续性尿失禁：指尿液持续地从膀胱或尿道瘘中流出，几乎没有正常的排尿，膀胱呈空虚状态。常见的原因为外伤、手术或先天性疾病引起的膀胱颈和尿道括约肌的损伤。多见于妇科手术、产伤所造成的膀胱阴道瘘。也可见于前列腺手术引起的尿道外括约肌损伤，先天性异位输尿管开口于尿道、阴道或外阴前庭等。

（5）充溢性尿失禁：指膀胱不能完全排空，处于充盈状态，导致尿液不自主地溢出。当膀胱内压力降低时，溢尿的情况即停止，但膀胱仍呈胀满状态而不能排空。见于慢性前列腺增生、粪便嵌顿、尿道狭窄引起的下尿路梗阻和脊髓损伤。

（6）反射性尿失禁：指被照护者在膀胱充盈量较少的情况下，就出现很强烈的尿意，且不能很好的控制，在到达厕所之前尿液就已经流出。反射性尿失禁多数是因非自主的膀胱收缩或膀胱逼尿肌不稳定引起。

5.*膀胱刺激征* 主要表现为尿频、尿急、尿痛，三者同时出现。单位时间内排尿次数增多，成人排尿次数昼夜≥8次，夜间≥2次，平均每次尿量＜200ml时考虑为尿频，是由膀胱炎症或机械性刺激引起，严重时几分钟排尿一次，每次排尿仅几毫升；被照护者突然有强烈尿意，不能控制需立即排尿，称尿急，是由于膀胱三角或后尿道的刺激，造成排尿反射活动特别强烈。排尿时膀胱区及尿道疼痛称尿痛，为病损区域受刺激所致。有膀胱刺激征时常伴有血尿。

（三）尿液的评估

1.尿量和次数　尿量是反映肾脏功能的重要指标。尿量和排尿次数受多个方面因素的影响而有所变化。

2.颜色　正常新鲜尿液呈淡黄色，是由尿胆原和尿色素所致。尿色可受某些食物或药物的影响，如进食大量胡萝卜或服用维生素B_2，尿液的颜色呈深黄色。在病理情况时，尿色可有以下变化。

（1）血尿：血尿颜色的深浅，与尿液中所含红细胞量多少有关，尿液中含红细胞量多时呈洗肉水色。见于急性肾小球肾炎、输尿管结石、泌尿系统肿瘤、结核及感染等被照护者。

（2）血红蛋白尿：大量红细胞在血管内破坏，形成血红蛋白尿，呈红葡萄酒色或酱油色。见于血型不合的输血、恶性疟疾和阵发性睡眠性血红蛋白尿等被照护者。

（3）胆红素尿：尿液呈深黄色或黄褐色，振荡尿液，泡沫亦呈黄色。见于阻塞性黄疸和肝细胞性黄疸等被照护者。

（4）乳糜尿：因尿液中含有淋巴液，尿液呈乳白色。见于丝虫病。

3.透明度　正常新鲜尿液透明，放置后可出现微量絮状沉淀物，系黏蛋白、核蛋白、盐类与上皮细胞凝结而成。蛋白尿不影响尿液的透明度，但振荡时可产生较多且不易消失的泡沫。新鲜尿液发生浑浊可见于以下情况。

（1）尿盐析出尿盐含量高时，尿液冷却后，可发生尿液浑浊，但加热、加酸或加碱后，尿盐溶解，尿液澄清。

（2）脓尿：尿中含有大量脓细胞、细菌或炎性渗出物时，排出的新鲜尿液即呈白色絮状浑浊，此种尿液在加热、加酸或加碱后，其浑浊度不变。

4.酸碱反应　正常人尿液呈弱酸性，一般尿液pH为4.5 ～ 8.0，平均为6.5。不同种类的膳食可影响尿液的pH，如进食大量蔬菜，尿液可呈碱性；进食大量肉类，尿液可呈酸性。酸中毒被照护者的尿可呈强酸性，严重呕吐被照护者的尿液可呈强碱性。

5.比重　成人正常情况下，尿比重范围在1.015 ～ 1.025，一般与尿量成反比。尿比重的高低主要取决于肾脏的浓缩功能。若尿比重经常固定于1.010左右的低水平，提示肾功能严重障碍。

6.气味　正常尿液气味是尿液中的挥发性酸导致。尿液放置久后，因尿素分解产生氨，故有氨臭味。泌尿道感染时，新鲜尿液有氨臭味。糖尿病酮症酸中毒时，因尿中含有丙酮，尿液有烂苹果味。

三、排尿异常的护理

（一）尿潴留的护理

应了解和分析尿潴留的原因，如属机械梗阻，须在治疗原发疾病的基础上，给予对症处理；如属其他原因，可采用以下护理措施。

1.心理护理：安慰被照护者，消除焦虑和紧张情绪，排尿时应给予被照护者充足的时间放松自己，减轻其心理压力。

2.提供隐蔽的排尿环境：为被照护者创造一个有助于排尿的环境，关闭门窗，隔帘遮挡，请无关人员回避，适当调整治疗和护理时间，使被照护者有足够的时间，不受他人影响，安心排尿。

3.调整体位和姿势：协助被照护者取适当体位，如搀扶被照护者坐起或抬高上身，尽可能使其以习惯姿势排尿。对需绝对卧床的手术被照护者，应事先有计划地训练床上排尿，以免因不适应排尿姿势的改变而导致尿潴留。

4.利用条件反射诱导排尿：如听流水声或用温水冲洗会阴；亦可采用针刺中极、曲骨、三阴交穴或艾灸关元、中极穴等方法，刺激排尿。

5.热敷和按摩放松肌肉，促进排尿。若被照护者病情允许，可用手按压膀胱协助排尿，即用手掌从被照护者的膀胱底部向尿道方向推移按压，直至耻骨联合。按压时，用力均匀，逐渐加力，一次按压到底。若未排尿，可重复操作，直至排尿为止。切记不可强力按压，以防膀胱破裂。

6.配合医护人员使用药物，并做好观察。

7.配合医护人员给予被照护者导尿，并做好观察记录。

8.健康教育：帮助被照护者和家属了解维持正常排尿的重要性，取得主动合作。指导被照护者被照护者养成定时排尿的习惯，学会正确的自我放松方法。对需手术被照护者，可术前训练其床上排尿，以避免术后因不适应卧床排尿的姿势而导致尿潴留。

（二）尿失禁的护理

1.心理护理，给予安慰和鼓舞，保持室内空气清新。

2.保持会阴部皮肤清洁干燥，做好皮肤护理。

3.必要时应用接尿装置引流尿液。女被照护者可用女式尿壶紧贴外阴部接取尿液；男性被照护者可用尿壶接尿。也可用阴茎套连接集尿袋，接取尿液，但此法不宜长时间使用，每天要定时取下阴茎套和尿壶。清洗会阴部和阴茎。并暴露于空气中，评估局部有无红肿、破损。

4.重建正常的排尿功能：白天摄入液体2000～3000ml，定时使用便器，指导被照护者进行骨盆底部肌肉的锻炼。

（三）留置尿管的护理

1.保持引流通畅。避免导管受压、扭曲、堵塞。

2.防止逆行感染。保持尿道口清洁，配合医护人员做好会阴护理，记录尿量，无论何时，引流管及集尿袋均不可高于耻骨联合，切忌尿液逆流。

3.鼓励被照护者多饮水，常更换卧位，若发现尿液浑浊，沉淀或出现结晶，应及时通知医护人员。

4.训练膀胱功能。可采用间歇性阻断引流，使膀胱定时充盈、排空、促进膀胱功能的恢复。

5.被照护者离床活动或进行检查时，将导尿管固定于下腹部；保持集尿袋低于耻骨联合。

四、尿液观察与记录

1.将尿液平对白色或无色背景，观察尿液颜色。

2.每次小便要准确记录，并计算累计尿量。

3.用尿壶读取尿液量时，视线要与液面平齐，读取液面所对刻度，即为尿量。

4.将尿量、尿液颜色记于登记表上，若有异常，及时报告医生或者护士。

五、小结

本节重点介绍了泌尿系统的组成、排尿的生理知识、排尿活动的观察、被照护者尿液的观察及异常排尿的被照护者的照护，希望通过本章的学习护理员能够掌握异常排尿被照护者的照护技巧。

六、思考与练习

1.填空题

（1）正常情况下，排尿受意识支配，无痛、无障碍、可自主随意进行，每次尿量（　）ml，24小时尿量约（　）ml。

（2）多尿24小时尿量经常超过（　）ml者为多尿；成人尿量少于（　）或（　）者为少尿；24h尿量少于（　）或12小时内（　）为无尿或尿闭。

2.思考题

留置尿管的被照护者如何预防尿路感染？

第二节　排便照护基础知识

一、与排便有关的解剖和生理

1.人体参与排便活动的主要器官是大肠。大肠分为盲肠、结肠、直肠和肛管4部分，其中结肠又分为升结肠、横结肠、降结肠和乙状结肠4个部分。肛管上接直肠，下止于肛门，为肛门内外括约肌所包绕，肛门内括约肌为平滑肌，有协助排便作用，对控制排便作用不大；肛门外括约肌为横纹肌，是控制排便的重要肌束。

2.排便的生理：当食物进入人体经胃和小肠进行消化吸收后到达大肠，大肠再次吸收食物残渣中的水分和无机盐，剩余残渣均经细菌发酵和腐败作用后形成粪便。粪便中还包括脱落的大量肠上皮细胞、细菌及机体代谢后的废物，如胆色素衍生物和钙、镁、汞等盐类。粪便在大肠内停留时间越长，水分被吸收越多。

二、影响正常排便因素的评估

排便活动受诸多因素影响，护理员应了解这些因素并对其进行分析，以明确被照护者排便方面的健康问题。影响因素包括年龄、饮食、活动、心理因素、个人习惯、社会文化因素、疾病因素、药物、治疗和检查。

1.心理因素　是影响大便的主要原因，当心情紧张、不安时，迷走神经激动，使肠胃蠕动加快，可引起消化不良、腹泻。在精神压抑时期，大肠蠕动减弱，可引起便秘。

2.生活习惯　生活中，许多人都有自己的排便姿势，固定的排便时间，使用某种固定的便具，排便时从事某种活动，如阅读等。当这些习惯因为环境的改变而无法维持时，正常排便就受到影响。

3.文化背景 不同群体对个人排便环境有不同的认识和需求，社会的文化教育水平也导致了个人排便理念和习性。粪便是个人隐私的概念已经被大部分的文化所认可。在缺乏隐私前提下，身体也可以抑制大便欲望，导致大便功能失常。

4.摄入饮食和液体情况 平衡饮食和充足水分是保证顺利排便的主要前提。

5.年龄 老年被照护者由于腹壁肌张力减弱，胃肠运动降低，肛门括约肌放松，造成对大便能力减退，发生大便功能不良。

6.疾病与治疗 胃肠本身的疾病，如大肠癌、结肠炎会导致大便数量增多。其他方面的疾病，如脊髓损伤、脑卒中也可产生大便失禁。一些治疗方法，如腹腔及肛门治疗会由于肠壁肌肉的暂时松弛及伤口疼痛，而导致大便障碍。

7.药物 缓泻药能够促进肠蠕动，降低胃肠水分吸收率，促进大便排出。防治腹泻时，口服药量与时机掌握不恰当，可能会引起便秘。长时间口服抗生素，可能会抑制胃肠正常菌群而引起腹泻。

三、排便的观察

（一）正常排便的观察

1.量与次数 正常人每日排便1～2次，平均量为150～200g。

2.性状 正常人大便成形质软，形似剥皮的香蕉。大便不成形，提示被照护者消化不良或患急性肠炎；大便干结，呈栗子样，提示被照护者便秘；大便呈扁条形或细带状，提示被照护者有直肠、肛门狭窄或有部分肠梗阻。

3.颜色 正常人大便呈黄褐色，由于摄入的食物和药物种类不同，大便颜色可发生不同的变化。大便颜色异常需提高警惕，消化道有出血时大便为暗红色或柏油样便；胆道梗阻时大便为白陶土色；痔疮或肛裂时大便中有血迹；肠套叠、阿米巴痢疾时大便为果酱样便；霍乱、副霍乱时大便为白色的“米泔水”样便。

4.气味 一般为粪臭味、腥臭味、恶臭味、腐败臭味，气味与食物种类，肠道疾病有关。

5.黏液和脓 正常粪便含有极少量混匀的黏液。

（二）常见的异常排便

1.便秘 是指正常的排便形态改变，大便次数减少，粪便干硬，排便困难，并需要用力排完后尚有残便感。

（1）原因：①排便习惯不良，常抑制便意；②饮食结构不合理，以低纤维、高动物脂肪饮食为主；③饮水量不足；④长期卧床或缺乏规律性锻炼；⑤滥用缓泻剂、栓剂、灌肠导致正常排泄反射消失；⑥某些药物不合理的使用；⑦某些器质性和功能性疾病，如肠道疾病、甲状腺功能减退、低血钙和低血钾等，神经系统功能障碍导致神经冲动传导受阻；⑧各类直肠、肛门手术；⑨精神抑郁、情绪消沉。

（2）症状和体征：腹痛、腹胀、消化不良、乏力、食欲不佳、舌苔变厚、头痛等。粪便干硬，触诊腹部较硬实且紧张，有时可触及包块。

便秘在某些情况下，可能给被照护者带来危险，如心脏病、高血压被照护者用力排便可能诱发心绞痛和心肌梗死、脑出血。

2.腹泻 俗称“拉肚子”，指排便次数增多，粪质稀薄，或带有黏液、脓血或未消化的食物。如解液状便，每日3次以上，或每天排便总量＞200g，其中粪便含水量＞80%，则可认为是腹泻。任何原因引起的肠蠕动增加，肠内容物迅速通过肠道，水分和营养物质不能及时在肠道内被吸收；同时，由于肠道激惹，肠液分泌增加，均可使粪便变得稀薄。暂时性腹泻是一种保护性反应，有助于机体排出肠道内刺激性和有害物质。持续严重的腹泻，可造成体内大量水分和消化液丧失，导致水、电解质和酸碱平衡紊乱。严重腹泻还可使机体无法吸收营养物质，导致营养不良。腹泻分急性与慢性两种，超过2个月者属于慢性腹泻。

（1）原因：①肠道感染或疾病；②饮食不当或食物过敏；③泻剂使用过量；④消化系统发育不成熟；⑤某些内分泌疾病，如甲状腺功能亢进症等；⑥情绪紧张、焦虑。

（2）症状和体征：腹痛（常为脐周疼痛）、肠痉挛、肠鸣音活跃、亢进，有急于排便的需要和难以控制的感觉，粪便不成形或呈水样便。

3.排便失禁　指肛门括约肌不受意识的控制而不自主地排便。

（1）原因：生理方面多见于神经肌肉系统的病变或损伤，如瘫痪、消化道疾病等；心理方面多见于情绪失调、精神障碍等。

（2）症状和体征：被照护者不自主地排出粪便。

4.粪便嵌塞　指粪便水分被吸收，过度干燥，粪块堵塞直肠不能自行排出。常见于难以缓解的慢性便秘者。

（1）原因：便秘未能及时解除，粪便滞留在直肠内，水分被持续吸收，粪便变得坚硬，而从乙状结肠排下来的粪便又不断加入，最终粪块又大又硬不能自行排出。

（2）症状和体征：典型体征是少量粪水从肛门渗出，尽管被照护者反复有排便冲动，但却不能排出粪便。常伴有食欲差，腹部胀痛，直肠肛门疼痛，十分痛苦。直肠指检可触及粪块。

5.肠胀气　指肠道内有过量气体积聚，不能排出，肠壁牵张膨胀。正常情况下，胃肠道内的气体约有150ml胃内的气体可通过口腔嗝出，肠道内的气体部分在小肠被吸收，其余通过肛门排出。

（1）原因：食入过多的产气性食物、吞入大量空气、肠蠕动减少、肠道梗阻及肠道手术等。

（2）症状和体征：腹部胀满、膨隆、痉挛性疼痛、嗝逆。腹部叩诊呈鼓音。当肠胀气压迫膈肌和胸腔时，可导致呼吸困难。

四、排便异常被照护者的护理

（一）便秘被照护者的护理

首先应确定被照护者的便秘是非器质性的，在此基础上可采取以下护理措施。

1.帮助被照护者及其家属认识到维持正常排便习惯及获得有关排便知识的重要性。

2.帮助被照护者重建正常的排便习惯：指导其选择适合自身的排便时间，理想的排便时间是晨起或餐后2小时内（早餐后最佳），每天固定在此时间排便，不随意使用缓泻剂及灌肠等方法。

3.合理安排饮食：多食富含纤维素的食物，如蔬菜（韭菜、芹菜、竹笋等）、水果、豆类和谷类制品，每日摄入膳食纤维20～35g。养成多饮水的习惯，若病情许可，液体摄入量不少于1.5～2L/d，以促进肠蠕动，刺激排便。

4.鼓励被照护者适当运动（运动受限外），根据身体状况拟订规律的运动计划并协助其进行运动，如散步、太极拳等。便秘被照护者运动项目的频次和程度无严格限制，一般推荐运动量为30～60min/d，至少3次/周。适当增加运动量可能对日常运动较少或老年便秘被照护者更有效。指导被照护者进行增强腹肌和会阴部肌肉的锻炼：被照护者取仰卧位，向内收紧腹部肌肉，并保持10秒，然后放松，反复5～10次，根据被照护者的健康状况，每天进行这样的肌肉运动3次，有助于增强肠蠕动和肌张力，促进排便。

5.提供适当的排便环境：当被照护者有便意时，应为被照护者提供私密的环境和充足的时间。被照护者排便时，应避免干扰。若被照护者必须在病室内使用便器，则应围起隔帘以遮挡，请探视者暂时离开，打开窗户和收音机（或电视机），并喷洒芳香剂除臭，以消除被照护者紧张，保持精神放松。对于虚弱的被照护者，护理员应守护在其身边，以提供必要的帮助，因为虚弱被照护者用力排便时，其心血管系统可能无法保持脑部适当的血供，有发生晕厥的危险。

6.选择适当的排便姿势，蹲姿可有助于腹肌收缩，增加腹内压，促进排便。大多数人使用厕所便器时，身体向前倾斜。若被照护者较矮，应在便器前放置脚凳，方便让被照护者踩着脚凳以增加髓部屈曲。若被照护者使用床上便器排便，病情允许时，可取坐位或抬高床头，以借重力的作用增加腹内压，促进排便。对需绝对卧床或某些术前被照护者，应有计划地训练其在床上使用便器。

7.腹部环形按摩：被照护者在排便时，应进行环形顺时针按摩，沿结肠解剖位置由右向左再向下环形按摩，可促使降结肠的内容物向下移动，并可增加腹内压，促进排便。

8.其他方法：遵医嘱可用生物反馈、口服缓泻剂、针刺疗法、服用中药、灌肠、肛门用栓剂等方法。儿童被照护者应选择一些作用温和的泻剂，慢性便秘的被照护者可遵医嘱选用容积性、渗透性、刺激性泻药或促动力药等。但应注意，长期使用缓泻剂或灌肠，可导致肠道失去正常排便功能，造成慢性便秘。

（二）腹泻被照护者的护理

1.去除病因　如为肠道感染引起的腹泻，遵医嘱给予抗生素治疗。

2.心理护理　腹泻是令人窘迫的问题，护理员应意识到被照护者需要情感支持，及时应答被照护者的呼叫。腹泻被照护者往往难以控制便意，必要时放置便器于其易取处。及时更换被粪便污染的衣裤、床单和被套，以维持被照护者尊严；开窗通风，保持室内空气清新，使被照护者感到舒适。

3.卧床休息　注意腹部保暖，以减少肠蠕动。

4.饮食护理　鼓励被照护者饮水，酌情给予清淡的半流质或流质饮食，以帮助其吸收，严重腹泻时可暂禁食。

5.维持皮肤完整性　特别是肛周的皮肤，每次便后用软纸轻擦肛门，温水清洗，保持皮肤清洁和干燥，必要时在肛周涂润肤霜、油膏和爽身粉，保护局部皮肤。

6.密切观察病情　护理员要记录被照护者排便的性质、次数、量等，必要时留取大便标本送检。

7.健康教育　向被照护者及其家属讲解有关腹泻的知识，指导注意饮食卫生，养成良好的卫生习惯。

（三）排便失禁被照护者的护理

1.心理护理　排便失禁的被照护者因心情紧张而窘迫，感到自卑和自尊丧失。护理员应给予心理疏导和情感支持。开窗通风，去除异味，使被照护者感觉舒适。

2.维持皮肤完整性　床上铺不透水尿垫，及时更换被粪便污染的衣裤、床单和被套；每次便后用温水洗净肛周皮肤，保持皮肤清洁干燥，预防肛周腌红。密切观察骶尾部皮肤变化，预防压力性损伤的发生。

3.帮助被照护者重新建立正常排便控制能力　了解被照护者排便规律，定时给予便器，如没有发现规律，可定时（如每隔数小时）送便器促使被照护者按时自己排便。与医生协调定时应用导泻栓剂或灌肠，以刺激定时排便；教会被照护者进行盆底部肌肉及肛门括约肌收缩锻炼等。

4.健康教育　向被照护者及其家属讲解有关排便失禁的知识。指导被照护者实施排便功能训练计划。

（四）粪便嵌塞被照护者的护理

1.早期可使用栓剂、口服缓泻剂来润肠通便。

2.必要时，先给予液状石蜡保留灌肠，2～3小时后再做清洁灌肠。

3.灌肠无效者可进行人工取便。由于人工取便易刺激迷走神经，心脏病、高血压、脊椎受损者应慎用，若被照护者出现心悸、头晕，应立刻停止操作。

4.健康教育：向被照护者家属讲解有关排便的知识，形成合理平衡的饮食结构。协助被照护者建立并维持正常的排便习惯，防止便秘的发生。

（五）肠胀气被照护者的护理

1.指导被照护者养成细嚼慢咽的良好饮食习惯。

2.去除引起肠胀气的原因，如勿食产气食物和饮料，积极治疗肠道疾病。

3.鼓励被照护者适当活动，卧床被照护者可在床上活动或变换体位。病情允许时，可协助被照护者下床室内活动。活动可以刺激肠蠕动，排出积气，促进肠毛细血管对气体的再吸收。

4.轻微肠胀气时，可行腹部热敷或腹部按摩。严重胀气时，遵医嘱给予药物治疗或行肛管排气。

五、排便的记录

1.详细记录被照护者大便的量、次数、颜色、性状、气味和有无黏液和脓血等。

2.发现异常及时报告给医护人员，并协助被照护者根据医嘱留取大便标本。

六、小结

排便对保证机体正常生命活动起重要作用，本节通过对正常排便及常见的异常排便的观察及处理方法进行讲解，希望通过本节的学习，护理员能准确说出粪便观察的主要内容；能准确列举影响排便的因素；掌握异常排便的观察要点及处理方法。

七、思考与练习

1.填空题

正常人每日排便一般成人每天排便（　）次，量为（　）g。

2.思考题

从哪些方面观察被照护者大便情况？

第三节 排泄照护操作技能

情景模拟1 尿壶/接尿器的使用

【情景导入】

被照护者，男，76岁，因急性心肌梗死住院，入院后给予被照护者心电血压监护，持续应用异舒吉50ml，以2ml/h持续静脉泵入，绝对卧床休息，被照护者应用利尿剂后需要排尿。

【路径清单】

（一）思考要点

怎样安全使用尿壶？

（二）操作目的

1.为卧床被照护者提供尿壶。

2.满足生理要求。

（三）评估问题

1.使用尿壶的过程中能否配合。

2.评估病情及管路情况。

3.评估被照护者所处环境是否安全，能够保护隐私，温度是否适宜。

（四）物品准备

便盆1个、手纸、一次性垫单。

（五）操作过程

1.确认操作前准备充分

（1）环境准备：环境整洁，温湿度适宜。关闭门窗，必要时遮挡屏风。

（2）护理员准备：服装整洁，洗净并温暖双手。

（3）物品准备：便壶（男、女）、一次性尿垫、卫生纸，必要时备温水、脸盆、毛巾。

2.携用物至床旁，为带管路的被照护者整理好管路，询问其是否有尿意。

3.放置尿壶

（1）护理员协助女性被照护者取仰卧位，掀开盖被折向远侧，协助其脱下裤子至膝盖部。嘱被照护者配合，屈膝并抬高臀部，同时一手托起被照护者的臀部，另一手将尿垫铺在被照护者臀下。嘱其屈膝，两腿呈八字分开，护理员手持尿壶，将开口边缘贴紧会阴部，盖好盖被。

（2）帮助男性被照护者取侧卧位，面向护理员，双膝要并拢，将阴茎插入到尿壶的接尿口，握住尿壶把手固定尿壶，盖好盖被。

4.整理：被照护者排尿后，护理员要及时撤下尿壶，用卫生纸擦干被照护者的会阴部，撤去一次性尿垫，协助被照护者穿好裤子并整理床单位，必要时协助被照护者洗手.开窗通风，观察并记录尿液的量、颜色、性状，倾倒尿液，冲洗尿壶，晾干备用。

（六）注意事项

1.女性被照护者使用尿壶时，应确保尿壶贴紧会阴部皮肤，以免漏尿打湿床单位。

2.接尿时要避免长时间暴露被照护者身体，以免引发受凉。

3.使用过的尿壶需要及时倾倒并进行清洗消毒，减少异味及尿渍附着。

［考核标准］

尿壶使用技术操作考核评分标准

姓名__________ 考核人员__________ 考核日期： 年 月 日

<table>
<tr><th colspan="2">项目</th><th>总分（分）</th><th>技术操作要求</th><th>标分（分）</th><th>评分标准</th><th>扣分</th></tr>
<tr><td colspan="2">仪表</td><td>5</td><td>符合护理员规范要求</td><td>5</td><td>一项不符合要求扣1分</td><td></td></tr>
<tr><td colspan="2">操作前准备</td><td>5</td><td>1.洗手
2.备齐并检查用物，放置合理</td><td>2
3</td><td>一项不符合要求扣2分</td><td></td></tr>
<tr><td colspan="2">安全评估</td><td>10</td><td>1.评估被照护者病情、管路、意识、自理能力、合作程度
2.被照护者会阴部皮肤状况
3.尿壶表面有无破损、裂痕等
4.环境整洁、安静、安全、温湿度适宜</td><td>2
3
3
2</td><td>一项不符合要求扣2分</td><td></td></tr>
<tr><td>操作过程</td><td>根据患者性别选择其中一种</td><td>60</td><td>1.女性被照护者
（1）携用物至床旁，评估被照护者病情，为带管路的被照护者整理好管路
（2）询问被照护者是否有尿意
（3）护理员协助被照护者取仰卧位
（4）掀开下身盖被折向远侧，协助其脱下裤子至膝部
（5）叮嘱被照护者屈膝抬高臀部
（6）同时一手托起被照护者的臀部，另一手将一次性尿垫垫于被照护者臀部下
（7）叮嘱被照护者屈膝，双腿呈八字分开
（8）护理员手持尿壶，将开口边缘贴紧阴部，盖好盖被
（9）被照护者排尿后，护理员撤下尿壶
（10）用卫生纸擦干会阴部，必要时，为被照护者清洗或擦拭会阴部
（11）撤去一次性尿垫，协助被照护者穿好裤子
（12）整理床单位，必要时协助洗手
（13）观察尿液颜色、性状、量
（14）倾倒尿液，冲洗尿壶，晾干备用
2.男性被照护者
（1）携用物至床旁，评估被照护者病情，为带管路的被照护者整理好管路
（2）询问被照护者是否有尿意
（3）协助被照护者面向护理员取侧卧位
（4）双膝并拢，将阴茎插入尿壶接尿口
（5）握住尿壶把手固定，盖好被子
（6）被照护者排尿后，护理员撤下尿壶
（7）用卫生纸擦干会阴部，必要时，为被照护者清洗或擦拭会阴部
（8）撤去一次性尿垫，协助被照护者穿好裤子
（9）整理床单位，必要时协助洗手
（10）观察尿液颜色、性状、量
（11）倾倒尿液，冲洗尿壶，晾干备用</td><td>
3
2
5
5
5
5
5
5
3
5
5
2
5
5

3
2
10
10
10
3
5
5
2
5
5</td><td>过度暴露被照护者扣5分
尿壶使用不符合要求扣5分
尿液污染被服扣5分
撤尿壶用力过猛扣2分
未观察被照护者小便颜色、气味及量各扣2分
其余一项不符合要求扣2分</td><td></td></tr>
</table>

续表

项目	总分（分）	技术操作要求	标分（分）	评分标准	扣分
操作后	5	1.撤去遮挡，开窗通风，调节室温 2.用物、生活垃圾、医疗废弃物分类正确处置 3.流动水洗手	2 2 1	未开窗通风扣2分 用物处理不规范各扣2分 未洗手扣1分	
评价	10	1.遵循标准预防、消毒隔离、安全的原则 2.操作者知晓注意事项 3.被照护者皮肤及床单位清洁，无皮肤擦伤	4 2 4	一项不符合扣2分	
理论提问	5	使用尿壶的注意事项有哪些	5	少一条扣2分	
合计	100				

理论提问：

使用尿壶的注意事项有哪些？

答：①女性被照护者使用尿壶时，应确保尿壶贴紧会阴部皮肤，以免漏尿打湿床单位。②接尿时要避免长时间暴露被照护者身体，以免引发受凉。③尿壶要及时倾倒并进行清洗消毒，减少异味及尿渍附着。

情景模拟2　便盆的使用

【情景导入】

被照护者，女，76岁，因突发腹痛，以急性胰腺炎住院，入院后给予生长抑素微量泵泵入，因血糖23.6mmol/L，胰岛素2U静脉泵入，心电监护，胃肠减压，被照护者需要排便。

【路径清单】

（一）思考要点

怎样安全使用便盆？

（二）操作目的

1.为卧床被照护者提供便器。

2.满足生理要求。

（三）评估问题

1.评估被照护者使用便盆过程的配合情况。

2.评估被照护者病情及管路情况。

3.评估被照护者所处环境是否安全，是否能保护隐私，温度是否适宜。

（四）物品准备

便盆1个、手纸、一次性垫单。

（五）操作过程

1.确认操作前准备充分

（1）护理员准备：洗手，着装整洁。

（2）用物：准备备齐并检查用物，放置合理。

（3）环境：准备整洁安静、安全、温湿度适宜。

2. 携用物至床旁，为带管路的被照护者整理好管路。

3. 协助被照护者脱裤、屈膝，将尿垫置于臀下。

4. 置便盆，注意保暖

（1）能自主配合抬高臀部者：护理员一手托起被照护者腰骶部，嘱被照护者抬高臀部，另一手将便盆置于臀部下，使便盆阔边朝被照护者（图9-1）。

（2）不能自主配合抬高臀部者：护理员协助被照护者取侧卧位，放置好便盆后，一手扶住便盆（图9-2），另一手帮助被照护者恢复平卧位，或两名操作者协力抬起被照护者臀部放置便盆。

5. 排便完毕，协助擦净肛门，撤去便盆及尿垫。

6. 协助被照护者穿衣裤，取舒适卧位，整理床单位，询问被照护者感受。

7. 处理和清洁便器，注意观察被照护者大小便颜色、性状及量并做好记录。

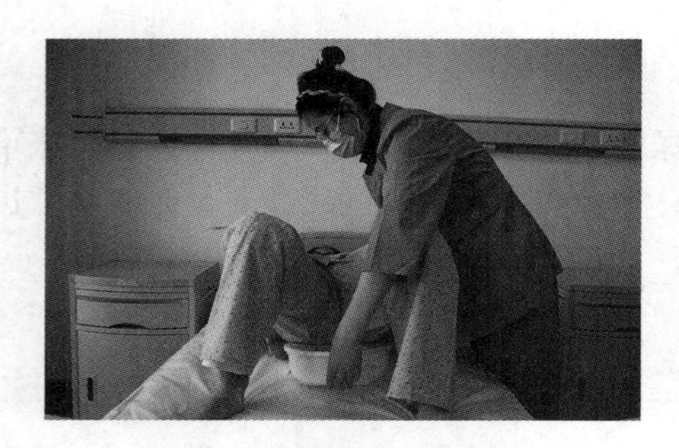

图9-1 便盆从两腿中间放入

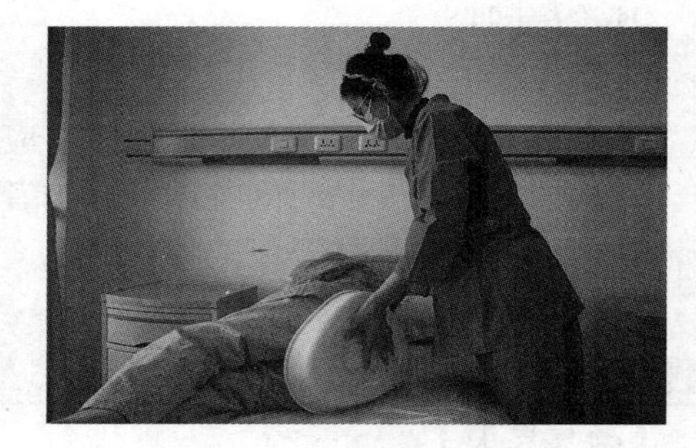

图9-2 便盆放置在臀部

（六）注意事项

1. 使用新便盆前，要先检查（用手摸）便盆内口边缘，如果发现粗糙或便盆有裂缝不能给被照护者使用。

2. 如被照护者不习惯卧位排便时，根据被照护者病情抬高床头。

3. 协助被照护者排便，避免长时间暴露被照护者的身体，防止受凉。

4. 协助有管路的被照护者排便，注意不要拽拉管路，以免管路脱出。

5. 放、取便盆时被照护者臀部抬高要有足够的高度，不要强行放取，避免拖、拉便盆，以免损伤被照护者骶尾部皮肤。

6. 若大小便污染了床单、衣服、被褥要及时更换。

7. 便盆及时倾倒并清洗消毒，避免污渍附着。

8. 观察排泄物的性状、量及骶尾部的皮肤，如有异常及时处理。

[考核标准]

便盆使用技术操作考核评分标准

姓名__________ 考核人员__________ 考核日期： 年 月 日

项目	总分（分）	技术操作要求	标分（分）	评分标准	扣分
仪表	5	符合护理员规范要求	5	一项不符合要求扣1分	
操作前准备	5	1.洗手 2.备齐并检查用物，放置合理	2 3	一项不符合要求扣2分	
安全评估	10	1.被照护者病情、管路、意识、自理能力、合作程度 2.被照护者会阴部皮肤状况 3.便器表面有无破损、裂痕等 4.环境整洁、安静、安全、温湿度适宜	2 3 3 2	一项不符合要求扣2分	
操作过程	60	1.携用物至床旁，评估被照护者病情，为带管路的被照护者整理好管路 2.协助被照护者脱裤、屈膝，将一次性垫单置于臀下 3.置便盆，注意保暖（根据情况两者选其一） （1）能自主配合抬高臀部者 1）操作者一手托起被照护者腰骶部，嘱其抬高臀部 2）另一手将便盆置于臀部下，使便盆阔边朝被照护者 （2）不能自主配合抬高臀部者 1）操作者先协助被照护者侧卧，放置便盆 2）一手扶住便盆，另一手帮助被照护者恢复平卧位，或两名操作者协力抬起被照护者臀部放置便盆 4.尊重被照护者意愿，可守候在床边，也可把手纸和呼叫器放于被照护者手边，暂离病室等候呼叫 5.排便完毕，协助擦净肛门 6.撤去便盆及一次性垫单 7.协助被照护者穿衣裤，卧位休息 8.整理床单位，询问被照护者感受 9.处理和清洁便器 10.注意观察被照护者大小便颜色、性状及量并做好记录	5 5 5 10 5 10 5 5 5 5 5 5 5	过度暴露被照护者扣5分 污染被服扣5分 便盆使用不符合要求扣5分 撤便盆用力过猛扣5分 未观察被照护者大小便颜色、性状及量各扣2分 一项不符合要求扣2分	
操作后	5	1.撤去遮挡，开窗通风，调节室温 2.用物、生活垃圾、医疗废弃物分类正确处置 3.流动水洗手	2 2 1	未开窗通风扣2分 用物处理不规范各扣2分 未洗手扣1分	
评价	10	1.遵循标准预防、消毒隔离、安全的原则 2.操作者知晓注意事项 3.被照护者皮肤及床单位清洁，无皮肤擦伤	4 2 4	一项不符合扣2分	
理论提问	5	1.观察大小便的内容包括哪些方面 2.便盆使用评估包括哪些方面的内容 3.使用便盆的注意事项有哪些		少一条扣1分	
合计	100				

理论提问：

1. 观察大小便的内容包括哪些方面？

答：次数、量、性状、硬度、颜色、内容物、气味等。

2. 便盆使用评估包括哪些方面的内容？

答：①被照护者病情、管路、意识、自理能力、合作程度。②被照护者会阴部皮肤状况。③便器表面有无破损、裂痕等。

3. 使用便盆的注意事项有哪些？

答：①使用新便盆前，要先检查（用手摸）便盆内口边缘，如果发现粗糙或便盆有裂缝不能给被照护者使用。②如被照护者不习惯卧位排便时，根据被照护者病情抬高床头。③协助被照护者排便，避免长时间暴露被照护者的身体，防止受凉。④协助有管路的被照护者排便，注意不要拽拉管路，以免管路脱出。⑤放、取便盆时被照护者臀部抬高要有足够的高度，不要强行放取，避免拖、拉便盆，以免损伤被照护者骶尾部皮肤。⑥若大小便污染了床单、衣服、被褥，要及时更换。⑦便盆及时倾倒并清洗消毒，避免污渍附着。⑧观察排泄物的性状、量及骶尾部的皮肤，如有异常及时处理。

情景模拟3　开塞露的使用

【情景导入】

被照护者，女，83岁，因腹痛，以肠梗阻住院，入院后给予胃肠减压，现被照护者排便困难，遵医嘱给予被照护者开塞露1支纳肛经肛门口送到直肠。

【路径清单】

（一）思考要点

怎样安全使用开塞露？

（二）操作目的

1. 协助被照护者使用开塞露。

2. 帮助被照护者排便。

（三）评估问题

1. 使用开塞露的过程中被照护者能否配合。

2. 评估被照护者所处环境是否安全，能够保护隐私，温度是否适宜。

（四）物品准备

开塞露、剪刀、卫生纸、手套、便器、尿垫。

（五）操作过程

1. 确认操作前准备充分。

（1）护理员：洗手。

（2）用物：备齐并检查用物，放置合理。

（3）环境：整洁安静、安全、温湿度适宜。

2. 携用物至床旁，为带管路的被照护者整理好管路、向被照护者说明操作目的、方法，遮挡被照护者。

3. 被照护者取左侧卧位，褪下裤子至膝部，暴露肛门。

4. 戴手套，取下塑料囊顶端帽盖，先挤出少许药液润滑开口处（图9-3）。

5.捏住塑料囊膨大部位，将胶囊颈部轻轻全部插入肛门，将药液全部挤入（药液量：成人20ml，小儿10ml）（图9-4）。

6.取出塑料囊，包于卫生纸内，嘱被照护者保留5～10分钟后排便。

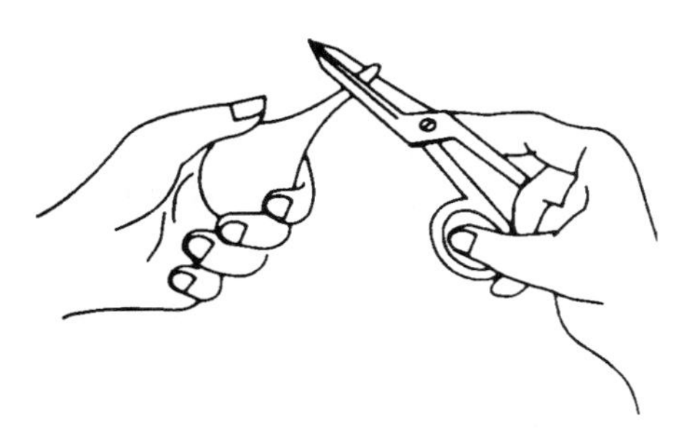

图9-3 开塞露简易通便术（1）

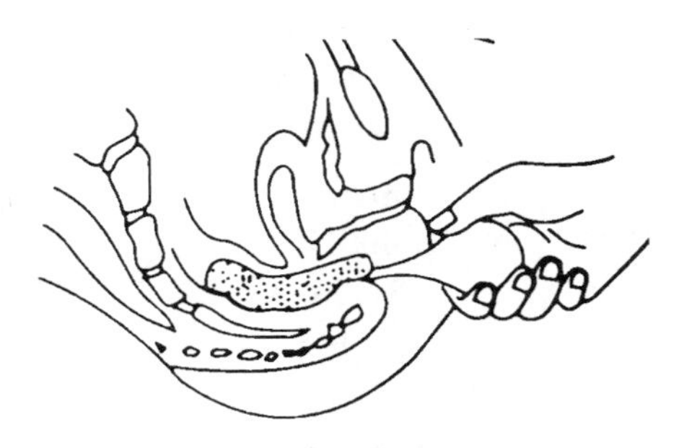

图9-4 开塞露简易通便术（2）

（六）注意事项

如开塞露为无盖密封型，用剪刀剪去塑料囊顶端，剪开处应尽量光滑，无锐角，避免损伤肛门、直肠黏膜。

［考核标准］

开塞露使用技术操作考核评分标准

姓名__________ 考核人员__________ 考核日期： 年 月 日

项目	总分（分）	技术操作要求	标分（分）	评分标准	扣分
仪表	5	符合护理员规范要求	5	一项不符合要求扣1分	
操作前准备	5	1.洗手 2.备齐并检查用物，放置合理，开塞露安全有效	2 3	一项不符合要求扣2分	
安全评估	10	1.被照护者便秘情况及自理合作程度 2.与被照护者沟通语言恰当，态度和蔼 3.洁净、安全、温湿度适宜	4 4 2	一项不符合要求扣2分	
操作过程	60	1.携用物至床旁，向被照护者解释操作方法为带管路的被照护者整理好管路 2.遮挡被照护者，保护隐私 3.协助被照护者左侧卧位，脱裤于臀下 4.取下开塞露瓶帽，挤出少量药液润滑瓶端（不污染） 5.一手戴手套分开臀裂方法正确 6.开塞露瓶端插入肛门内方法正确（若造成损伤不及格） 7.插入深度适宜 8.捏住塑料囊膨大部位，将胶囊颈部轻轻全部插入肛门，将药液全部挤入，成人20ml，小儿10ml 9.取出塑料囊，包于卫生纸内，嘱被照护者保留5～10分钟后排便	5 5 5 5 5 5 5 10 5	未评估扣2分 管路未整理扣2分 过度暴露被照护者扣5分 使用方法不符合要求扣5分 纳肛用力过猛扣5分 有漏液者扣5分 其余一项不符合要求扣2分	

续表

项目	总分（分）	技术操作要求	标分（分）	评分标准	扣分
		10.为被照护者擦净肛门处 11.协助被照护者穿裤 12.清理用物	5 3 2		
操作后	10	1.整理床单位（平整、干燥、无皱褶） 2.用物处理正确 3.流动水洗手，记录及时、正确	2 4 4	一项不符合要求扣2分	
评价	5	1.被照护者体位正确、舒适 2.操作动作轻稳、准确、节力	2 3	一项不符合扣2分	
理论提问	5	使用开塞露的注意事项有哪些	5	少一条扣1分	
合计	100				

理论提问：

使用开塞露的注意事项有哪些？

答：如开塞露为无盖密封型，用剪刀剪去塑料囊顶端，剪开处应尽量光滑，无锐角，避免损伤肛门、直肠黏膜。

情景模拟4 采集粪便标本

【情景导入】

被照护者，女，76岁，因突发腹泻入院，入院后遵医嘱给予被照护者留取粪便标本。

【路径清单】

（一）思考要点

怎样协助被照护者正确的留取粪便常规？

（二）操作目的

正确留取大便标本。

（三）评估问题

1.评估被照护者能否自行留取标本。

2.评估被照护者病情及管路情况。

3.评估被照护者所处环境是否安全，能够保护隐私，温度是否适宜。

（四）物品准备

根据检验要求备齐用物。

（五）操作过程

各种标本的采集方法详见［评分标准］。

（六）注意事项

1.采集培养标本，如被照护者无便意时，用长无菌棉签蘸0.9%氯化钠溶液，由肛门插入6～7cm，顺一个方向轻轻旋转后退出，将棉签置于培养瓶内，盖紧瓶塞。

2.采集隐血标本时，嘱被照护者检查前3天禁食肉类、动物肝、血和含铁丰富的药物、食物、绿叶蔬菜，3天后收集标本，以免造成假阳性。

[考核标准]

粪便标本采集技术操作考核评分标准

姓名＿＿＿＿＿ 考核人员＿＿＿＿＿ 考核日期： 年 月 日

项目	总分（分）	技术操作要求	标分（分）	评分标准	扣分
仪表	5	符合护理员规范要求	5	一项不符合要求扣1分	
操作前准备	5	1.洗手，戴口罩 2.备齐并检查用物，放置合理 3.了解收集标本的目的及方法	2 1 2	一项不符合要求扣1分	
安全评估	10	1.了解被照护者的病情、临床诊断、意识状态、合作程度、自理能力 2.了解被照护者的排便情况及对留取粪便标本的认知程度 3.安静、安全、隐蔽	4 4 2	一项不符合要求扣2分	
操作过程	60	1.核对，在检验单（或电子条形码）信息是否正确 2.携用物至床旁，向被照护者解释目的和方法 3.屏风遮挡，嘱被照护者排空膀胱 4.收集粪便标本（根据标本不同选择不同方式及容器） （1）常规标本或隐血标本 1）嘱被照护者排便于清洁便器内 2）戴手套用棉签或检便匙取中央部分或黏液脓血部分约5g 3）置于检便盒内，盖好标本盒 （2）培养标本 1）嘱被照护者排便于消毒便器内 2）戴手套用无菌棉签取中央部分或黏液脓血部分2～5g置于培养瓶内 3）塞紧瓶塞 5.再次核对，及时送检 6.脱手套，洗手	10 5 10 5 10 10 5 10 10 5 5	未核对扣5分 过度暴露被照护者扣5分 收集粪便方式不正确扣10分 收集量不足扣5分 未按粪便标本要求收集粪便扣20分 收集完毕未再次核对扣5分 其余一项不符合要求扣2分	
操作后	5	1.撤去遮挡，开窗通风，调节室温 2.用物、生活垃圾、正确处置 3.流动水洗手	2 2 1	一项不符合扣1分	
评价	10	1.遵循标准预防、消毒隔离、安全的原则 2.操作者知晓注意事项 3.被照护者皮肤及床单位清洁，无皮肤擦伤	4 2 4	一项不符合扣2分	
理论提问	5	粪便采集的注意事项有哪些	5	少一条扣2分	
合计	100				

理论提问：

粪便采集的注意事项有哪些?

答：①采集培养标本，如被照护者无便意时，用长无菌棉签蘸0.9%氯化钠溶液，由肛门插入6～7cm，顺一个方向轻轻旋转后退出，将棉签置于培养瓶内，盖紧瓶塞。②采集隐血标本时，嘱被照护者检查前3天禁食肉类、动物肝、血和含铁丰富的药物、食物、绿叶蔬菜，3天后收集标本，以免造成假阳性。

情景模拟5　采集常规尿液标本

【情景导入】

被照护者，女，76岁，因尿路感染入院，入院后遵医嘱给予被照护者留取常规尿液标本。

【路径清单】

（一）思考要点

怎样协助被照护者正确的留取尿常规?

（二）操作目的

协助被照护者留取尿标本。

（三）评估问题

1.评估被照护者能否自行留取标本。

2.评估被照护者病情及管路情况。

3.评估被照护者所处环境是否安全，能够保护隐私，温度是否适宜。

（四）物品准备

小便管、必要时备便器、屏风。

（五）操作过程

1.核对，在检验单附联上注明被照护者信息（或电子条形码）贴于标本容器上。

2.携用物至床旁，核对，解释。

3.收集尿液标本（注意遮挡保护被照护者隐私）。

4.能自理被照护者，给予标本容器，嘱其将晨起第一次尿留于容器内30～50ml。

5.行动不便被照护者，协助床上使用便器，收集尿液于标本容器中。

6.留置导尿的被照护者，打开集尿袋下方的引流口，按规范留取尿液。

7.再次核对，标本及时送检。

8.协助被照护者取舒适卧位，整理床单位。

（六）注意事项

1.女性被照护者月经期间不宜留取尿标本。

2.会阴部分泌物过多时，应先清洁会阴部，再收集标本。

3.如集尿瓶有渗漏应立即更换。

4.常规尿标本应留取晨尿。

5.提供安全隐蔽的环境，消除紧张情绪。

［考核标准］

常规尿标本采集技术操作考核评分标准

姓名__________　考核人员__________　考核日期：　　年　　月　　日

项目	总分（分）	操作要求	标分（分）	评分标准	扣分
仪表	5	符合护理员规范要求	5	一项不符合要求扣1分	
操作前准备	5	1.洗手，戴口罩 2.备齐并检查用物，放置合理 3.了解收集尿标本的目的及方法	2 1 2	一项不符合要求扣1分	
安全评估	10	1.了解被照护者病情、临床诊断、意识状态、合作程度、心理状况 2.被照护者排尿情况 3.环境宽敞、安静、安全、隐蔽	4 4 2	一项不符合要求扣2分	
操作过程（根据不同情况选择其中一种）	60	1.生活能自理的被照护者 （1）核对检验单附联（或电子条形码）信息是否正确 （2）携用物至床旁，核对，解释 （3）注意遮挡保护被照护者隐私 （4）收集尿液标本 给予标本容器，嘱被照护者将晨起第一次尿留于尿管中5～10ml（测定尿比重需留100ml）。具体操作步骤如下 1）晨起叮嘱被照护者清洗外阴，男性被照护者须将包皮翻开清洗 2）叮嘱被照护者排尿时，弃去前段尿，以尿管接取中段尿5～10ml 3）留取完毕随即盖紧试管 （5）再次核对，标本及时送检 （6）协助被照护者取舒适卧位，整理床单位 （7）洗手，记录 2.行动不便或生活不能自理的被照护者 （1）核对检验单附联（或电子条形码）信息是否正确 （2）携用物至床旁，核对，解释 （3）注意遮挡保护被照护者隐私 （4）收集尿液标本 协助床上使用便器，收集尿液于标本容器中，操作步骤如下 1）晨起叮嘱被照护者清洗外阴，男性被照护者须将包皮翻开清洗 2）戴一次性手套，将干净的便器放置于被照护者臀下，嘱被照护者排尿，弃去前段尿，以尿管接取中段尿5～10ml 3）留取完毕随即盖紧试管，收取尿标本 4）清洁外阴，协助被照护者穿裤 （5）再次核对，标本及时送检	 5 5 5 15 15 5 5 3 2 5 5 5 10 15 5 5 5	导尿被照护者收集方式不符合要求扣10分 未再次核对扣3分 过度暴露被照护者扣5分 标本留取量不足扣10分 其余一项不符合要求扣2分	

续表

项目	总分（分）	操作要求	标分（分）	评分标准	扣分
		（6）协助被照护者取舒适卧位，整理床单位	3		
		（7）洗手，记录	2		
		3.留置导尿管的被照护者			
		（1）核对检验单附联（或电子条形码）信息是否正确	5		
		（2）携用物至床旁，核对，解释	5		
		（3）注意遮挡保护被照护者隐私	5		
		（4）收集尿液标本			
		留取尿标本的具体操作步骤如下			
		1）先夹闭尿管3分钟左右	5		
		2）分离尿管与集尿袋	5		
		3）弃去导尿管前段的尿液	10		
		4）留取无污染尿液5～10ml，注入试管中	10		
		5）留取完毕随即盖紧试管	5		
		（5）再次核对，标本及时送检	5		
		（6）协助被照护者取舒适卧位，整理床单位	3		
		（7）洗手，记录	2		
操作后	5	1.撤去遮挡，开窗通风，调节室温	2	一项不符合要求扣1分	
		2.用物、生活垃圾、医疗废弃物分类正确处置	2		
		3.流动水洗手	1		
评价	10	1.遵循标准预防、消毒隔离、安全的原则	4	一项不符合扣2分	
		2.操作者知晓注意事项	2		
		3.被照护者皮肤及床单位清洁，无皮肤擦伤	4		
理论提问	5	尿液采集的注意事项有哪些	5	少一条扣1分	
合计	100				

理论提问：

尿液采集的注意事项有哪些？

答：①女性被照护者月经期不宜留取尿标本。②会阴部分泌物过多时，应先清洁会阴部，再收集标本。③如集尿瓶有渗漏应立即更换。④常规尿标本应留取晨尿。⑤提供安全隐蔽的环境，消除紧张情绪。

答案

（金延春　孙美凤）

第十章　睡　　眠

睡眠是一种特殊的感知状态，尽管人们对环境的反应能力在睡眠期间有所下降，但并没有消失。通过睡眠，人的精神和体力得到恢复，并在睡眠后保持良好的觉醒状态。

第一节　睡眠照护基础知识

一、睡眠照护的定义

睡眠照护指对睡眠过程的照顾护理。在了解和应用睡眠知识的基础上，我们可以用爱心、耐心和专业的服务精神为被照护者解决睡眠困难，创造一个良好舒适的睡眠环境。

二、良好睡眠的意义

1.消除疲劳感　良好的睡眠可以提供充足的休息，降低睡眠期间身体的基本代谢速率，减少能量消耗，有助于消除疲劳，快速的恢复体力。

2.提高机体免疫力　睡眠时机体代谢减慢，体内的蛋白质和营养物质可以修复受损的细胞或组织，有利于免疫球蛋白的合成，以及提高机体免疫力。

3.建立良好的情绪　良好的睡眠可以让精神放松，避免紧张、焦虑等情绪，更有利于工作和学习。

三、影响被照护者睡眠的因素

1.疾病　当被照护者饥饿或腹胀、全身关节疼痛时，会出现入睡困难或浅睡眠状态。

2.心理因素　情绪激动、焦虑和悲伤会影响睡眠质量。良好和愉快的情绪促进被照护者快速进入睡眠状态并保持充足的睡眠时间。

3.环境因素　舒适、和谐的睡眠环境可以使被照护者身心愉悦，提高睡眠质量，增强战胜疾病的自信心。

4.运动和活动　适当的运动和锻炼活动可以促进被照护者睡眠质量提高。不运动或过度运动都会降低睡眠质量。

5.其他　睡前更换睡眠地点，饮用浓茶、咖啡等饮料，可使精神兴奋，影响被照护者睡眠质量。

四、导致被照护者睡眠障碍的疾病

1.糖尿病　糖尿病被照护者一方面夜间尿量增多，去厕所的次数增加，影响睡眠。另一方面皮肤瘙痒，尤其夜间加重，导致被照护者难以入睡。

2.高血压　高血压被照护者常出现头痛、头晕、记忆力减退、注意力不集中等症状，会入睡困难、睡眠质量差。

3.心脏病　心脏病被照护者思想负担加重，造成失眠，失眠又会加重心脏病，导致恶性循环。

4.更年期综合征　更年期综合征被照护者由于神经功能紊乱和心理负担加重，常出现入睡困难，睡眠时间减少。

5.胃病　胃病被照护者往往出现反酸、嗳气、恶心、呕吐、食欲下降等症状，常有夜间腹痛等，导致睡眠间断。

五、睡眠照护的要求

1.能独自为被照护者布置舒适的睡眠环境。

2.能运用所掌握的睡眠知识，针对被照护者存在的睡眠问题采取措施，提高睡眠质量。

3.能正确观察被照护者的睡眠状况。

六、睡眠观察要点

1.一般睡眠状况　入睡早晚、总睡眠时间量、醒来的时间和次数、睡眠质量等。

2.异常睡眠状况　入睡困难、睡眠呼吸暂停、失眠多梦、夜间阵发呼吸困难、昼夜颠倒、嗜睡等。

3.异常睡眠记录内容　姓名、床号、睡眠一般状况，如入睡时间、总睡眠时间、醒来的时间和次数、睡眠质量、被照护者主诉、异常睡眠的表现、服药情况、是否采用助眠措施等。

七、睡眠异常的护理措施

1.睡眠习惯　护理员了解被照护者平时睡眠习惯，如每天几点睡觉？几点起床？睡觉前是否有需要服用药物等特殊习惯。

2.饮食护理　晚餐时不要进食过饱，进食清淡并且易消化的食物，避免油炸食品。

3.良好的睡眠环境　根据被照护者习惯，保持室内温度湿度适宜，光线柔和或者关闭照明灯。环境安静，无嘈杂声。

4.做好照护，诱导睡眠　协助被照护者洗脸、刷牙、泡脚等，保持口腔、会阴清洁等，使身体清爽舒适。

5.保持舒适的睡姿　协助被照护者取适当的体位，有关节、肌肉酸痛的被照护者给予分散注意力，必要时加以按摩，促进睡眠。

6.心理安慰　针对被照护者的情绪异常，安慰被照护者，使被照护者情绪稳定，消除顾虑，保持情绪愉悦，促进睡眠。

7.药物护理　根据被照护者病情变化，遵医嘱协助被照护者服用药物，注意服用剂量和时间。尽量减少药物助眠。

八、小结

本节主要简述了睡眠照护的概念及基本内容，护理员应了解睡眠的形态及观察要点，在能够评估老人睡眠障碍的基础上，帮助老人更快地进入睡眠状态，提高睡眠质量，从而提高生活质量。

九、思考与练习

1. 多选题

睡眠观察的要点包括（ ）

A. 一般睡眠状况 B. 异常睡眠状况

C. 被照护者主诉 D. 有无采取助眠措施

2. 思考题

睡眠照护有哪些要求？

第二节 睡眠照护基本措施

一、助眠的基本措施

如何使被照护者快速进入睡眠状态，护理员在陪护过程中，细心、耐心的观察和护理，被照护者的睡眠会得到最大的改善。

（一）营造良好的睡眠环境

1. 做好房间清洁工作，调节房间适宜的温湿度，夏季室内温度应在18～22℃，冬季应在25℃左右，湿度应在50%～60%。通风时注意保暖。

2. 床铺干燥舒适，被褥厚薄符合季节，枕头软硬高低符合被照护者自身习惯。

3. 陪护人员在操作时保持动作轻、说话轻、走路轻、关门轻，营造安静的睡眠氛围。

（二）缓解被照护者生理上的不舒适

1. 解除和舒缓被照护者的疼痛等不适因素，必要时应用镇痛药物等。

2. 协助采取舒适的体位。

（三）满足被照护者的清洁需要

协助被照护者洗漱，符合被照护者自身卫生习惯。及时清理更换衣物，保持清爽整洁。

（四）满足被照护者睡眠习惯

陪护人员尽可能满足被照护者入睡前的常规习惯，如听音乐、看书等。

（五）适当的心理护理

被照护者对于自身疾病的担忧、社会及家庭角色的转变等，均会产生一定心理压力而影响睡眠。陪护人员要通过观察了解、关心体贴被照护者，进行有效的沟通交流，缓解焦虑不安的心理，满足其心理需求。

（六）严格控制对睡眠有影响的食物药物

1. 中枢兴奋类药物 如咖啡因、回苏灵等，对大脑有兴奋作用，可提高大脑活动能力，影响睡眠。陪护人员要注意，尽量避免睡前饮用功能性饮料、咖啡浓茶等。

2. 镇静、催眠类药物 剂量不大的催眠药能够产生镇静作用，诱导被照护者容易入睡，如地西泮等。在使用镇静催眠药时严格观察被照护者有无不良反应，如嗜睡、头晕、身体乏力等。但需注意此类药物不良反应，易发生药物依赖性、成瘾性，以及长期服药后突然停药出现的焦虑、兴奋、震颤等，需严格按照医嘱服用。

3.做好用药宣教　告知被照护者合理的用药是为帮助被照护者建立正常的睡眠规律，适当服用不会产生依赖性，以减轻被照护者的内心恐惧和疑虑；告知被照护者按时、按需、按量服药的重要性、常见的不良反应等，引起老人的重视，提高依从性，避免因擅自停药或改变药量引起药物治疗的安全性、有效性的改变。

（七）对被照护者的睡眠习惯进行健康指导

1.鼓励被照护者建立规律的睡眠习惯，保持固定的睡眠时间。

2.在被照护者病情允许下，鼓励白天适当活动。

3.睡前舒缓心情，避免接触过多刺激节奏的电视、广播等。

4.睡前饮食适度，避免过饥过饱。

（八）对被照护者进行饮食指导

可借助助眠食物或汤剂，如菊花茶、温牛奶、蜂蜜、全麦面包、亚麻籽、酸枣仁汤、桂圆莲子汤等。

二、小结

本节主要是讲解了促进睡眠的被照护者本身及外界环境的基本措施，希望通过本节的学习能掌握照护的技巧及要点，帮助老年人规避影响睡眠及安全的其他因素，结合老年人自身状态，改善睡眠质量。

三、思考与练习

多选题

（1）睡眠照护包括的内容有（　）

A.心理照护

B.用药照护

C.饮食照护

D.生理照护

（2）对于用药照护说法正确的是（　）

A.不服用对大脑有兴奋作用的药物

B.告知被照护者使用镇静催眠药时被照护者有嗜睡、头晕、乏力为正常

C.告知被照护者不可私自停药或改变药量

D.睡前避免喝浓茶咖啡等

情景模拟　协助睡眠

【情景导入】

被照护者，女，70岁，高中文化，退休教师。坐轮椅入院，患有冠心病、颈椎病，居住在三人间。查房时发现被照护者神情疲惫，情绪低落，诉因自身不适应，夜间难以入睡。

【路径清单】

（一）思考要点

请找出被照护者夜间难以入睡的原因?

（二）操作目的

1.查找入睡困难的原因。

2.为被照护者营造舒适睡眠环境，满足被照护者睡眠要求。

（三）评估问题

1.评估被照护者能否配合睡眠准备。

2.评估被照护者病情及情绪状况。

3.评估导致被照护者入睡困难的因素。

（四）物品准备

根据需要准备干净舒服的床铺、枕头等。

（五）操作过程

1.了解被照护者睡眠的常规习惯及睡眠环境。

2.帮助被照护者熟悉病房环境，介绍生活设施的位置及使用方法。

3.找出可能导致被照护者入睡困难的问题。

4.安抚被照护者情绪，给予心理疏导。

5.必要时借助催眠镇静药物。

（六）注意事项

1.睡前通风换气，同病室其他人员尽量保持同步睡眠时间。

2.被褥枕头软硬度符合被照护者个人习惯。

3.注意观察镇静催眠药物的有效性及副作用表现。

[考核标准]

睡眠照护操作技术考核评分标准

姓名＿＿＿＿＿ 考核人员＿＿＿＿＿ 考核日期： 年 月 日

项目	总分（分）	技术操作要求	标分（分）	评分标准	扣分
仪表	5	符合护理员规范要求	5	一项不合要求扣1分	
操作前准备	5	1.洗手	1	一项不符合要求扣1分	
		2.用物准备齐全、摆放有序：枕头、床褥、棉被、睡前药物等	2		
		3.环境干净整洁，温湿度适宜，睡前开窗通风30分钟，保持安静	2		
安全评估	10	1.评估被照护者身体情况及情绪状况	3	一项不符合要求扣2分	
		2.评估被照护者是否需要药物协助及正确服用药物	3		
		3.评估被照护者能否配合睡眠准备	2		
		4.评估导致被照护者入睡困难的因素	2		

续表

项目	总分（分）	技术操作要求	标分（分）	评分标准	扣分
操作过程	60	1.向被照护者解释睡眠时间，询问被照护者是否大小便 2.征求被照护者同意打开窗户通风30分钟，关闭门窗，调节室内温度，室内温度适宜 3.铺好被褥，根据季节准备厚度不同的被褥 4.根据被照护者身体情况，检查床褥软硬度是否适宜，有无渣屑 5.拍松枕头，枕头的高低根据被照护者习惯准备 6.呼叫器放在床头 7.冬天必要时装暖水袋放于盖被内，待被照护者上床前取出 8.协助被照护者洗脸、刷牙、泡脚 9.根据需要协助被照护者服用助眠药物 10.协助被照护者上床，取舒适卧位 11.盖好盖被，拉起床挡 12.关闭大灯	3 10 5 5 5 3 3 10 10 2 2 2	温度不适宜扣5分 未询问需求扣3分 未注意枕头软硬、高低适中扣5分 其余一项不符合要求扣2分	
操作后	5	1.用物及时处理，倒掉水盆内的水，声音不可过大 2.洗手	3 2	一项不符合要求扣1分	
评价	10	1.被照护者安全，感到清洁舒适 2.操作规范，动作轻巧、熟练 3.尊重关爱被照护者，指导到位，沟通有效，被照护者顺利入睡	2 4 4	一项不符合要求扣2分	
理论提问	5	睡前评估内容有哪些	5	少一条扣2分	
合计	100				

理论提问：

睡前评估内容有哪些？

答：①评估被照护者能否配合睡眠准备，为睡眠做准备。②评估被照护者病情及情绪是否影响睡眠。③评估导致被照护者入睡困难的因素。

答案

（刘淑芹　张　梦）

第十一章　移　动

人们在日常生活中，会经常通过移动达到目的。被照护者受病情或治疗的影响，自己无法完成移动，需要护理员通过学习，掌握正确的照护方法，选择合适的方式帮助被照护者完成移动，为被照护者提供优质的服务。

第一节　移动照护基础知识

移动是指改变原来的位置，包括转移和翻身等技术。

一、转移

根据被照护者实际情况及需求，协助被照护者选择合适的辅助用具，指导或协助被照护者使用不同的器具完成转移。主要包括助行器、轮椅、转移垫、移位机、平车等用具。下面介绍几种常用的转移器具。

（一）助行器

助行器是帮助身体支撑体重、保持平衡和行走的工具。主要用于体弱者步态不稳、单侧或双侧肢体无力或行走不平衡的被照护者，以及手术后的被照护者。

根据工作原理和功能的不同分为：①无动力式助行器。②动力式助行器。③功能电刺激助行器。

临床上常用的助行器是无动力式助行器，包括手杖、腋杖和步行器等。

1. 手杖　也称拐杖，通常称为老人的第三条腿。合适的手杖是手柄位于手腕处，被照护者持手杖站立时，肘关节应屈曲30°左右，行走时需伸开肘部，推动手杖才能支撑体重。

2. 腋杖　腋杖的长度为身高减41cm的长度。

3. 步行器　稳定性好，可折叠，轻便可以调节，适用于手术后不能正常行走的被照护者。

（二）轮椅

轮椅是残疾者的重要代步工具，当行走能力减低或丧失，要独立生活，参与工作和社会活动时，都必须依靠重要的辅助器具。轮椅适用于有行走困难的被照护者，如骨关节疾病、脊髓损伤导致截瘫、颅脑损伤、下肢伤残、脑卒中偏瘫、年老体弱者。

（三）转移垫（过床易）

转移垫采用国外进口材质，滑动性好，适用于床上平移被照护者，具有安全、省时、省力、方便快捷的特点。只需一人就可以完成床上平移被照护者的操作。

（四）移位机

移位机适用于瘫痪被照护者、残疾人、老年人、卧床被照护者的移动、称重等，符合力学原理，方便前后推动或侧向移动、旋转。可以减轻护理员的工作强度，提高效率，降低风险。

（五）平车

平车是指推送被照护者的带有4个轮子的推车，床面可以移动，两边带护栏，保证被照护者安全，床头、床尾都可以放输液架，方便被照护者输液。

二、翻身

为了预防长期卧床造成的压力性损伤，卧床被照护者经常变换体位。护理员借助翻身单、翻身垫、体位机等辅助用具，采用轴线翻身法，可以达到节力原则，预防被照护者发生继发性的损伤和护理员本身腰背部的损伤。

1.翻身单　也称过身单，采用优质舒适透气双层棉质布料做成。四周有抗强拉力拉手，适用于肥胖躯体移动障碍者、全麻颅脑手术、脊髓手术、脑卒中偏瘫不能活动等需要翻身者。

2.翻身垫　也称三角垫、R形体位垫、护理体位垫，可保持侧卧位30°和俯卧位的体位支撑，促进身体的血液循环，减轻受压部位组织的压力与摩擦力，预防压力性损伤。

3.轴线翻身　是将头与脊柱成一条直线，以这条直线为轴线，进行体位变换。主要适用于脊柱损伤、脊柱手术、髋关节术后和颅骨牵引的被照护者。预防脊椎的再损伤及髋关节脱位的作用。轴线翻身分为两人法和三人法。

（1）两人法：一个人托起被照护者的肩颈部和腰部，另一个人托住被照护者臀部和腘窝，两人同时将被照护者抬起并移向近侧床边。

（2）三人法：一个人托住被照护者的头颈部，向上略加牵拉，头部、颈部跟随躯干一起缓慢移动，第二个人扶托住被照护者肩部和腰部，第三人扶托住被照护者臀部和腘窝，保持颈肩部、腰、髋部三者在同一水平线上，三人同时用力，将被照护者移至近侧床旁。

三、小结

行动不便的老人和被照护者在进行移动时，主要包括转移和翻身两部分，转移时需要借助辅助器具进行，重点叙述了各种器具的作用和原理。翻身需要采取节力的原则进行操作。需要重点掌握翻身的方法。

四、思考与练习

1.单选题

（1）轴线翻身适用于（　）

A.颅骨牵引　B.脊椎、髋关节术后　C.脊髓损伤　D.骨盆粉碎性骨折初期

（2）合适的手杖是被照护者持杖站立时，肘关节应（　）

A.屈曲30°　B.屈曲40°　C.伸直　D.屈曲50°

2.是非题

普通手杖的特点是整体呈手形，轻便、简单、携带方便，适用于一般行动不便的老年人。（　）

3.思考题

三人翻身的要点是什么？

第二节　移动照护操作技能

一、移动照护的概述

移动照护是护理员工作中的重要工作职责。不当的移动方法容易导致被照护者受伤，而且也会导致护理员个人的腰背部受伤。因此，实施移动照护之前，护理员必须告知被照护者将要实施的操作内容，掌握正确的移动方法。同时，护理员需要根据被照护者的实际情况，灵活调整与应用移动照护技术。

二、体位的分类

1.卧位　是指休息睡眠床上姿势，通常按照身体的方向进行。

（1）仰卧位：睡眠及安静时最安全有效、稳定的姿势。

（2）侧卧位：右半身与床面接触称为右侧卧位，左半身与床面接触称为左侧卧位。这是预防压疮最为有效的姿势。

（3）俯卧位：是预防被照护者长期卧床导致的肺炎、促进痰液排出最为有效的卧位姿势。

2.坐位

（1）坐位：即双腿全部与床面接触的坐姿。

（2）端坐位：即坐在床边或椅子上的姿势。

3.卧位与坐位的中间姿势

（1）半躺位：被照护者仰卧，将床头摇起45°的躺位，这种体位能够促进被照护者呼吸，预防肺炎的发生。

（2）低卧位：被照护者仰卧，将床头摇起30°的卧位，可以预防腰背部疼痛及预防颅脑手术被照护者颅内淤血。

三、体位的变换

1.仰卧位变换患侧卧位

（1）护理员协助被照护者用健手将患手放于胸前。

（2）协助将健足伸入患侧下肢的腘窝处，顺小腿移动到患侧踝关节，健足勾住患侧踝关节，健侧腿用力抬起患侧腿，将双下肢同时向床的健侧移动。

（3）协助将被照护者健侧腿屈曲，足底撑床，健侧上肢屈曲，肘部撑床，健侧足部及肘部同时用力支撑臀部，将臀部和躯干慢慢移向床的健侧。

（4）协助被照护者用肘部撑住床面用力将头和肩部向床的健侧移动。

（5）整个过程中护理员站于被照护者患侧，将双手放于被照护者的臀下和肩胛下协助被照护者用力移动到床的健侧边缘。

（6）指导被照护者健侧腿屈曲，足底撑床，Bobath握手，健手带动患手用力上举，保持双上肢向前伸展，护理员双手分别扶住被照护者的双手和健侧膝关节，指导被照护者做钟摆摇动，摇动时顺势向患侧翻身，转为患侧卧位。在被照护者身后放置软枕，被照护者躯干靠于软枕上。

（7）护理员用手伸入被照护者患侧肩胛下方，将被照护者患侧肩部轻轻拖出，保持患侧上肢外展，肘、腕、指关节均伸直，掌心向上。

（8）将被照护者患侧下肢稍屈髋屈膝放于床面，保持踝背屈。

（9）健侧下肢向前、屈髋屈膝呈迈步状放置于枕头上，注意不要压迫患侧肢体。

（10）帮助整理衣服，在被照护者背部、胸前、两膝之间放置软枕，必要时使用床挡。

2. 仰卧位变换健侧卧位

（1）护理员协助被照护者用健手将患手放于胸前。

（2）协助将被照护者健足伸入患侧下肢的腘窝处，顺小腿移动到患侧侧踝关节，健足勾住患侧踝关节，健侧腿用力抬起患腿，将双下肢同时向床的患侧移动。

（3）协助健侧腿屈曲，足底撑床，健侧上肢屈曲，肘部撑床，健侧的足部和肘部同时用力支撑起臀部，将臀部和躯干移向床的患侧。

（4）协助被照护者肘部撑床，用力将头和肩部向床的患侧移动。

（5）整个过程中护理员站于被照护者健侧，将双手放于被照护者的臀下和肩胛下协助被照护者用力移动到床的患侧边缘。

（6）最后护理员协助被照护者患腿屈曲，足底撑床，指导被照护者Bobath握手，健手带动患手用力上举，保持双上肢向前伸展，护理员双手分别扶住被照护者的双手和患侧膝关节，指导被照护者做钟摆摇动，摇动时顺势向健侧翻身，转为健侧卧位。

（7）被照护者胸前放一软枕，患侧上肢放于软枕上，患侧上肢前伸，肘关节、腕关节及指关节均伸直，掌心向下放于枕头上。

（8）健侧上肢自然放置于耳侧；将被照护者患侧下肢向前呈迈步状，屈髋屈膝放于枕头上，保持踝背屈。

（9）健侧下肢自然屈髋屈膝平放于床面上，注意患手及患足不能垂于枕头边缘，避免引起下垂。

（10）帮助整理衣服，在被照护者背部、胸前、两膝之间放置软枕，必要时使用床挡。

3. 协助完全不能自理的被照护者左右平行移动

（1）将被照护者双臂交叉放在其腹部，使其屈膝。

（2）护理员用肘关节支撑起被照护者颈部，同时手掌支撑其肩胛部位，以另一手做支点，将被照护者上半身扶起，并向自己的近侧移动。

（3）将一手放在被照护者的腰部，另一手放在被照护者大腿下方（近臀部），向护理员近侧移动被照护者下半身，护理员双膝紧靠床沿。

4. 完全辅助下仰卧位变换侧卧位

（1）护理员将被照护者双手放于胸前，双腿分开与肩同宽。

（2）护理员双手分别放入被照护者的肩胛下和臀下，屈膝用力将被照护者躯干移向床的对侧，再将双手分别放入被照护者臀下和双膝下，屈膝用力将被照护者双下肢移向床的对侧。

（3）护理员将被照护者对侧下肢屈曲，足底撑床，双手分别放于被照护者的对侧肩胛下和膝关节，指导被照护者做钟摆摇动，摇动时顺势向患侧翻身，转为患侧卧位。

（4）护理员躯干同时向自己所在的方向用力，将被照护者翻身面向护理员，在被照护者身后放置软枕，被照护者后背靠于软枕上。

（5）护理员用手伸入被照护者受压侧肩胛下方，将被照护者患侧肩部轻轻拖出，保持受压侧上肢外展，肘关节、腕关节及指关节均伸直，掌心向上；上方上肢向前伸直放于枕头上，将被照护者受压侧下肢稍屈髋屈膝，平放于床面，保持踝关节背屈；上面的下肢向前屈髋屈膝呈迈步状放于枕头上，注意不要压迫下方肢体。

（6）帮助整理衣服，在被照护者背部、胸前、两膝之间放置软枕，必要时使用床档。

四、移动照护的注意事项

1.移动被照护者前，调节床的高度，避免被照护者跌倒或坠床。

2.护理员应靠近被照护者及床，避免用力时损伤腰背部。

3.注意保暖及被照护者隐私，翻身时避免拖、拉、拽，以免损伤皮肤。

4.严密观察被照护者的面色、表情，如有异常，停止移动。

五、小结

移动被照护者是护理员在照护被照护者过程中必须掌握的操作技能，掌握正确的移动方法，如果方法不当，容易导致被照护者受伤，而且也容易导致护理员的腰背部损伤。本节主要叙述了卧床被照护者变换体位、健肢位摆放、轮椅-床转移等。移动过程中正确借助辅助器，可达到节力原则，能使被照护者安全转移。

六、思考与练习

1.单选题

（1）体位摆放应至少（　）变换一次，以免发生压力性损伤。

A.1小时　B.2小时　C.3小时　D.半小时

（2）长期卧床的老年人在起床时，不需要特别注意（　）

A.直立性低血压　B.管路扭曲　C.压力性损伤　D.咳嗽

2.是非题

（1）老人行卧位变换，主要作用是增加血液循环，预防压疮及肌肉萎缩，以及坠积性肺炎等并发症的发生。（　）

（2）使用轮椅前，不必检查轮椅的性能。（　）

（3）摆放体位时应正确用力，避免拖、拉、拽，以防因摩擦力和剪切力造成被照护者皮肤损伤。（　）

3.思考题

在摆放体位时易造成患侧肩关节损伤，我们如何进行保护患侧肩关节？

情景模拟1　卧床被照护者变换体位

【情景导入】

被照护者，女，80岁，肥胖，意识清楚，不能自行翻身，既往有冠心病、糖尿病、高血压，为了预防压力性损伤，需要每2小时翻身一次，需要护理员给予协助被照护者翻身。

【路径清单】

（一）思考要点

被照护者卧床期间如何给予协助翻身？

（二）操作目的

1.协助意识清醒但身体活动能力下降的被照护者进行卧位变换，减轻疲劳，增进舒适感。

2.卧位变换，促进血液循环并增加肺活量和肌肉活动，预防压疮及肌肉萎缩，预防坠积性肺炎等并发症。

（三）评估问题

1.评估被照护者意识是否清晰，以及生命体征、活动能力、局部皮肤情况。

2.评估被照护者各种管路情况。

3.评估被照护者所处环境是否安全，能够保护隐私，温度是否适宜。

（四）物品准备

软垫或体位垫，必要时备床单、清洁衣服、尿片等。

（五）操作过程

1.操作前准备

（1）评估被照护者年龄、生命体征、活动能力、皮肤受压情况、管路等，协助被照护者做好卧位变换准备，清醒状态下取得被照护者的配合。

（2）仪表整洁，修剪指甲，洗手，戴口罩。

（3）环境宽敞，光线充足，温湿度适宜，适当保护隐私。

2.操作步骤

（1）护理员调节床的高度至合适操作的高度，确认床的脚轮为锁住的状态，拉起床档保护。

（2）向被照护者解释目的，移开床头柜，放平床头和床尾，松开盖被。

（3）放下近侧床档，移枕头置于近侧，一手托起被照护者颈肩部，另一手托住被照护者腰背部，将被照护者的上半身移向近侧。

（4）一手托住被照护者腰部，另一手托住臀部及大腿，将被照护者的下半身慢慢移向近侧，拉起近侧的床档。

（5）护理员转至被照护者对侧，放下床档，协助被照护者屈膝，一手扶被照护者肩部，另一手扶腰部及臀部，将被照护者轻轻翻身至护理员侧。

（6）将枕头移回原位，放于头下，在被照护者胸前垫一软枕，上方的腿略向前方屈曲，下侧腿微屈，在两膝之间，放一软枕。

（7）后背部垫体位垫，防止身体后倾。

（8）观察老人背部、骶尾部皮肤，检查有无压疮。

（9）帮助被照护者叩背。

（10）整理床铺，盖好盖被。

（六）注意事项

1.体位变换过程中，随时询问被照护者有无头晕、恶心等症状，观察被照护者的面色、表情，如果有异常应停止操作。

2.长期卧床的被照护者，应尽早让其恢复坐姿，以维持生活自理能力。

3.不能将患侧肢体放在身体下面，导致患肢受压，需考虑被照护者偏瘫、肢体障碍、疼痛等情况，确保被照护者安全与舒适。

4.变换体位后整理衣服和床单，不要让睡衣和床单出现皱褶。

5.若被照护者身体有多种引流管，变换体位前，应先将引流管妥善安置。变换体位后保持各种引流管通畅。

6.根据被照护者局部皮肤受压情况，确定翻身的时间。若皮肤发红或破损，应及时处理，增加翻身次数，做好记录并交接班。

7.翻身时需采用节力原则，让被照护者尽量靠近护理员，起到省力的作用。

[考核标准]

卧床被照护者变换体位技术操作考核评分标准

姓名__________ 考核人员__________ 考核日期： 年 月 日

项目	总分（分）	技术操作要求	标分（分）	评分标准	扣分
仪表	5	仪表、着装符合护理员礼仪规范	5	一项不符合要求扣2分	
操作前准备	5	1.洗手 2.用物准备：软垫、体位垫、椅子、速干手消毒剂，必要时备干净的衣服	2 3	一项不符合要求扣1分	
安全评估	10	1.了解被照护者病情、合作程度；解释操作目的、方法及如何配合 2.被照护者评估：病情、意识状态，心理，身体活动情况、皮肤情况、管路情况，注意保暖、保护被照护者隐私 3.环境安静、清洁、舒适、调节适宜温湿度 4.沟通时语言规范，态度和蔼	2 4 2 2	一项不符合要求扣2分	
操作过程	65	1.调节床的高度至适合操作者的高度，确认床的脚轮为锁住的状态 2.向被照护者解释目的，移开床头柜，放平床头和床尾，松开盖被 3.放下近侧床档，移开枕头置于近侧，一手托住被照护者肩颈部，另一手托住被照护者腰背部，将被照护者上半身移向近侧 4.一手托住被照护者腰部，另一手托住臀部及大腿，将被照护者的下半身移向近侧，拉起近侧床档 5.护理员转至被照护者对侧，放下床档，协助被照护者屈膝，一手扶被照护者肩部，另一手扶腰部及臀部，将被照护者轻轻翻身至护理员侧 6.将枕头移回，放于头下，在被照护者胸前垫一软枕，上侧腿略向前方屈曲，下侧腿微屈，两膝之间，放一软枕 7.后背部垫体位垫，防止身体后倾 8.护理员观察被照护者背部、骶尾部皮肤，检查有无压疮 9.帮助被照护者叩背 10.整理床铺，盖好盖被	5 5 10 10 10 10 5 5 3 2	操作中未与被照护者交流扣5分 未保护被照护者安全扣3分 暴露被照护者隐私扣3分 体位摆放不正确一处扣3分 未查看被照护者皮肤一次扣2分 其余一项不合格扣2分	

续表

项目	总分（分）	技术操作要求	标分（分）	评分标准	扣分
操作后	5	1.观察被照护者面色、表情等有无异常 2.整理管路，保持通畅 3.记录翻身时间	2 2 1	一项不合格扣1分	
评价	5	1.查对规范，操作准确、熟练，步骤正确 2.爱护伤者意识强，被照护者无不适，与被照护者沟通有效	3 2	一项不合要求扣1分	
理论提问	5	体位变换的注意事项有哪些	5	少一条扣1分	
合计	100				

理论提问：

体位变换的注意事项有哪些?

答：①体位变换过程中，随时询问被照护者有无不适，一旦出现异常，应停止操作。②长期卧床的被照护者，应尽早让其恢复坐姿，以维持生活自理能力。③不要将患肢放在身体下面，导致患肢受压。④变换体位后整理衣服和床单，不要让衣服和床单出现皱褶。⑤长期卧床被照护者起床时，容易因直立性低血压引起休克等症状，因此在被照护者采取坐位时要始终守护在床旁进行观察，如果出现面色苍白、恶心、发冷或出汗等症状时，要立即恢复先前的体位。⑥根据被照护者皮肤受压情况，确定翻身次数和时间。如出现皮肤发红或破损，应及时处理，同时做好交班。⑦如果被照护者身上有多种引流管，更换位置前应先将各种引流管妥善安置。变换体位后检查引流管是否脱落、移位、受压变形等，保持通畅。

情景模拟2　轴线翻身技术

【情景导入】

被照护者，女，65岁，腰部疼痛1个月，诊断为腰椎间盘突出压迫神经收入院，行腰椎间盘复位固定术，术后切口疼痛，不能自行翻身，意识清醒，无大小便失禁，饮食睡眠可。为了预防压力性损伤，陪护给予协助翻身。

【路径清单】

（一）思考要点

如何协助被照护者进行安全的翻身?

（二）操作目的

1.协助卧床被照护者翻身，保持舒适状态。

2.预防脊椎再次损伤及关节脱位。

3.预防压力性损伤，增加被照护者舒适感。

（三）评估问题

1.评估被照护者意识是否清醒，能否配合翻身。

2.评估被照护者术后伤口情况，疼痛程度。

3.评估被照护者各种管路情况。

4.查看被照护者肩部至臀部是否铺翻身单或中单。

5.评估被照护者所处环境是否安全，能够保护隐私，温度是否适宜。

（四）物品准备

毛毯、软垫3个。

（五）操作过程

1.操作前准备

（1）护理员：洗手。

（2）用物：准备齐全。

（3）环境：整齐安静、安全、温湿度适宜。

2.酌情关闭门窗，操作前检查并固定床脚刹车，摇低床头，放下床档。

3.护理员为被照护者移去枕头，松开被尾。

4.妥善处置各种导管及输液装置。

5.嘱被照护者双臂环抱，置于胸前（或将被照护者的近侧手臂放置于头部，远侧手臂置于胸前位置）。

6.两位护理员分别卷翻身单至被照护者身体两侧，抓紧翻身单的四角，将被照护者平移至一名护理员近侧的床旁，另一名护理员展平近侧翻身单，手持远侧翻身单，使被照护者头部、颈肩部、腰部、髋关节保持在同一水平线上。

7.一名护理员喊口令，两名护理员动作一致，以整个被照护者为单位，将被照护者翻身至侧卧位，角度不超过60°。

8.检查皮肤受压情况，为被照护者头部垫枕头。

9.将一软枕纵向放于被照护者背部支撑身体，维持脊柱平直；另一软枕放于两膝之间，两膝自然弯曲；第三软枕置于被照护者胸腹部，将手及手臂放于软枕上；将受压的肩关节轻轻往外拉出，取协助被照护者取舒适位。

10.将各种导管及输液装置放置妥当，观察是否通畅及有无其他异常情况。

11.整理床单位，拉上床档，检查呼叫系统，置于被照护者伸手可触及之处。

12.翻身后被照护者体位需符合病情，适当使用皮肤减压工具。

［考核标准］

轴线翻身技术操作考核评分标准

姓名_________ 考核人员_________ 考核日期： 年 月 日

项目	总分（分）	技术操作要求	标分（分）	评分标准	扣分
仪表	5	仪表、着装符合护理员礼仪规范	5	一项不符合要求扣1分	
操作前准备	5	1.洗手，戴口罩 2.物品准备：毛毯、软垫3个，手消毒液	2 3	一项不符合要求扣2分	

续表

项目	总分（分）	技术操作要求	标分（分）	评分标准	扣分
安全评估	10	1.了解被照护者病情、合作程度 2.解释操作目的、方法及如何配合，询问是否大小便 3.评估被照护者病情、意识状态、心理情况 4.观察被照护者损伤部位、伤口、管路、皮肤情况，查看被照护者是否铺有翻身单或中单 5.环境安静、清洁、舒适，调节适宜温湿度	2 2 2 2 2	未解释操作目的、方法扣2分 少评估一项扣1分 其余一项不合要求扣1分	
操作过程	65	1.酌情关闭门窗，操作前检查并固定床脚刹车，摇低床头，放下床档 2.移去枕头，松开被尾 3.妥善处置各种导管及输液装置 4.嘱被照护者双手臂环抱于胸前（或将被照护者近侧的手臂放置头侧，远侧的手臂置于胸前） 5.两位护理员分别卷起翻身单，卷至被照护者身体两侧，抓紧翻身单的四角，将被照护者平移至一名护理员的近侧床旁，另一名护理员展平近侧翻身单，手持远侧翻身单，使被照护者头、颈、肩、腰、髋保持在同一水平线上 6.一名护理员喊口令，两名护理员动作一致地以整个被照护者为单位，将被照护者翻转至侧卧位，角度不要超过60° 7.检查皮肤受压情况，头部垫枕头 8.将一软枕纵向放在被照护者背部支持身体，维持脊柱平直；另一软枕放于两膝之间并呈自然弯曲状；第三枕置于被照护者胸腹部，将手及手臂放于枕头上；将受压肩部轻轻往外拉出，置舒适位 9.将各种导管及输液装置放置妥当，观察是否通畅及有无其他异常情况 10.整理床单位，拉平床单、盖好盖被，拉上床档，检查呼叫系统置于被照护者伸手可及处 11.翻身后被照护者体位应符合病情需要，适当使用皮肤减压工具	3 3 3 5 10 10 5 10 6 5 5	未保护被照护者安全扣3分 操作中未与被照护者交流扣5分 未妥善安置导管扣3分 其余一项不合格扣1分 拖拉被照护者，未保护局部皮肤扣3分 烦躁的被照护者未选用约束带扣3分	
操作后	5	1.帮助被照护者取舒适体位，整理床单 2.询问被照护者感受，交代注意事项 3.洗手	2 2 1	一项不符合要求扣1分	
评价	5	1.操作准确、熟练，步骤正确 2.爱护伤者意识强，被照护者无不适，与被照护者沟通有效 3.注意保护被照护者安全，护理员运用节力原则	1 2 3	一项不符合要求扣1分	
理论提问	5	轴线翻身的注意事项是什么	5	少一条扣1分	
合计	100				

理论提问：

轴线翻身的注意事项是什么？

答：①翻身时，应注意保持被照护者脊柱平直，维持脊柱的正确生理弯曲，避免由于扭曲，加重脊柱骨折、脊髓损伤和关节脱位。②翻身角度不宜超过60°，避免由于脊柱负增大引起关节突骨折。③翻身时注意被照护者保暖，防止坠床。④准确记录翻身时间。

情景模拟3 助行器的使用

【情景导入】

被照护者，女，70岁，体重偏胖，膝关节疼痛5年余，近期加重，双膝关节磁共振显示，关节腔变窄，软骨膜之间互相摩擦，为了行关节置换术收住院，于2022年12月10日行膝关节置换术，术后疼痛，不敢下床，医生鼓励下床活动，无大小便失禁，无认知障碍。

【路径清单】

（一）思考要点

被照护者下床时怎样正确使用助行器？

（二）操作目的

1.辅助步行不稳定、平衡能力差的老人保持平衡，提高活动能力。

2.协助肌力减弱、双下肢无力或因关节疼痛不能负重的老年人减少下肢承重，缓解疼痛，改善步态，提高生活能力。

（三）评估问题

1.被照护者意识是否清晰。

2.评估被照护者肌力、关节活动度等情况。

3.评估被照护者各种管路情况。

4.评估被照护者所处环境是否安全，能够保护隐私，温度是否适宜。

（四）物品准备

助行器。

（五）操作过程

1.询问被照护者是否有步行意愿。

2.检查安全性能：螺丝是否拧紧，有无防滑垫、连接紧密性，是否处于备用状态。

3.调节助行器高度：与身体两侧股骨大转子在同一水平面。

4.协助被照护者由卧位向坐位转换。

5.嘱被照护者双手交叉于操作者颈后，操作者双手放于被照护者臀部，用力将被照护者从床面抬起，使被照护者躯干直立。

6.将助行器放置于被照护者前方，请被照护者握紧助行器两侧上端的把手。

7.操作者站在被照护者后方一定位置，支撑被照护者腰部。

8.协助将患侧助行器先向前移动，健侧腿迈出，再向健侧助行器前移动，患腿跟上。交替移动前进。

9.固定型助行器

（1）三点步：双手提起助行器两侧扶手，向前放于地面，重心前移，双手支撑体重，患腿迈出，健侧腿跟上。

（2）两点步：双手提起助行器两侧扶手，与患侧腿同步向前放于地面，健侧腿跟上。

10.行走结束协助被照护者移回床上，取舒适体位。

11.询问被照护者感受，洗手记录。

（六）注意事项

1.被照护者穿舒适鞋子，避免穿拖鞋。

2.被照护者从仰卧位坐起时，动作缓慢，避免直立性低血压。

3.助行器位于被照护者前方，如被照护者突然失去平衡，护理员站在被照护者身后保护，可以减少跌倒的风险。

4.被照护者步行时，可以将肘部放于助行器的把手上，以支撑体重，减轻负担。

5.步行过程中，严密观察被照护者身体情况，如果劳累应扶着被照护者休息，若出现突发情况，可及时处理。

[考核标准]

助行器使用技术操作考核评分标准

姓名________ 考核人员________ 考核日期：　年　月　日

项目	总分（分）	技术操作要求	标分（分）	评分标准	扣分
仪表	5	仪表、着装符合护理员礼仪规范	5	一项不符合要求扣1分	
操作前准备	5	1.洗手 2.物品准备：助行器、速干手消毒剂	2 3	一项不符合要求扣2分	
安全评估	10	1.了解被照护者病情、合作程度 2.解释操作目的、方法及如何配合，询问是否大小便 3.评估被照护者病情、意识状态，心理情况、皮肤情况、管路情况 4.环境安静、清洁、舒适，调节适宜温湿度 5.沟通时语言规范，态度和蔼	2 2 2 2 2	一项不符合要求扣2分	
操作过程	60	1.介绍构造：扶手、横杆、直立杆 2.检查安全性能：螺丝是否拧紧，有无防滑垫、连接紧密性，是否处于备用状态 3.调节助行器高度：与身体两侧股骨大转子在同一水平面 4.协助被照护者由卧位向坐位转换 5.嘱被照护者双手交叉于操作者颈后，操作者双手放于被照护者臀部，用力将被照护者从床面抬起，使被照护者躯干直立 6.将助行器放置于被照护者前方，请被照护者握紧助行器两侧上端的把手 7.操作者站在被照护者后方一定位置，支撑被照护者腰部 8.将患侧助行器先向前移动，健腿迈出。再向健侧助行器前移动，患腿跟上。交替移动前进 9.固定型助行器 （1）三点步：双手提起助行器两侧扶手同时向前放于地面，重心前移，双手支撑体重，患腿迈出，健腿跟上 （2）两点步：双手提起助行器两侧扶手与患腿同时向前放于地面，健腿跟上	2 10 5 3 10 5 5 10 5 5	未保护被照护者安全扣3分 操作中未与被照护者交流扣5分 未妥善安置导管扣3分 未及时给予被照护者帮助一次扣2分 其余一项不符合格扣2分	

续表

项目	总分（分）	技术操作要求	标分（分）	评分标准	扣分
操作后	5	1.帮助被照护者取舒适体位，整理床单 2.询问被照护者感受，交代注意事项 3.洗手	2 2 1	一项不符合要求扣1分	
评价	5	1.操作准确、熟练，步骤正确 2.爱护伤者意识强，被照护者无不适，与被照护者沟通有效	2 3	一项不符合要求扣1分	
理论提问	10	使用助行器的注意事项有哪些	10	少1条扣2分	
合计	100				

理论提问：

使用助行器的注意事项有哪些？

答：①被照护者穿舒适鞋子，避免穿拖鞋。②被照护者仰卧位坐起时，动作宜缓慢，避免直立性低血压。③助行器位于被照护者前方，如被照护者突然失去平衡，护理员站在被照护者身后保护，可以减少跌倒的风险。④被照护者步行时，可以将肘部放于助行器把手上，以支撑体重，减轻负担。⑤步行过程中，严密观察被照护者身体情况，如果劳累应扶着被照护者休息，若出现突发情况，可及时处理。

情景模拟4 转移垫的使用

【情景导入】

被照护者，女，70岁，体重偏胖，膝关节疼痛5年余，近期加重，双膝关节磁共振显示，关节腔变窄，软骨膜之间互相摩擦，为了行关节置换术收住院，于2022年12月10日行膝关节置换术，术后疼痛，医生要求做磁共振检查，护理员需要使用转移垫将被照护者转移到平车上，如何使用转移垫？

【路径清单】

（一）思考要点

护理员如何使用转移垫将被照护者转移到平车上，节力又方便？

（二）操作目的

1.转移垫适用于病情较重，禁止翻动的被照护者的平移。

2.使用转移垫协助被照护者转移，有效减轻被照护者手术部位疼痛，提高被照护者的舒适安全感。

3.降低因搬运不当带来的相关并发症，缩短被照护者康复时间，减少被照护者的花费。

（三）评估问题

1.评估被照护者意识是否清晰。

2.评估被照护者肌力、关节活动度等情况。

3.评估被照护者各种管路情况。

4.评估被照护者所处环境是否安全，能够保护隐私，温度是否适宜。

（四）物品准备

转移垫、软垫、被子、衣服等。

（五）操作过程

1.协助被照护者穿衣，注意保暖。

2.将对折或三折大单的白色光滑面实边靠近床头，毛边向下，按中单的方式将“转移垫”两端塞入床垫下。

3.被照护者平卧位翻身至侧卧位：护理员将塞入床垫下的“转移垫”的两端抽出，拉动“转移垫”其中的一端将被照护者平行移动至床的一边，然后，轻轻推动被照护者，翻身至侧卧位。

4.被照护者侧卧位翻身至平卧位：护理员将塞入床垫下的“转移垫”的两端抽出，将被照护者放平，由侧卧翻身至平卧，然后向床中间拉动转移垫，使被照护者平卧于床中间，最后将转移垫的两端塞到床垫下，整理好床单位。

5.将各种管路妥善放置。

6.询问被照护者有无不适。

（六）注意事项

1.转移过程中，注意被照护者安全，防止被照护者坠床。

2.转移前整理好各种管路，避免管路扭曲、打折、脱落。

3.转移过程中观察被照护者面色、生命体征等。

［考核标准］

转移垫使用技术操作考核评分标准

姓名＿＿＿＿＿　考核人员＿＿＿＿＿　考核日期：　年　月　日

项目	总分（分）	技术操作要求	标分（分）	评分标准	扣分
仪表	5	仪表、着装符合护理员礼仪规范	5	一项不符合要求扣1分	
操作前准备	5	1.洗手 2.物品准备：转移垫、速干手消毒剂	3 2	一项不符合要求扣2分	
安全评估	10	1.了解被照护者病情、合作程度 2.解释操作目的、方法及如何配合，询问是否大小便 3.被照护者评估：被照护者病情、意识状态、心理情况、皮肤情况、管路情况 4.环境安静、清洁、舒适，调节适宜温湿度 5.沟通时语言规范，态度和蔼	2 2 2 2 2	一项不符合要求扣2分	
操作过程	60	1.协助被照护者穿衣服，注意保暖 2.将对折或三折大单的白色光滑面实边靠近床头，毛边向下 3.按中单的方式将“转移垫”两端塞入床垫下 第一步：将平卧被照护者改成侧卧 4.抽出塞入床垫下转移垫的两端 5.拉动其中一端将被照护者移动至床边	5 5 5 5 5	操作步骤不正确一次扣5分 未保护被照护者安全扣3分 操作中未与被照护者交流扣5分 未妥善安置导管扣3分 未及时给予被照护者帮助一次扣2分	

续表

项目	总分（分）	技术操作要求	标分（分）	评分标准	扣分
		6.轻轻推动被照护者呈侧卧位 第二步：将侧卧被照护者改成平卧 7.抽出塞入床垫下转移垫的两端 8.将侧卧被照护者放平 9.拉动转移垫，将被照护者放至病床中间 10.再将转移垫的两端塞入床垫下即可 11.将各种管路妥善放置 12.询问被照护者有无不适	5 5 5 5 5 5 5	其余一项不符合要求扣2分	
操作后	5	1.帮助被照护者取舒适体位，整理床单 2.询问被照护者感受，交代注意事项 3.洗手	2 2 1	一项不符合要求扣1分	
评价	10	1.操作准确、熟练，步骤正确 2.爱护伤者意识强，被照护者无不适，与被照护者沟通有效 3.被照护者安全	4 2 4	一项不符合要求扣2分	
理论提问	5	使用转移垫的注意事项有哪些	5	少1条扣2分	
合计	100				

理论提问：

使用转移垫的注意事项有哪些？

答：①转移过程中，注意被照护者安全，防止被照护者坠床。②转移前整理好各种管路，避免管路扭曲、打折、脱落。③转移过程中观察被照护者面色、生命体征等。

情景模拟5 轮椅的使用

【情景导入】

被照护者，女，70岁，体重偏胖，膝关节疼痛5年余，近期加重，双膝关节磁共振显示，关节腔变窄，软骨膜之间互相摩擦，为了行关节置换术收住院，于2022年12月10日行膝关节置换术，术后疼痛，不能走路，需要去门诊行CT检查，医生嘱坐轮椅，近期无大小便失禁，无认知障碍。

【路径清单】

（一）思考要点

教会被照护者正确使用轮椅。

（二）操作目的

1.护送行动不便的老人做检查、治疗、户外活动等，增加老人的活动范围。

2.协助长期卧床、下肢瘫痪老人离床活动，促进恢复。

（三）评估问题

1.评估被照护者是否能学会正确使用轮椅的目的、注意事项。

2.评估被照护者意识、认知程度，能否取得配合。

3.评估环境清洁、宽敞、明亮，无障碍物。

（四）物品准备

1.轮椅。

2.毛毯（根据季节准备）、软枕。

（五）操作过程

1.向被照护者解释，告知被照护者将要协助其移向轮椅，征得其同意。

2.检查轮椅的可靠性，两个手刹是否能用。

3.推轮椅至床边，靠近床沿，轮椅的椅背可与床尾平齐，或者将轮椅放于床边，与床边成45°，座椅面向床头，将轮椅脚踏板取下或向上翻起，拉起手刹，制动轮椅。

4.协助被照护者由卧位到坐位，坐于床边，穿好袜子、鞋子。

5.指导或协助被照护者将双手交叉握起，环于护理员的颈部，护理员双手向后环抱住被照护者的腰部，或抓住被照护者的裤腰，用力向上抬起被照护者臀部，协助被照护者在床边站起，待被照护者重心稳定能站稳后，协助被照护者转动身体，指导被照护者用位于轮椅近侧的手抓住轮椅远侧的扶手，用力撑住身体，然后臀部向后坐于椅面上，远侧手放于另一轮椅扶手上。

6.将轮椅的脚踏板落下，协助将被照护者双脚放于脚踏板上。

7.盖好毛毯，垫好软枕。

8.松开手刹，可以推轮椅行走。

（六）注意事项

被照护者如有骨盆骨折尚未愈合或存在严重臀部压力性损伤，不可使用轮椅。

［考核标准］

轮椅的使用技术操作考核评分标准

姓名＿＿＿＿＿　考核人员＿＿＿＿＿　考核日期：　年　月　日

项目	总分（分）	技术操作要求	标分（分）	评分标准	扣分
仪表	5	仪表、着装符合护理员礼仪规范	5	一项不符合要扣1分	
操作前准备	5	1.洗手	2	一项不符合要求扣2分	
		2.物品准备：轮椅、毛毯、软垫	3		
安全评估	10	1.了解被照护者病情、合作程度	2	一项不符合要求扣2分	
		2.解释操作目的、方法及如何配合，询问是否大小便	2		
		3.被照护者评估：被照护者病情、意识状态，心理情况、皮肤情况、管路情况	2		
		4.环境安静、清洁、舒适，调节适宜温湿度	2		
		5.沟通时语言规范，态度和蔼	2		

续表

项目	总分（分）	技术操作要求	标分（分）	评分标准	扣分
操作过程	60	1.告知被照护者将要协助其移向轮椅，征得其同意 2.检查轮椅的可靠性，两个手刹是否能用 3.将轮椅放在适当位置（椅背与床尾平齐，椅面朝向床头；或者轮椅与床成45°，椅面朝向床头，翻起脚踏板，手刹制动） 4.协助被照护者坐于床旁，穿好袜子、鞋子 5.嘱被照护者双手放于操作者双肩，操作者双手环抱被照护者腰部，将被照护者臀部抬起，协助下床，使被照护者能自行站立 6.协助身体转移，将被照护者近侧手放于远侧轮椅扶手上，臀部坐于椅面上 7.另一侧手可扶于另一轮椅扶手上 8.脚踏板落下，将被照护者双脚放于脚踏板上 9.盖好毛毯，垫好软枕 10.松开手刹，可以推轮椅行走	5 5 10 5 10 5 5 5 5 5	轮椅使用方法错误扣10分 未保护被照护者安全扣3分 操作中未与被照护者交流扣5分 未妥善安置导管扣3分 未及时给予被照护者帮助一次扣2分 其余一项不符合格扣2分	
操作后	5	1.帮助被照护者取舒适体位，整理床单 2.询问被照护者感受，交代注意事项 3.洗手	2 2 1	一项不符合要求扣1分	
评价	10	1.操作准确、熟练，步骤正确 2.爱护伤者意识强，被照护者无不适，与被照护者沟通有效 3.被照护者安全	4 2 4	一项不符合要求扣2分	
理论提问	5	使用轮椅的禁忌证有哪些	5	回答错误扣5分	
合计	100				

理论提问：

使用轮椅的禁忌证有哪些？

答：被照护者如有骨盆骨折尚未愈合或存在严重臀部压力性损伤，不可使用轮椅。

情景模拟6 平车的使用

【情景导入】

被照护者，女，65岁，高血压3年，未规范服用降压药物，糖尿病5年，血糖控制不佳，因右侧肢体活动不利1天，诊断为脑梗死收入院治疗1周后转入康复科继续治疗，目前被照护者右侧肢体活动障碍，软瘫期，无大小便失禁，无认知障碍。行康复治疗时需要平车推去康复大厅。

【路径清单】

（一）思考要点

教会护理员正确使用平车。

（二）操作目的

运送不能自行活动、病情危重或颈椎、腰椎骨折的老年人进行检查、治疗手术或转运。

（三）评估问题

1.评估护理员是否能学会正确使用平车的目的、注意事项。

2.评估被照护者年龄、生命体征、活动能力、引流管情况等，协助被照护者做好移动准备。

3.评估环境清洁、宽敞、明亮，无障碍物。

（四）物品准备

平车、毛毯或棉被、软枕、中单、固定板（骨折老年人）。

（五）操作过程

1.向被照护者解释，告知被照护者将要协助其移向平车，征得其同意。

2.检查平车的可靠性包括升降性能、车轮是否好用、刹车情况等完好，推平车至床旁，固定平车的车轮。

3.安置好被照护者身上各种导管。

4.将平车与床沿平行放置，平车大轮一边靠近床头，踩住刹车将平车制动。

5.协助被照护者穿好衣服。

6.协助被照护者将上身、臀部、下身依次向平车移动。利用过床易将老年人移动至平车上。

7.协助被照护者在平车躺好，整理各种引流管，给被照护者盖上毛毯或棉被，保暖。

8.将平车两侧挡板提起，打开平车车轮，小轮先出病室门，推至康复大厅。

（六）注意事项

1.推运过程中，小轮在前，转弯较为灵活。

2.使用平车上下坡时，应将被照护者头部处于高位，保证被照护者舒适。

3.运送速度应适中，不宜过快。

4.运送过程中，避免各种管路扭曲、打折。

[考核标准]

平车使用技术操作考核评分标准

姓名__________ 考核人员__________ 考核日期： 年 月 日

项目	总分（分）	技术操作要求	标分（分）	评分标准	扣分
仪表	5	仪表、着装符合护理员礼仪规范	5	一项不符合要求扣1分	
操作前准备	5	1.洗手 2.物品准备：平车、毛毯、软垫	2 3	一项不符合要求扣2分	

续表

项目	总分（分）	技术操作要求	标分（分）	评分标准	扣分
安全评估	10	1.了解被照护者病情、合作程度 2.解释操作目的、方法及如何配合，询问是否大小便 3.被照护者评估：被照护者病情、意识状态，心理情况、皮肤情况、管路情况 4.环境安静、清洁、舒适，调节适宜温湿度 5.沟通时语言规范，态度和蔼	2 2 2 2 2	一项不符合要求扣2分	
操作过程	60	1.向被照护者解释，告知被照护者将要协助其移向平车，征得其同意 2.检查平车的可靠性 3.推平车至床旁，固定平车的车轮 4.安置好被照护者身上各种导管 5.移动平车与床边平行，大轮靠近床头，制动 6.协助被照护者穿好衣服 7.协助被照护者将上身、臀部、下肢依次向平车移动。利用过床易将被照护者移动至平车上 8.协助被照护者在平车躺好，整理各种引流管 9.给被照护者盖上毛毯或棉被，保暖 10.将平车两侧挡板提起，打开平车车轮 11.小轮先出病室门，推至康复大厅	5 5 5 5 5 5 10 5 5 5 5	平车使用不当扣5分 未保护被照护者安全扣5分 操作中未与被照护者交流扣5分 未妥善安置导管扣5分 未及时给予被照护者帮助一次扣2分 其余一项不符合格扣2分	
操作后	5	1.帮助被照护者取舒适体位，整理床单 2.询问被照护者感受，交代注意事项 3.洗手	2 2 1	一项不符合要求扣1分	
评价	10	1.操作准确、熟练，步骤正确 2.爱护伤者意识强，被照护者无不适，与被照护者沟通有效 3.被照护者安全	4 2 4	一项不符合要求扣2分	
理论提问	5	使用平车的注意事项有哪些	5	少1条扣1分	
合计	100				

理论提问：

使用平车的注意事项有哪些?

答：①使用平车前必须检查两侧护栏、刹车等性能是否完好。②向被照护者告知平车使用时的注意事项，取得同意和配合。③搬运被照护者之前，必须先踩住刹车将平车固定，推平车时动作轻稳，保持车速适宜，确保被照护者安全、舒适。④将被照护者转移至平车上以后，及时将两侧护栏向上拉起，避免被照护者发生坠车意外。⑤护理员推平车时，应位于被照护者头侧，方便观察被照护者。⑥有各种引流管者，须保持引流通畅。

情景模拟7 被照护者的床–轮椅转移（截瘫/偏瘫）

【情景导入】

被照护者在工地高处坠落，导致第11～12胸椎、第1～2腰椎损伤，以脊髓损伤收住康复科。被照护者神志清楚，双下肢肌力0级，肌张力不高，卧床，皮肤完好，每天坐轮椅去康复大厅做康复治疗，被照护者如何从床上转移到轮椅上。

【路径清单】

（一）思考要点

教会护理员如何协助被照护者从床上转移到轮椅上。

（二）操作目的

1.被照护者外出检查、康复治疗等，将被照护者从床上到轮椅上进行转移。

2.转移过程中是否做到安全、节力的原则。

（三）评估问题

1.评估护理员是否能学会被照护者的转移。

2.评估被照护者年龄、生命体征、活动能力、引流管情况等，协助做好转移准备。

3.评估轮椅的性能是否良好。

4.评估环境清洁、宽敞、明亮，无障碍物。

（四）物品准备

轮椅、毛毯或棉被、软枕。

（五）操作过程

1.截瘫被照护者床到轮椅的侧方转移

（1）向被照护者解释，告知需将被照护者移动于轮椅上，征得其同意。

（2）检查轮椅性能是否良好，手刹是否好用，坐位平面是否平整无破损。

（3）将轮椅和床平行靠近，固定刹车。

（4）移开靠床侧扶手，移开脚踏板。

（5）协助被照护者坐位于床上，双手支撑床面移动至床边。

（6）躯干前倾，双手各支撑床与轮椅，抬起上身，将臀部移至轮椅上，再双手支撑两侧扶手，将身体调整至轮椅上合适位置，保证坐位舒适。

（7）将脚踏板放平后将被照护者双脚放于脚踏板上。

（8）盖好被照护者双腿，注意保暖。

（9）整理好床铺。

2.偏瘫被照护者床到轮椅的45°转移

（1）检查轮椅性能是否良好，手刹是否好用，坐位平面是否平整无破损。

（2）将病床高度调节于轮椅齐平，轮椅放于健侧，与床边成45°。

（3）刹住轮椅，打开脚踏板。

（4）（被照护者不能自理）护理员面向被照护者站立，双膝微屈，腰背挺直，用膝盖抵住患侧膝盖，防止患侧膝盖向外侧倒，被照护者双手相握，上臂环绕抱住护理员的颈部，或双手放于护理员肩胛部，护理员双手向后抱住被照护者臀部或拉住被照护者的腰带，与被照护者一起向前向上用力，完成抬臀，将被照护者转身背对轮椅后放于轮椅上坐下（图11-1）。

续表

（5）（可部分自理的被照护者）协助被照护者从床转移到轮椅：护理员将轮椅放在被照护者健侧的床边，与床沿成45°，轮椅刹车制动，取下或移开轮椅脚踏板，护理员站在被照护者患侧，面向被照护者，靠近被照护者的手托住被照护者患侧肘关节，另一只手握住被照护者患侧的手，被照护者的脚稍微在健侧脚后面，指导被照护者用健侧手抓住轮椅的远侧扶手支撑身体，用健足作为支点，护理员协助被照护者将身体转向，背对轮椅，然后臀部向后向下坐到轮椅上（图11-2）。

（6）协助被照护者调整坐姿，将臀部靠近椅背，保证轮椅坐姿舒适，系好安全带。

（7）被照护者胸前抱枕，将偏瘫侧上肢放于软枕上。

（8）安置轮椅脚踏板，将被照护者双脚平放于脚踏板上。

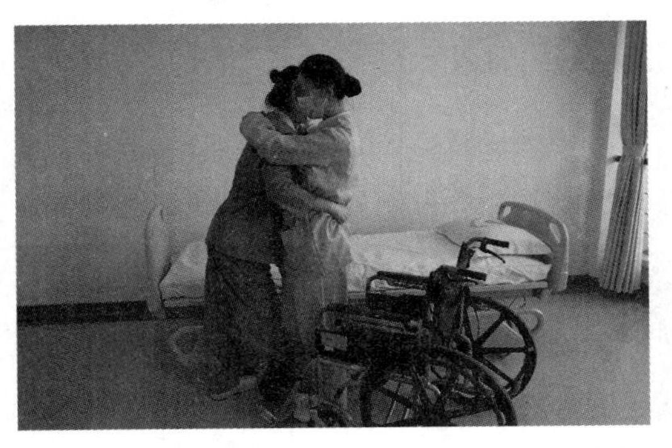

图11-1　协助不能自理被照护者床-轮椅转移

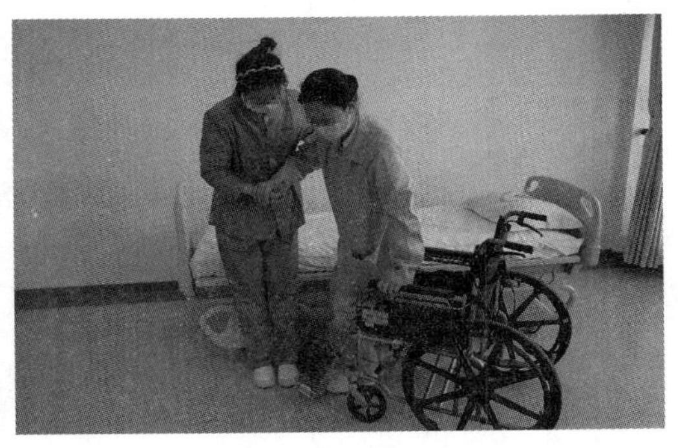

图11-2　协助部分自理被照护者床-轮椅转移

（六）注意事项

1.根据病情选择合适的轮椅，并在使用前检查轮椅的性能是否良好。

2.根据被照护者的病情使用约束带，将被照护者妥善约束好。

3.进、出门口或途中遇到障碍物时，不要用轮椅去撞门或撞击障碍物。

4.使用轮椅推被照护者上下坡时，车速度要缓慢，保持被照护者头部及背部尽量向后紧靠椅背，抓牢轮椅扶手，防止意外。

5.天气寒冷使用轮椅时，注意保暖。

6.定期检查轮椅的功能，保持完好备用。

［考核标准］

协助被照护者由床向轮椅转移操作考核评分标准

姓名＿＿＿＿＿　考核人员＿＿＿＿＿　考核日期：　年　月　日

项目	总分（分）	技术操作要求	标分（分）	评分标准	扣分
仪表	5	仪表、着装符合护理员礼仪规范	5	一项不符合要求扣1分	
操作前准备	5	1.洗手 2.物品准备：轮椅、毛毯、软垫	2 3	一项不符合要求扣2分	

续表

项目	总分（分）	技术操作要求	标分（分）	评分标准	扣分
安全评估	10	1.了解被照护者病情、合作程度	2	一项不符合要求扣2分	
		2.解释操作目的、方法及如何配合，询问是否大小便	2		
		3.被照护者评估：被照护者病情、意识状态，心理情况、皮肤情况、管路情况	2		
		4.环境安静、清洁、舒适，调节适宜温湿度	2		
		5.沟通时语言规范，态度和蔼	2		
操作过程（根据不同情况选择其中一种）	60	1.截瘫被照护者床到轮椅的侧方转移		未保护被照护者安全扣5分 操作中未与被照护者交流扣5分 未妥善安置导管扣3分 未及时给予被照护者帮助一次扣2分 其余一项不符合格扣2分	
		（1）向被照护者解释，告知需将被照护者移动于轮椅上，征得其同意	5		
		（2）检查轮椅性能是否良好	10		
		（3）手刹是否好用	5		
		（4）坐位平面是否平整无破损	2		
		（5）将轮椅和床平行靠近	2		
		（6）固定刹车	5		
		（7）卸下靠床侧扶手，移开脚踏板	5		
		（8）协助被照护者坐位于床上，双手支撑床面移动至床边	5		
		（9）躯干前倾，双手各支撑床与轮椅，抬起上身，将臀部移至轮椅上	10		
		（10）再双手支撑两侧扶手，将身体调整至轮椅上合适位置，保证坐位舒适	5		
		（11）将脚踏板放平，协助被照护者将双脚放于脚踏板上	2		
		（12）盖好被照护者双腿，注意保暖	2		
		（13）整理好床铺	2		
		2.偏瘫被照护者床到轮椅成45°转移			
		（1）被照护者不能自理			
		1）向被照护者解释，告知需将被照护者移动于轮椅上，征得其同意	5		
		2）检查轮椅性能是否良好	10		
		3）手刹是否好用	5		
		4）坐位平面是否平整无破损	2		
		5）将病床高度调节至与轮椅齐平	2		
		6）轮椅放于健侧，使轮椅与床成45°	2		
		7）刹住轮椅，打开脚踏板	2		
		8）护理员面向被照护者站立，双膝微屈，腰背挺直	2		
		9）用膝部抵住患膝，防止患膝倒向外侧	2		
		10）被照护者双臂抱住操作者颈部，或双手放于操作者肩胛部	5		
		11）护理员双手托住被照护者臀部或拉住腰带，与被照护者一起向前向上用力，完成抬臀动作	5		
		12）将被照护者转身背对轮椅后放于轮椅上坐下	5		
		13）协助被照护者调整坐姿，将臀部靠近椅背，保证轮椅坐姿舒适	3		
		14）系好安全带	2		
		15）被照护者胸前抱枕，将偏瘫侧上肢放于软枕上	2		
		16）放下轮椅脚踏板，协助被照护者将双足放于脚踏板上	2		
		17）盖好被照护者双腿，注意保暖	2		
		18）整理好床铺	2		

续表

项目	总分（分）	技术操作要求	标分（分）	评分标准	扣分
		（2）被照护者部分自理			
		第1～7步同不能自理被照护者	28		
		8）护理员站在被照护者患侧，面向被照护者	2		
		9）用同侧手握住患手，另一手托住被照护者肘部	3		
		10）患足位于健足稍后	5		
		11）健手支撑于床面轮椅的远侧扶手	5		
		12）以健足为支点，协助被照护者转身臀部向后转移至轮椅坐下	5		
		13）协助被照护者调整坐姿，将臀部靠近椅背，保证轮椅坐姿舒适	2		
		第14～18步同不能自理被照护者	10		
操作后	5	1.帮助被照护者取舒适体位，整理床单 2.询问被照护者感受，交代注意事项 3.洗手	2 2 1	一项不符合要求扣1分	
评价	10	1.操作准确、熟练，步骤正确 2.爱伤观念强，被照护者无不适，与被照护者沟通有效 3.被照护者安全	4 2 4	一项不符合要求扣2分	
理论提问	5	使用轮椅转移的注意事项有哪些	5	少1条扣1分	
合计	100				

理论提问：

使用轮椅转移的注意事项有哪些？

答：①根据被照护者的情况选择合适的轮椅，用前检查轮椅的性能是否良好。②根据病情使用约束带，将被照护者妥善约束安置好。③进、出门口或途中遇到障碍物时，不要用轮椅去撞门或撞击障碍物。④使用轮椅推被照护者上下坡时，车速度要缓慢，保持被照护者头部及背部尽量向后紧靠椅背，抓牢轮椅扶手，防止意外。⑤天气寒冷使用轮椅时，注意保暖。⑥定期检查轮椅的功能，保持完好备用。

第三节　人体力学在照护工作中的应用

一、常用的力学原则

力学的原则主要是牛顿运动定律和运动学公式相结合常涉及物体的受力、加速度或匀变速运动的问题。

二、人体力学运用原则

1.扩大支撑面：人体的支撑面是腿部之间的距离，支撑面越大，稳定性越大。操作时护理员应将两脚一前一后分开或左右两侧分开，来扩大双脚的支撑面，维持身体平衡。

2.降低身体重心：身体的重心越低，稳定性越强。所以，对于工作平面较低的一些操作，比如铺床，护理员应将两脚一前一后分开或左右两侧分开，屈膝屈髋身体下蹲，降低身体重心，增大身体的稳定性。

3.减少身体重力线的偏移程度：护理员在做擦浴、翻身等操作时，将被照护者的身体尽量靠近护理员，同时用下蹲的姿势代替弯腰，可以增大护理员身体的稳定性，避免腰部肌肉过度用力。

4.利用杠杆作用：抱持重物的时候，越靠近身体，阻力臂长越短，越省力。

5.尽量使用大肌肉或多肌群。

6.用最小量的肌力做功。

三、翻身的注意事项

1.为被照护者保暖并保护隐私。

2.操作者注意节力原则。

3.防止各种引流管脱出，固定并保持通畅。

4.避免移动被照护者时撞伤头部。

5.避免拖拉，保护局部皮肤。

6.注意动作协调、轻稳。

7.操作时注意观察，如被照护者生命体征、受压部位的皮肤情况等。

四、小结

本节主要叙述了人体力学的原则，主要为了护理员在照护被照护者翻身、变换体位过程中，能够运用力学原理，达到节力的目的。

五、思考与练习

单选题

不能体现力学原则为（　）

A.抱持重物的时候，越靠近身体，阻力臂长越短，越省力

B.护理员在为翻身时，最好下蹲代替弯腰，减少腰部肌肉做功

C.铺床时，护理员应两脚前后或左右分开，屈膝屈髋

D.支撑面越大，稳定性越小

情景模拟　翻身过程中腰背损伤的预防

【情景导入】

被照护者在工地高处坠落，导致第11～12胸椎、第1～2腰椎损伤，以脊髓损伤收住康复科。目前被照护者神志清楚，体重85kg，双侧下肢肌力0级，肌张力不高，卧床，不能自行翻身，需要护理员每2小时协助翻身一次，但是护理员担心被照护者体重太大，翻身时造成自己腰背部损伤，护理员如何运用力学原理给予翻身？

【路径清单】

（一）思考要点

护理员给被照护者翻身时，如何避免腰背部损伤。

（二）操作目的

1.被照护者长期卧床，预防皮肤压力性损伤。

2.保证安全、节力的原则。

3.避免腰背部损伤。

4.让被照护者感到体位舒适，促进康复。

（三）评估问题

1.评估护理员是否能学会运用力学原理翻身。

2.评估被照护者神志、年龄、生命体征、活动能力、引流管是否通畅等，协助被照护者做好翻身准备。

3.评估被照护者能否配合。

4.评估环境清洁、宽敞、明亮，无障碍物。

（四）物品准备

毛毯或棉被、棉垫或软枕。

（五）操作过程

1.护理员遵循节力、安全的原则。

2.告知被照护者，做好翻身准备，取得配合。

3.评估被照护者的肢体活动能力、体重、病情是否允许翻身、意识、心功能、是否输液、刀口或伤口、被照护者是否有骨折、牵引、身体有无引流管等。

4.根据评估，确定被照护者翻身的频率、选择体位、翻身的方式，必要时使用合适的皮肤减压工具。

5.操作前固定住床的刹车，妥善固定各种导管、导联线及输液管路等。

6.护理员站于被照护者同侧，双脚分开，大于肩宽的距离，双腿稍微屈曲站立。将被照护者平移至护理员同侧床旁，协助被照护者两手置于胸腹部，指导或协助被照护者屈起近侧腿，护理员一手放于被照护者近侧肩下，一手放于被照护者近侧臀下，用力向对侧推动被照护者身体，使被照护者翻身至背对护理员的位置，然后在被照护者后背和肢体下方放置靠垫或软枕，拉起床档（图11-3）。

7.翻身时注意保护被照护者，移动时将被照护者身体抬起，避免拖、拽，以预防局部皮肤损伤，使用床档、约束带等保护被照护者安全。

8.翻身时注意观察被照护者病情变化，发现异常立即通知医护人员。

9.被照护者翻身后的体位要符合病情的需要，必要时使用皮肤减压贴。

10.翻身时动作轻柔，注意给被照护者保暖和保护隐私。

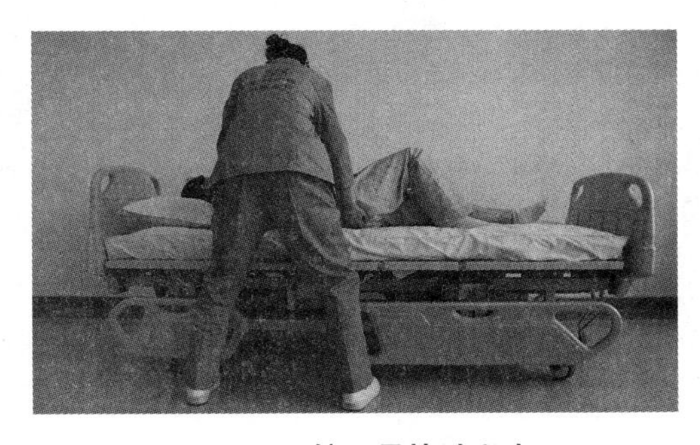

图11-3　护理员协助翻身

[考核标准]

卧床被照护者翻身技术操作考核评分标准

姓名__________ 考核人员__________ 考核日期： 年 月 日

项目	总分（分）	技术操作要求	标分（分）	评分标准	扣分
仪表	5	仪表、着装符合护理员礼仪规范	5	一项不符合要求扣2分	
操作前准备	5	1.洗手 2.物品准备：毛毯、软垫	2 3	一项不符合要求扣2分	
安全评估	10	1.评估被照护者病情、意识状态、心理情况、皮肤、管路及合作程度 2.解释操作目的、方法及如何配合 3.询问被照护者是否需要大小便 4.环境安静、清洁、舒适，调节适宜温湿度 5.沟通时语言规范，态度和蔼	2 2 2 2 2	一项不符合要求扣2分	
操作过程	60	1.酌情关闭门窗，操作前检查并固定床脚刹车，摇低床头，放下床档 2.移去枕头，松开被尾 3.妥善处置各种导管及输液装置 4.护理员站于被照护者同侧，双脚分开，大于肩宽的距离，双腿稍微屈曲站立 5.将被照护者平移至护理员同侧床旁，协助被照护者两手置于胸腹部 6.被照护者近侧腿部屈曲，护理员一手扶起肩，一手扶起臀部 7.将被照护者轻轻推至对侧，使其背向护理员，按侧卧位要求，在两膝间及外踝的骨隆突部位放入棉垫圈或软垫以防受压 8.将各种导管及输液装置放置妥当，观察是否通畅及有无其他异常情况 9.拉起床档 10.翻身后被照护者体位应符合病情需要，适当使用皮肤减压工具 11.整理床铺，盖好盖被 12.正确处理用物，洗手 13.记录翻身时间及咳嗽、咳痰情况 14.操作过程中严格爱伤观念，注意保暖	3 3 3 5 10 10 10 3 2 2 3 2 2 2	未保护被照护者安全扣3分 操作中未与被照护者交流扣5分 未妥善安置导管扣3分 拖拉被照护者，未保护局部皮肤扣3分 烦躁的被照护者未选用约束带扣3分 其余一项不符合格扣2分	
操作后	5	1.帮助被照护者取舒适体位，整理床单 2.询问被照护者感受，交代注意事项 3.洗手	2 2 1	一项不符合要求扣1分	
评价	10	1.操作准确、熟练，步骤正确 2.爱护伤者意识强，被照护者无不适，与被照护者沟通有效 3.注意保护被照护者安全，护理员运用节力原则	4 2 4	一项不符合要求扣2分	
理论提问	5	运用力学原理翻身的注意事项有哪些	5	少1条扣1分	
合计	100				

理论提问：

运用力学原理翻身的注意事项有哪些？

答：①注意为被照护者保暖和保护隐私。②操作者注意节力原则。③妥善固定各种管道，防止脱管并保持通畅。④避免移动被照护者时撞伤头部。⑤避免拖拽，避免皮肤损伤。⑥注意动作协调、轻稳。⑦操作中观察呼吸、全身皮肤受压情况。

答案

（刘淑芹　徐毅君）

第三部分
基本技能

第十二章　给　　药

给药是最常见的一个诊断手段。采用各种方法的给药，才能起到预防疾病、帮助治疗、缓解症状、保证正常生理功能和治愈病情的目的。护理员是药品治疗过程中不可或缺的一环，他们需要了解药理学的基础知识，熟练地把握合理的给药方法和技术，以及准确判断药品的有效性和反应速度，以确保药品的准确、安全、有效地给药，并为被照护者提供合理的用药指导，以达到最佳的治疗效果。

第一节　给药的基础知识

一、药物的种类和保管

（一）药物的种类

1.被照护者常备药的种类

（1）心血管系统常备药：如硝酸甘油、硝酸异山梨酯片、硝苯地平、胺碘酮等。

（2）呼吸系统常备药：如盐酸氨溴索、氨茶碱、沙丁胺醇等。

（3）消化系统常备药：如甲氧氯普胺、氧氟沙星等。

（4）抗过敏类药物及镇痛类药物等。

2.常用药品的剂型　根据给药的途径不同，常用药品可分为以下3类。

（1）内服药物：包含吞服、冲服、调服和含化。吞服剂包含片剂、丸剂、胶囊等；冲服剂包含糖浆剂、冲剂等；调服剂包含散剂；含化剂包含六神丸、金嗓子喉宝等。

（2）外用药物：包含各种药品，如膏剂、酊剂、洗剂、滴剂、粉剂、栓剂、外涂药等，以满足不同的需求。

（3）注射药物：包括水凝胶体、混血小板悬液、化学油剂、结晶和散剂等。

（二）药物的保管

1.在居室存放的药品总量不能太大，以防过期失效或变质。

2.对自理用药的被照护者，护理员可以及时和被照护者共同把药物放入药箱里，确保被照护者用药剂量的准确性。药箱置于固定、通风、干燥、灯光明亮处，防止日光直射，并确保内部清洁。

3.个人的专用药品，要分别保管并标明名称，精神类、痴呆等被照护者的药品也必须上锁，如地西泮类等。

4.分类存放药品时应按内服用和外服用分别放置，避免在急用时拿错、误服而引起危害。

5.标签明显，药瓶或药品袋上要清楚的签上药品名、每一个药品的用量、药品的用途及注意事项。内用药标志为蓝色边，外用服药则为粉红边。标签要字迹清楚，标签脱落或辨认不清应停止使用。

6.定期检查药品，每3～6个月定期检查，若有沉淀、浑浊、气味、潮湿、霉斑等迹象，或标签脱落、辨认不清者，应立即停用。

7.在医疗及养老机构的被照护者用药可以有所在机构药房，统一摆药，统一发放，护理员根据发放的药品督促或协助被照护者服下。

8.根据药物的性质妥善保存

（1）易挥发、受潮或风化的化学药剂：如碘酊、乙醇、复方甘草片、酵母片等，应装瓶、瓶盖盖紧。

（2）对于极易氧化和见光极易变坏的药物：如维生素C、氨茶碱等，应装于深色、密闭的玻璃瓶中，或放在黑色纸遮光的抽屉内或箱内，或放在阴凉干燥处。

（3）对栓剂、水剂性药物等遇热后易变质的药品：如胰岛素抵抗、青霉眼药水等，应置于干燥阴凉（约20℃）处或冷藏于2～10℃处。

二、给药的原则

给药准则是一切药物的总则，在进行治疗时应当遵守。

（一）根据医嘱准确给药

根据医师的规定帮助被照护者正确用药，切勿私自改变，切勿盲目给药；若给错药及时报告，观察被照护者的症状和病情。

（二）严格执行查对制度

首先认真检查药品的质量，对疑有过期或尚未达到有效期的药品，应立即停用。必须用准确的方式、按准确的药量，按正确的方法，在准确的日期内交给准确的被照护者。并核实被照护者的名称、药名、含量、剂型、用途、日期。

（三）安全正确给药

在给药之前，应该仔细评估被照护者的病情和过敏史，并向他们详细说明情况，以取得他们的配合，从而培养他们自我合理服药的能力。对极容易引起过敏反应的药品，用前应了解被照护者的过敏史，并按药物说明书做过敏试验，结果为阴性或“—”才可应用。

（四）密切观察用药反应

给药后护理员要仔细观察被照护者的反应，若发现不良反应及时告知药师。

（五）发现给药错误

及时报告家属或医师及时处理。

三、给药的护理评估

（一）给药前护理评估

1.了解被照护者的病史和用药史，以确定药物的适应证和禁忌证。如消化性溃疡的被照护者如果服用阿司匹林，就容易造成出血。

2.了解被照护者的用药史、药物的持续时间和剂量，有无不良反应。

3.了解被照护者对药物和食物的过敏情况。如青霉素、蘑菇等。

4.了解被照护者年龄、生命体征、意识状态及体重等情况，以及有无遗传性疾病等。

5.评估给药部位局部状况，如被照护者吞咽功能，有无口腔疾病。

（二）给药期间的护理评估

1.护理员要掌握缓则能否及时、按量口服药物，使用方式能否合理等，予以必要的引导和支持，以保证用药治疗取得预期疗效。

2.护理员要随时监测被照护者服药后的反应能否减轻，有没有过敏性反应。如出现不良反应或情况没有好转，应及时与家人或药师取得联系，改变给药方法或酌情处理。

四、给药的途径

根据药品的化学特性、剂型、机体组织对药品的吸收状况及护理要求等，选用各种的给药方式。常见的给药路径有注射、舌下含服、直接吸收、局部使用、经直肠用药和滴注（皮下、皮内、静脉注射）等。除了动脉和静脉滴注的药物可以直接进入血液循环外，其他药物都需要经过一次吸收过程，其作用速率由快到慢依次为直接吸入、舌下含化、肌内注射、皮下注射、口服给药、直肠给药和皮肤给药。

（一）口服给药

1.口服给药的一般类型　包括水溶液、片剂、丸剂、胶囊剂、水合剂和气散剂等，它们都可以满足不同的治疗需求。除以上剂型外，尚有注射用剂型、外用药物洗剂、贴剂等。

2.口服药物剂型正确服用方法

（1）口含片和舌下片：口含片又名含片，主要治疗口和咽部的病变，具有局部消炎、杀菌、收敛、镇痛的功效，如金嗓子喉宝等。使用前应放口内含化，切勿咀嚼、吞食，在含服前、含服后亦切勿使用液体，以延误效果。

（2）口服片剂：是指从口服入，后经胃肠道消化吸收而作用于身体，或停留在胃肠道中作用于胃肠道部分的药片。无特殊规定和要求的服用片剂通常使用水吞服，在吞服时把全部的药品都用暖水直接送入胃中，以使药品在胃中或肠内吸收。而止咳糖浆类药物则不能直接用暖水送服。

（3）可使用胶囊：将化学药剂填充于空心硬质胶囊中，或密封于弹性软质囊内制备的产品药剂。使用前，不要把胶囊粉碎，要整颗吞服。

（4）服用溶剂用量：多见于糖浆类用药，如咳嗽糖浆、复方甘草合剂等。因药液容易在损害咽喉部的皮肤黏膜表层产生保护膜，故切勿用温开水送服。

（二）局部给药

局部给药的方法包括滴药法、插入法、舌下给药法、皮肤给药法。

1.滴药法　包括滴眼药法、滴耳药法、滴鼻药法。操作详见情景模拟。

2.插入法　包括直肠插入法、阴道栓剂插入法。

（1）直肠插入法

1）目的：从肛门将药物送至直肠，使药物的有效成分在直肠黏膜吸附，软化大便，以利于排泄；将药物的活性物质经直肠黏膜吸收，以达到全身治愈效果，如解热止痛栓剂。

2）常用物品：栓剂（药物）、手套或指套、卫生纸、屏风，或用隔帘遮盖被照护者。

3）安全评估：①评估被照护者的疾病、配合程度和自主学习能力。②向被照护者解释用药的目的。③环境安全、宽敞明亮，室温适宜。

4）实施步骤：①携用物至床旁；②协助被照护者取左侧卧位，膝关节屈曲暴露出肛门，以使肛门括约肌放松；③戴好手套及指套，嘱被照护者张口呼吸，动作尽可能轻松；④将药物置入肛门，用示指尖端将沿直肠壁，朝脐部方位插入6～7cm（插至肛门括约肌以上），使药物黏于直肠黏膜上；⑤置入药物后，嘱被照护者保持侧卧15分钟，以免药物滑脱，如药物滑脱出肛门之外，则应立即重新插入；⑥观察疗效，协助处理；⑦整理用物；⑧洗手。

5）注意事项：①注意保护被照护者的隐私；②引导被照护者放松，避免药物脱出，以及融化后药物渗出肛门外；③保证将药物插在肛门内的括约肌上，并确定药物在直肠黏膜上，以保证药物的效果。

（2）阴道栓剂插入法

1）目的：将消炎药插入阴道，达到局部治疗作用。

2）常用物品：栓剂、手套、橡胶单或卫生纸。

3）安全评估：①评价被照护者的疾病、配合程度和自主学习能力。②向被照护者解释用药的目的。③环境安全、宽敞明亮，室温适宜。

4）实施步骤：①携用物至床旁。②让被照护者躺在屈膝仰卧位上，垫橡胶单或多层卫生纸于会阴下，使会阴部充分暴露。③戴上手套及指套，并拔出栓剂，以使被照护者充分放松。④戴一次性手套或指套，将阴道栓剂沿女性阴道内后方轻轻送入约5cm，至阴道穹窿。⑤嘱被照护者仰卧位平静休息15分钟，以利于药液散布至全部阴道，便于药液吸收。⑥协助处理，整理用物。⑦洗手。

5）注意事项：①注意保护被照护者的隐私。②正确判断阴道口大小，置入正确的深度。③治疗期间避免同房及盆浴，阴道出血和月经期禁用。

3.舌下给药法

（1）目的

1）利用舌下口腔黏膜中丰厚的毛细血管吸引，达到治疗效果。

2）有减少胃肠刺激、消化吸收不全功能。

3）药物作用快。

（2）用物：舌下含服药物。

（3）评估

1）评估被照护者的疾病、配合程度和自主学习能力。

2）向被照护者解释用药的目的。

3）环境清洁、安全、宽敞明亮。

（4）实施

1）向被照护者解释用药的目的，取得配合。

2）依据被照护者情况选取合适卧位坐位、平卧位头偏向一侧。

3）嘱被照护者张口。

4）将药品直接置于舌下或嚼碎或研碎后置于舌下，使药物自然溶化吸收，如在口腔干燥时含少许水可以促进药品溶化吸收。

（5）注意事项：不可用水送服；不可嚼服吞下。

4.皮肤给药法

（1）目的：将药物直接作用在皮肤患处，达到治疗效果。

（2）常用剂型

1）粉剂：适用于急性皮肤病变，但尚未发生糜烂的情况。常用有滑石粉、氧化锌粉及炉甘石粉等。

2）溶液：适用于急性皮肤病变，出现糜烂、渗液的情况。常用有3%硼酸、生理盐水等。

3）洗剂：适用于急性皮肤病变，但无渗液的情况。常用有炉甘石洗剂等。

4）油剂：适用于亚急性皮肤病变，有少许渗液的情况。常用有40%氧化锌油剂。

5）软膏：适用于慢性皮肤病变。常用的软膏如复方苯甲酸软膏、硫黄软膏、尿素软膏等。

（3）评估

1）评估被照护者患处皮肤状况，取得被照护者配合。

2）向被照护者解释用药目的。

3）环境清洁、安全、宽敞明亮。

（4）实施

1）患处表皮结痂或痂与毛发黏结时，需先在痂上涂无刺激性软膏软化结痂，24小时后待结痂软化脱落，剪去毛发，根据病情再适当涂药。

2）患处有毛发时，先剪去毛发，再进行清洁或涂药。

3）患处已形成脓疱时，先用75%酒精搽洗消毒脓疱周围皮肤，剪除疱壁然后用药。如为大水疱，应在消毒后剪破疱壁放出液体，无须剪除全部疱壁。

4）患处表面脓性分泌物较多时，先用过氧化氢溶液浸湿棉球清洗或用1∶5000高锰酸钾溶液清洗后，选用适当的药物外涂并用纱布包扎；若患处表面分泌物为浆液，可先湿敷或直接涂药物。

5）涂擦药物前先用温水与中性肥皂清洁皮肤，如有皮炎仅用清水清洁。

6）患处皮肤表面残留糊剂或其他脂肪性药物时，先用植物油或液状石蜡轻轻清洁拭净；粉剂并已干燥硬结者，应用温水浸泡后再擦去。

7）按照要求涂药。

8）观察用药反应。

（5）注意事项

1）擦药前清除皮损上的痂皮、鳞屑等，如病情许可，用淋浴或浸泡清除，必要时剪短被照护者头发。

2）外用气雾剂、洗剂等混悬剂使用前应充分振荡摇匀；洗剂和糊剂不宜用于毛发处；软膏、硬膏禁用于渗液较多的急性皮炎；有糜烂、渗出时不能用酊剂；皮肤有皲裂、急性炎症或渗出性糜烂的不能使用酊剂。

3）随时注意药物不良反应，如有刺激、过敏或中毒现象，立即停药并报告处理。

4）对慢性过度角化皮损，适当用力涂药，以利于药物渗入。

5）药物的浓度要适当，有刺激性的药物要先用低浓度，以后根据被照护者的接受程度及皮损情况逐步增加药物浓度。

五、关于老人口服药物困难的原因和护理办法

（一）药物吞服困难的因素

1. *病理原因*　如缺血性脑卒中、失智症、帕金森、特发性震颤等，是老人最常见并发症之一，影响老人的吞咽功能，如在饮食、入水的过程中，发生吞咽困难，可引起噎咳、吸入性肺病等。

2. *年龄因素*　随着年龄的增长，肌力逐渐减少，结缔组织弹力减弱，从而引起运动能力的减退，直接影响到头颈区域的心肌运动，包括舌肌和咀嚼肌。老人呼吸功能关闭的时间也会缩短，因此就会出现食物残留或空气进入等缺乏保护的呼吸道。上述变化均会直接影响老人的吞咽功能，当神经病变或疲劳影响上述肌肉时，吞咽的困难程度增加。

3. *身体原因*　当人的头颅和躯体发生位置改变后，吞食管道内径的高低及咽喉部的结构（如喉、舌）的部位也可能出现变化和移位，进而导致被照护者在吞食过程中的障碍情况有所改变甚至加剧。

4. *用药因素*　需要口服的药物种类过多，药物过大，用药速率过快等均会造成用药吞咽障碍。

（二）护理措施

1.护理员应观察和沟通，判断被照护者无法自主吃药的因素和合作程度，以及其对吃药的心理反应，采取相应的方法。

2.药品统一由护理员保存，摆放一定位置。由专人摆药，及时发给被照护者，督促并帮助被照护者服下。

3.寝室环境要安静、整齐，无噪声干扰。

4.备好水温合适的白开水，并询问被照护者有无如厕等要求，并做好在用药之前的准备。

5.采取正确的服药姿势

（1）站立式：坐姿中正，上体略前倾，头微滴，下颌部向前。

（2）卧位：抬起床边，成30°～50°，将被照护者的头朝向一边（护理员侧）或将背部垫起成坐姿态。

6.非自理老年人服药方法

（1）对吞咽障碍的被照护者，通常使用鼻饲管给药。

（2）对于精神清醒而有吞咽困难的被照护者，询问医师，在得到许可的状态下可把药研碎制成糊状物后再喂药。未经医师批准切勿研破、掰开或嚼破服食。

（3）肢体功能障碍、精神疾病、有痴呆表现的被照护者，送药到口，要确保被照护者咽下再走。

六、小结

本节主要强调了药物的保管及药疗的原则；总结了给药的方法、流程，对以后的操

作进行连接。

七、思考与练习

1. 单选题

（1）不是“三查八对”内容的是（　）

A. 药物的名称

B. 药物的剂量

C. 药物的使用方法

D. 药物的化学成分

E. 药物的浓度

（2）有关药物保管方法的描述错误的是（　）

A. 药柜应放在光线明亮处

B. 药瓶上应有明显标签

C. 内服药标签应使用红色边

D. 麻醉药应加锁专人保管、登记和交班

E. 药物应定期检查

2. 是非题

（1）易氧化变质的药应放在阳光充足处。（　）

（2）在被照护者用药前，将药杯浸泡并清洁清洗干净后备用。（　）

3. 思考题

卧床的被照护者为什么把床上抬起30°～50°或把头朝向一边？

第二节　给药操作技能

本节主要讲述日常生活中几种常见的给药方法及技能。

情景模拟1　口服给药法

【情景导入】

被照护者，女，70岁，神志清楚，突感头痛、头晕、恶心1小时，养老院医师测量被照护者生命体征：T为36.6℃，P为80次/分，R为18次/分，BP为190/95mmHg。养老院医师为被照护者开具尼福达10mg，口服，护理员准备给老人口服降压药。

【路径清单】

（一）思考要点

怎样安全口服给药？

（二）操作目的

1. 用于预防、诊断和治疗疾病。

2. 保持正常生理功能、帮助治疗、防止病变。

（三）评估问题

1. 检查被照护者咽部是否有溃疡、糜烂的状况。

2. 询问有无对药品过敏或药物应用的状况。

3.环境整洁、安静，宽敞，光线明亮。

4.了解被照护者吞咽功能，有没有口腔或食管病变及是否有呕吐、腹泻等。

5.与被照护者的交往语言规范、态度和蔼。

（四）物品准备

用物准备齐全（洗手液、量杯两个、温开水100～200ml、汤匙或吸管、药品）。

（五）操作过程

1.携用物至床旁，检查药品名称、有效期、药品包装有无破损有无潮湿，确认合格方可使用。

2.准备100～200ml的温开水备用，向老人解释口服给药的目的。

3."奶奶，您好，我是您的护理员，刚刚测血压，您的血压有点高，医生给您开了降压药，现在服下，好吗？药名称是尼福达，"取得老人的同意，床头抬高（15°～20°），取舒适卧位。可以根据被照护者情况取坐位、平卧位、半卧位。

4."来奶奶，先喝口水润润咽嗓—用汤匙或吸管。"

5.护理员取一片尼福达放入老人口内，温开水送服。

6."奶奶请你张开口我看看你咽下去了吗？"

7.护理员确认老人口内没有药片。

8."奶奶，您刚吃完降压药，请您静躺休息30分钟，不要剧烈活动，30分钟后我再给你测血压，好吗？"

9. 30分钟后放平床头，协助老人取舒适卧位。

10. 1小时后复测血压并告知养老院医生。

11.整理用物。

12.洗手。

（六）注意事项

1.严格按照要求服药，不得私自减药。

2.服药前认真核对药品的有效期、包装有无破损及潮湿。

3.服药后发现异常要及时告知主管领导。

4.口服水剂药液，不要用温水冲服，避免影响疗效。

5.服用强心苷类药物时应先测脉搏及心率，小于60次/分的情况下不能服用。

[考核标准]

口服给药技术操作考核评分标准

姓名＿＿＿＿＿　考核人员＿＿＿＿＿　考核日期：　年　月　日

项目	总分（分）	技术操作要求	标分（分）	评分标准	扣分
仪表	5	穿戴整齐，无长指甲、头发不能过肩、无饰物	5	一项不符合要求扣1分	
操作前准备	5	1.清洁洗手，必要时戴口罩 2.备齐并检查用物，放置合理 3.环境整洁安静、安全、温湿度适宜	2 2 1	一项不符合要求扣1分	

续表

项目	总分（分）	技术操作要求	标分（分）	评分标准	扣分
安全评估	10	1. 环境整洁、安静，宽敞，光线明亮 2. 了解被照护者吞咽能力，有没有口腔及食管的病变，以及被照护者是不是有恶心、腹泻等 3. 与被照护者沟通语言规范、态度和蔼	3 4 3	一项不符合要求扣2分	
操作过程	60	1. 协助被照护者取舒适卧位，床头抬高 2. 向被照护者解释，取得配合，询问大小便 3. 备好100～200ml温开水 4. 检查药品（包括药品名称、有效期、包装完整、无破损及潮湿） 5. 协助被照护者服药，确认药物服下 6. 安全评估：若被照护者需要口服强心苷类药物，在服用时应首先测量脉搏、心率，并注意节律改变，若少于60次/分，禁服 7. 安全评估：若为水剂，一手持量杯，拇指置于所需刻度，并使其刻度与视线平。另一手将药瓶标签一面朝上，倒药至所需刻度处 8. 30分钟后放平床头，协助被照护者取舒适卧 9. 1小时后复测血压并告知养老院医生	5 3 2 15 5 10 10 5 5	体位不标准扣5分 检查不规范一项扣2分 其余一项不符合要求2分	
操作后	5	1. 协助被照护者取舒适体位 2. 整理用物 3. 流动水洗手	2 1 2	一处不符合要求扣1分	
评价	5	1. 动作轻柔、熟练、准确，符合操作程序 2. 告知注意事项	2 3	一处不符合要求扣2分	
理论提问	10	1. 口服给药的目的有哪些 2. 口服给药的注意事项是什么	5 5	少一条扣1分	
合计	100				

理论提问：

1. 口服给药的目的有哪些？

答：①用于预防、诊断和治疗疾病。②保护正常生理功能、帮助治疗、防止病变。

2. 口服给药的注意事项是什么？

答：①严格按照要求服药，不得私自减药。②服药前认真核对药品的有效期、包装有无破损及潮湿。③服药后发现异常要及时告知主管领导。④口服水剂药液，不要用温水冲服，避免影响疗效。

情景模拟2　滴眼药

【情景导入】

被照护者，男，74岁，右侧眼睛发红和疼痛2天，医院诊断为“结膜炎”。家属遵医嘱给予右眼左氧氟沙星滴眼液1～2滴，一天2次。请护理员给被照护者滴眼。

【路径清单】

（一）思考要点

怎样安全给眼睛滴药？

（二）操作目的

1.缓解眼部疲劳。

2.预防眼部疾病。

3.治疗眼部发炎。

4.散瞳、缩瞳、表面麻醉。

（三）评估问题

1.环境整洁、安静，宽敞，光线明亮。

2.评估被照护者的眼部情况（是否有外伤、分泌物等）。

3.评估被照护者对眼部滴药的认知及配合程度。

（四）物品准备

眼药水、棉棒、5～10ml盐水、洗手液、纸巾或湿巾。

（五）操作过程

1.携用物至床旁，向被照护者做好解释工作，取得合作。

2.给被照护者取舒适体位，床头抬高45°，取半坐卧位。

3.向被照护者做好解释，取得合作。

4.用盐水棉棒清洁眼部。

5.给被照护者颈下垫一枕头，协助被照护者头后仰，眼睛向上看。

6.对光检查眼药水有效期、瓶体有无破损、药液有无浑浊等。

7.将药液摇匀、打开瓶盖，使瓶盖口部向上置于湿润中；左右手分别固定上下眼睑，双手握眼药瓶，当距眼球2～3cm时，取眼药水1～2滴滴在下结膜囊中，嘱被照护者闭眼转动眼球2～3分钟，使药液充盈在结膜内。可取半坐位或头仰卧位，头稍后仰，并向患侧倾斜。

8.右手拇指尖端挤压泪囊，阻断药剂随着鼻泪道进入鼻内，提高眼结膜的药剂含量。

9.嘱被照护者闭上双眼，用棉棒擦去溢出的药液（图12-1）。

10.盖上药瓶盖子。

11.询问被照护者感觉。

12.放平床头帮助被照护者取平卧舒适卧位。

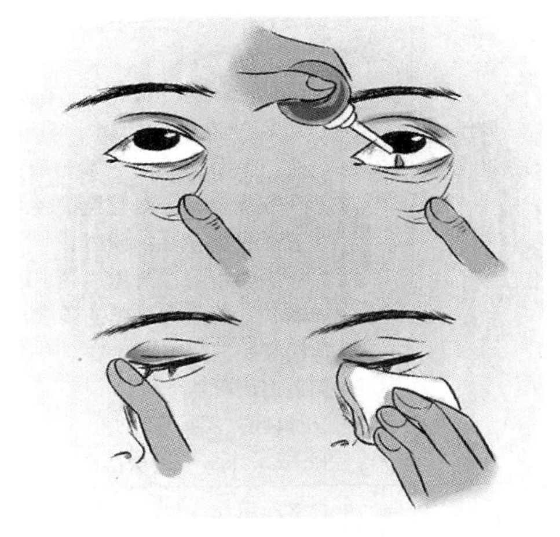

图12-1 滴眼药操作示意图

（六）注意事项

1.眼药水要专人专用，使用前，先将药液摇匀。

2.眼药水瓶口勿碰触睑缘、睫毛和手指。

3.如果双眼都需要滴眼药水时，应先滴健侧，再滴患侧。

4.点眼药水时，眼药水瓶口距离眼球3cm，瓶口不得触及眼睛，避免污染和伤害眼睛。

5.操作动作轻柔、准确、快捷、安全。

6.用后的眼药水需要冷藏保存。

7.2种或2种以上方法一起应用的，注意前滴刺激性较弱的，后滴刺激性强的，或者前滴眼药液后涂眼药膏；2种药物之间的间隔为5～6分钟，注意药物配伍禁忌。

8.动作要柔和，角膜穿孔及溃疡被照护者尽量避免按摩眼睛。

［考核标准］

滴眼药技术操作考核评分标准

姓名＿＿＿＿＿ 考核人员＿＿＿＿＿ 考核日期： 年 月 日

项目	总分（分）	技术操作要求	标分（分）	评分标准	扣分
仪表	5	穿戴整齐，无长指甲、头发不能过肩（必要时戴帽子）、无饰物	5	一项不符合要求扣1分	
操作前准备	10	1.洗手，必要时戴口罩 2.备齐眼药水、棉棒、5～10ml盐水、洗手液、纸巾或湿巾 3.环境整洁、安静，宽敞，光线明亮	3 3 4	一项不符合要求扣2分	
安全评估	5	1.评估被照护者眼部情况 2.评估被照护者对眼部滴药的认知及配合程度	3 2	一项不符合要求扣2分	
操作过程	60	1.给被照护者取舒适体位，床头抬高45°，取半坐卧位 2.做好解释，取得合作 3.用盐水棉棒清洁眼部 4.给被照护者颈下垫一枕头，协助头后仰，眼睛向上看 5.对光检查眼药水有效期、瓶体有无破损、药液有无浑浊等 6.将药液摇匀、打开瓶盖，使瓶盖口部向上置于清洁处；左右手分别固定上下眼睑，用右手握着眼药瓶，在距眼球2～3cm处，将眼药水1～2滴滴在下结膜囊内，嘱被照护者闭眼转动眼球2～3分钟，使药液充盈在结膜内 7.右手拇指尖端挤压泪囊，阻断药水随着鼻泪道进入鼻内，提高眼结膜的药液含量 8.嘱被照护者闭上双眼，用棉棒擦去溢出的药液 9.盖上药瓶盖子 10.询问被照护者感觉 11.放平床头帮助被照护者取平卧舒适卧位	5 3 5 5 5 10 10 5 5 2 5	污染药液一次扣5分 未询问扣3分 其余一项不符合要求扣2分	
操作后	5	1.整理用物 2.洗手	3 2	一处不符合要求扣2分	
评价	5	1.动作轻柔、熟练、准确，符合操作程序 2.告知注意事项	3 2	一处不符合要求扣2分	
理论提问	10	1.滴眼药的目的是什么 2.滴眼药的注意事项有哪些	5 5	少一条扣1分	
合计	100				

理论提问：

1.滴眼药的目的是什么？

答：①缓解眼睛的疲劳。②防治眼部疾病。③治疗眼部发炎。④散大瞳孔或缩小瞳孔、减低眼压、表面麻醉。

2.滴眼药的注意事项有哪些？

答：①眼药水要专人专用，使用前先摇匀药液。②眼药水瓶口勿碰触睑缘、睫毛和手指。③如果两侧眼睛都需要滴眼药水时，应先点健侧再点患侧。④点眼药水时，眼药水瓶口距离眼球3cm，瓶口不得触及眼睛，避免污染和伤害眼睛。⑤操作动作轻柔、准确、快捷、安全。⑥用后的眼药水需要冷藏保存。⑦当2种或2种以上药剂在一起应用时，注意先滴刺激性较弱的，再滴刺激性较强的；先滴眼药水，再抹眼药膏；在2种药品之间间隔5～6分钟，注意药品的配伍禁忌。⑧操作动作应轻柔，视网膜穿孔及溃疡病被照护者避免按摩眼睛。

情景模拟3　耳内用药

【情景导入】

被照护者最近左耳听力下降，医院诊断为“中耳炎”，从医院取回氯霉素滴耳液，请护理员帮助被照护者左耳滴药，一天3次。

【路径清单】

（一）思考要点

怎样安全耳内给药？

（二）操作目的

1.预防或控制感染病灶。

2.稀释软化分泌物，使之易于排出。

3.安全有效地通过外耳道或内耳道给药，以达到治疗的目的。

（三）评估问题

1.评估老人耳道情况。

2.评估老人对耳内滴药的认知及配合程度。

3.环境整洁、安静，宽敞，光线明亮。

（四）物品准备

氯霉素滴耳液、消毒棉棒、棉球、洗手液。

（五）操作过程

1.携用物到床旁，对光检查滴耳液的有效期、观察瓶内有无变色、浑浊、沉淀，确认合格才能使用。

2.向老人做好解释，并取得老人的同意及配合。

3.协助老人取健侧卧位（患耳在上）或坐位。

4.用棉棒清洁患侧外耳道分泌物，动作要轻。

5.一手提干棉球向后轻轻提起老人的耳郭，使耳郭变直，便于药液进入耳内，另一手提起滴管，将掌根轻轻地固定在耳郭最上处，使药液从外耳孔沿外耳道壁慢慢地滴入3～5滴，然后再用指尖按摩耳屏数次，并用干棉球堵住外耳道口（应防止滴管触及外耳道污染滴管及药瓶，勿将药液垂直滴在耳膜上）。

6.保持原来的体位2～3分钟，使药液充分发挥作用。

7.用干棉球擦去外流药液。

8.观察老人有无头晕、眼球震颤等反应。

9.协助被照护者取舒适卧位。

（六）注意事项

1.滴药前清除患侧外耳道内的分泌物，以免药液失效或作用减弱。

2.滴入的药液也要以接近平均体温为宜，避免因药液体温过低，刺激内耳而造成的头晕。

3.滴入药液后应维持体位2～3分钟，使药液在耳内充分作用。

4.若需双侧滴耳，片刻后再按照前述方式滴入，当多种药物在一起应用时，也可间隔于1～2小时后交替滴入。

5.滴药的瓶口切勿碰到耳部或任何表面，以防沾染药液。

6.有脓液时，滴耳前必须清理外耳道的脓液。

7.牵拉时，大人向左右牵拉眼睛，小孩向后下方牵拉眼睛，动作要轻柔。

[考核标准]

耳内用药技术操作考核评分标准

姓名＿＿＿＿＿　考核人员＿＿＿＿＿　考核日期：　年　月　日

项目	总分（分）	技术操作要求	标分（分）	评分标准	扣分
仪表	5	衣帽整洁、修剪指甲，洗净双手，并保持手部温暖，必要时戴口罩	5	一项不符合要求扣1分	
操作前准备	5	1.洗手，必要时戴口罩 2.氯霉素滴耳液、无菌棉棒、数个棉球、洗手液	3 2	一项不符合要求扣2分	
安全评估	10	1.评估被照护者耳道情况 2.评估被照护者对耳内滴药的认知及配合程度 3.环境整洁、安静，宽敞，光线明亮	3 4 3	一项不符合要求扣2分	
操作过程	60	1.协助被照护者取舒适平卧位，询问是否大小便 2.观察被照护者耳道情况 3.向被照护者解释，取得配合 4.检查药液（包括药品名称、有效期），对光检查药液有效期、有无变色、浑浊、沉淀，确认合格方可使用 5.取健侧卧位（患耳在上）或坐位 6.用棉棒清洁患侧外耳道分泌物（若无可省略），动作要轻柔 7.一手提干棉球向后轻轻提起被照护者的耳郭，使耳郭变直，便于药液进入耳内，另一手提起滴管，将掌根轻轻地固定在耳郭最上处，使药液从外耳孔沿外耳道壁慢慢地滴入3～5滴，然后再用指尖按摩耳屏数次，并用干棉球堵住外耳道口（应防止滴管触及外耳道污染滴管及药瓶，勿将药液垂直滴在耳膜上）	5 5 5 10 5 3 15	检查不规范一项扣2分 污染药液一次扣5分 未询问扣3分 其余一项不符合要求扣2分	

续表

项目	总分（分）	技术操作要求	标分（分）	评分标准	扣分
		8.保持原体位2～3分钟，使药液充分发挥作用 9.用干棉球擦去外流药液 10.观察被照护者有无头晕、眼球震颤等反应 11.协助被照护者取舒适卧位	3 2 2 5		
操作后	5	1.整理用物 2.洗手	3 2	一处不符合要求扣2分	
评价	5	1.动作轻柔、熟练、准确，符合操作程序 2.告知注意事项	2 3	一处不符合要求扣2分	
理论提问	10	1.滴耳药的温度是多少 2.耳内滴药的注意事项有哪些	5 5	少一条扣1分	
合计	100				

理论提问：

1.滴耳药的温度是多少？

答：接近体温35～36℃，以免温度太低刺激老人引起头晕等不适症状。

2.耳内滴药的注意事项有哪些？

答：①滴药前将患侧外耳道内的分泌物擦净，以免药液失效或作用减弱。②滴入的药液一定要以接近正常体温为宜，防止药液体温过低，刺激内耳而导致头晕。③滴入药液后应维持体位2～3分钟，使药液在耳内充分作用。④若需双侧滴耳，片刻后再按照前述方式滴入，多种药物一起应用时，也可在间隔1～2小时后交替滴入。⑤滴药时瓶口切勿碰到耳部及身体任何表面，以防污染药物。⑥有脓液时，滴耳前必须清理外耳道的脓液。⑦牵拉时，大人向左右牵拉眼睛，小孩向后下方牵拉眼睛，动作要轻柔。

情景模拟4　鼻腔滴药

【情景导入】

被照护者，76岁，鼻塞3天，于医院就诊，开具呋麻液滴鼻，一天3次，家属请护理员给呋麻滴鼻液。

【路径清单】

（一）思考要点

怎样安全鼻腔给药？

（二）操作目的

1.预防和治疗感染。

2.收缩黏膜血管，保持鼻腔通畅，润滑鼻腔，止血。

3.退热，治疗鼻窦等疾病。

4.保证鼻腔的润滑，以避免干燥结痂。

（三）评估问题

1.评估老人鼻腔情况。

2.评估老人对鼻腔滴药的认知及配合程度。

3.环境整洁、安静，宽敞，光线明亮。

（四）物品准备

滴鼻药（呋麻液）、快速手消毒液、棉棒或棉球、湿巾或纸巾。

（五）操作过程

1.携用物至床旁，对光检查药水有效期、有无变色、浑浊、沉淀，确认合格方可使用。

2.向被照护者解释滴鼻给药的目的。取得被照护者的同意及配合。

3.用棉棒或纸巾清洁被照护者的鼻腔分泌物。

4.解开衣领，肩下垫一枕头，头垂直后仰，并询问被照护者躺着是否舒适；可以取坐位、侧卧位或仰卧头下垂。

5.用手指尖向前轻轻推王爷爷的鼻尖使他鼻孔扩大，用左手扶头部，右手拇指和示指手握滴瓶在鼻腔内1～2cm滴入药液3～5滴，拇指和示指轻轻捏鼻翼，使药液散布均匀，维持在原来位置约5分钟后，用毛巾擦去外流药液（图12-2）。

6.询问被照护者有没有不舒服的感觉，帮助被照护者取舒适卧位。

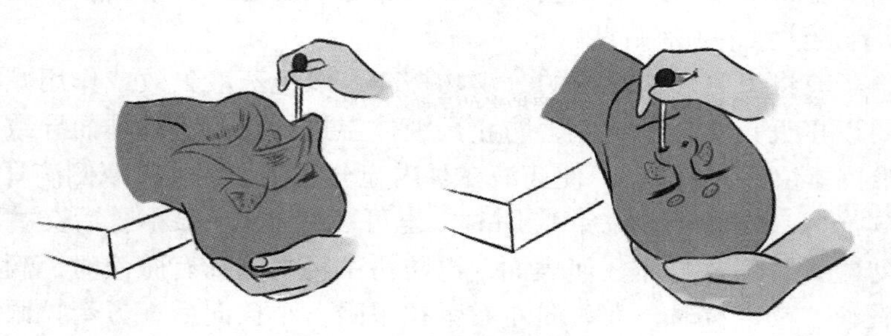

图12-2　鼻腔滴药操作示意图

（六）注意事项

1.滴药后轻捏鼻翼，使药液分布均匀。

2.滴管口及瓶口不能接触鼻孔，以防污染药盒。

3.观察被照护者在服药后的反应，血管收缩药不要持续应用3天以上，不然就可发生鼻腔内充血。

4.位置要适当，滴药后不要吞下，以防药物流入咽部造成不适感。

[考核标准]

鼻腔滴药技术操作考核评分标准

姓名＿＿＿＿＿＿ 考核人员＿＿＿＿＿＿ 考核日期： 年 月 日

项目	总分（分）	技术操作要求	标分（分）	评分标准	扣分
仪表	5	穿戴整齐，无长指甲、头发不能过肩、无饰物	5	一项不符合要求扣1分	
操作前准备	5	1.洗手，必要时戴口罩 2.用物准备齐全，放置合理 3.环境整洁、安静，宽敞，光线明亮	3 1 1	一项不符合要求扣1分	
安全评估	10	1.环境整洁、安静，宽敞，光线明亮 2.评估鼻腔情况 3.评估对鼻腔滴药的认知及配合程度	3 4 3	一项不符合要求扣2分	
操作过程	60	1.携用物至床旁，向被照护者解释，取得配合，询问被照护者鼻部的感受 2.观察被照护者鼻腔情况 3.协助被照护者取舒适卧位（坐位或平卧位、侧头位） 4.检查药液（包括药品名称、有效期），对光检查药液有效期、有无变色、浑浊、沉淀，确认合格方可使用 5.护理员站在被照护者右侧，再次取得被照护者的同意，用棉棒或纸巾清洁被照护者的鼻腔分泌物 6.解开衣领，肩下垫一枕头，头垂直后仰，并询问被照护者躺着是否舒适 7.用示指往上轻推被照护者的鼻尖使其鼻腔扩张，用左手扶头部，右手拇指和示指手持滴瓶距鼻孔1～2cm滴入药液3～5滴，拇指和示指轻捏鼻翼，使药液分布均匀，保持原来体位5分钟，用纸巾擦去外流药液 8.侧头位 （1）使被照护者卧向患侧，肩下一枕，使头侧位下垂 （2）将药液滴入下方鼻腔2～3滴 （3）保持侧卧位3～5分钟后再起 9.询问被照护者有没有不舒服的感觉，帮助被照护者取舒适卧位	5 2 5 5 10 5 10 5 5 5 3	体位不标准扣2分 一项不符合要求扣2分 污染药液一次扣5分 未询问感受扣3分	
操作后	5	1.整理用物 2.洗手	2 3	一处不符合要求扣2分	
评价	5	1.动作轻柔、熟练、准确，符合操作程序 2.告知注意事项	3 2	一项不符合要求扣2分	
理论提问	10	1.鼻腔滴药的体位是什么 2.为什么要采取这样的体位 3.鼻腔滴药的注意事项有哪些	5 3 2	少一条扣1分	
合计	100				

理论提问：

1.鼻腔滴药采取的体位是什么？

答：①垂头仰卧位或坐位。②侧卧位。

2.为什么要采取这样的体位？

答：①垂头仰卧位：可以避免药液流入咽部。②侧姿位：有单侧鼻窦炎的被照护者可采用侧姿位，将头部偏于患侧，头朝上下垂，这样才能让药物直接流到鼻窦口或咽鼓管、咽口周围，起到治疗作用。

3.鼻腔滴药的注意事项有哪些？

答：①滴药后轻捏鼻翼，使药液分布均匀。②滴管不可触及鼻孔，以免污染药瓶。③密切观察被照护者在使用后的反应，血管收缩药不可持续应用3天以上，否则会发生鼻腔内充血。

答案

（张文燕　修　浩）

第十三章　冷 热 应 用

冷热应用是护理员在日常工作中经常使用的物理技术。本章重点介绍冷热应用的基础知识及常用冷热技术类型，帮助护理员在为被照护者使用冷热技术时，更好的理解冷疗、热疗等方法的目的、禁忌证及注意事项，避免发生冷热疗相关不良事件。

第一节　冷热应用基础知识

一、冷热应用的概念

冷热应用是指利用高于或低于人体温度物质，作用于人体的全身或局部，通过神经传导，引起内脏器官和皮肤血管舒张和收缩，改变机体各系统血液循环和新陈代谢等活动，达到治疗目的。

二、生理效应

冷热应用使机体产生了不同的生物效果，其效能也是相对的，如热疗能使毛细血管扩张、细胞代谢率提高及毛细血管渗透性提高等，而冷疗则反之。

三、影响冷热疗法效果的因素

（一）方式

在方式相同的情况，湿冷、湿热的相互作用高于干冷、干热。

（二）范围

小面积冷热应用所产生的效果与实际使用面积的多少直接相关。应用面积越大，所产生的效果也越强；应用面积越小，效应就越弱。但须小心应用范围越大，对被照护者的耐久性越差，并更易产生身体反射。

（三）时间

必须有相应的持续时间才能发生作用，而且其作用是随着持续时间的增长而扩大的。但使用期限超过，又可引起继发作用，反而影响药物效果，有时也会产生不良反应，如头痛、麻木、烫伤和冻伤等。

（四）温度

用冷或热水产生的环境温度和机体体表的环境温度反差越大，则人体对冷热的刺激反应就越剧烈；反之，则对冷暖的反应就较小。另外，温度还可以反映冷热效应，如温室温度过低，则散热速度过快，热效应减弱；温度过高，则冷却效果减弱。

（五）皮肤厚度

同一区域内，各种厚薄的肌肤对冷、热反射的效果有差异。

1.肌肤较厚的部分，如足、手等，对冷、热的敏感性较大，冷疗、热疗等效果相对较差。

2.肌肤较薄的部分，如前臂内侧、脖子等，对冷、热的敏感度较高，冷疗、热疗等效果也相对好。

3.肌肤的各个层面对冷、热反应程度有所不同。在肌肤的浅层部分，冷觉感受器比温觉感受器在浅表部的比例更多，因而浅表肌肤对寒冷更敏感。

4.血液循环也可降低对冷疗、热疗等的作用。在血液循环较好的区域，也可以提高对冷疗、热疗等的疗效。

（六）个体差异

根据个体的差异，年龄阶段、性别、身体、生活起居习性、肤色等因素影响冷、热疗法的有效性。

1.年龄　婴幼童因为感觉神经发育尚不完善，对冷、热冲击的敏感性相对较低；老人因为感觉功能明显下降，对冷、热冲击的敏感度明显下降，反应得相对迟缓。

2.性别　妇女较男子对冷、热的冲击更加灵敏。

3.疾病　晕厥、血液循环障碍、心血管硬化、感知迟钝等被照护者，其身体对冷、热的敏感度下降，特别注意避免烧伤和受冻。

4.居住环境　长时间居住在热带地区者对热的敏感性较高，而长时间居住在严寒地带者对寒冷的敏感性也较高。

5.肤色　浅色皮肤者相较深色皮肤者对冷、热的反应更强烈，而较深色皮肤者则对冷热刺激也比较耐受。

四、小结

通过本节的学习，期望护理员能够掌握冷热的基础知识，了解影响冷热疗法效果的因素，更好运用冷热作用，加速机体康复。

五、思考与练习

1.单选题

冷热疗法产生的效果与应用面积的关系是（　）

A.应用面积越大，冷热疗效产生的效果也越强

B.应用面积越小，冷热疗效产生的效果也越强

C.冷热疗法产生的效果与应用面积没有关系

D.应用面积越大，冷热疗效产生的效果也越小

2.是非题

在方式相同的情况，湿冷、湿热的相互作用高于干冷、干热。（　）

3.思考题

影响冷热疗法效果的因素有哪些？

第二节　热　疗　法

一、概念

热疗法是指用高于人体温度的物质（液体、气体、固体）作用于人体全身或局部黏

膜、皮肤，达到治疗目的的一种方法。

二、目的

1.利于炎症消退和局限。用热疗促使局部区域毛细血管面积扩大，血液循环量增加，有利于组织内毒物、垃圾的清除；代谢能力增强，使身体组织的抵抗作用和复原能力提高；从而消除炎症。

2.缓解痛苦。用热能提高肌肉组织和结缔组织的伸展性，缓解由于肌腱痉挛、造成的痛苦。从而消除对周围神经末梢的刺激作用和压力，进而缓解疼痛。主要应用于腰肌劳损、肾绞痛、胃肠痉挛等的被照护者。

3.减轻深部组织充血。用热刺激，使皮下毛细血管迅速扩大，皮下血流量显著增加。通过对整个循环系统血液容量的重新分配，可减轻身体深部组织的充血。

4.促进创面愈合。用热可促使局部毛细血管的舒张，从而有利于肉芽组织发育，加快创口痊愈。

5.提升温暖和舒适感。体温迅速上升，从而使被照护者感觉很舒服。适用于年老体弱、早产、危重、末梢循环功能不好的被照护者。

三、禁忌证

1.急腹症尚未明确诊断。易掩饰疾病本质而延误诊治与处理。

2.面部危险三角区感染。由于此处毛细血管丰厚，且颜面静脉中无静脉瓣，并与颅内海绵窦沟通，导致向颅内炎症扩散，引发颅内病毒感染及败血症。

3.在软组织损伤及扭伤的48小时内。用热疗加剧皮下出血与水肿，进而加剧疼痛。

4.出血被照护者。用热能增加了出血倾向。

5.细菌性结膜炎。因用热水使局部体温增高，促进病菌生长和分泌物增多而加重的眼病。

6.金属移植物部位。因金属材料都是加热的良好导体，用火易引起灼伤。

7.感觉功能损伤、意识不清者应慎用。

四、热疗应用类型及使用方法

（一）干热法

干热法包括热水袋法、红外线灯法。

1.热水袋使用方法

（1）目的：保暖，解痉，镇痛。

（2）常用物品：热水袋、热水袋套、带有刻度的杯子、温度计、干毛巾或纱布、暖瓶（内有60～70℃的温水）。

（3）安全评估

1）环境清洁、安静、舒适、安全。

2）调节室温至18～22℃。

3）评估老人皮肤有无破损或感觉功能障碍。

（4）实施步骤

1）备齐用物，检查热水袋有无破损，量杯盛水，测量水温调节温度60℃。

2）检查老人双脚皮肤有无异常。

3）把热水袋口放平后，去塞，一手提温水袋口边缘，另一手灌入温水，边灌边提热水袋嘴，以防有温水上溢，灌至达热水袋1/2～2/3为止。

4）放平热水袋，排除气袋中气体后，拧上瓶塞，用毛巾擦干热水袋，将热水袋倒提，振动几下，观察有无漏水，套上热水袋套。

5）跟老年人讲解使用热水袋的目的，帮老年人取舒适躺椅，并检查一下老年人脚部肌肤有没有问题，将热水袋放在离老人脚部约10cm处，袋口朝身体，询问老人的感受，在30～60分钟后拿出热水袋，观察床褥有无沾湿，双脚皮肤有无烫伤。热水袋存放时间，护理员应15分钟检查一遍。

6）查看老人是否温暖，帮助老人家选取适宜卧位，把棉被盖严，收拾床铺。

7）整理用物（热水袋倒干水，然后倒挂着晾干，在吹入压缩空气后，旋紧瓶塞置于阴凉风干处即可）。

（5）注意事项

1）检验热水袋有没有损坏，热水袋和瓶塞是否配套。以防漏水。

2）在炎症部位热敷，热水袋灌水至1/3，以免水压过大，造成剧痛。

3）使用过程中，每15分钟巡视一次，以防烫伤。

4）若出现严重灼伤，及时停止使用，并做好局部降温。

5）热水袋外面要加布套，避免与皮肤直接接触，放置烫伤。

6）热水袋使用时间不宜过长，一般30～60分钟。

2.红外线灯（烤灯）使用方法

（1）目的

1）改善血液循环；缓解血管痉挛。

2）促进炎症吸收及镇痛。

（2）用物：功能完好的烤灯。

（3）安全评估

1）评价被照护者症状、意识情况，以及合作程度。

2）检查局部肌肤状况，局部有膏药应去掉。

3）环境宽敞、明亮，温度适宜。

（4）实施步骤

1）携药物至床旁，向被照护者解释操作目的。

2）在使用前应首先检验灯头、灯罩等是否紧固好，在使用之前预热约5分钟。

3）查看肌肤是否有瘢痕或感觉障碍，避免灼伤。

4）协助被照护者取舒适卧位。

5）暴露治疗的部位。室温应在22℃以上。

6）将烤灯安放于离光源30～50cm处的上方或侧方。照射面、颈和前胸部时，应用湿纱布遮住双眼并使之佩戴有色眼镜或保护眼镜。

7）开启烤灯开关，试温。烤灯的输出功率选择：光照胸、肚、后背时，为500～1000W；照明手、脚等部位为250W。而曲颈灯照明功率则为40～60W。

8）询问被照护者感受，察看局部皮肤状况及被照护者的反应。注意被照护者的保暖。用前臂内侧测量体温，直至感到温暖为止。

9）照射期限为20～30分钟。烤灯的热量从斜向上或侧方传播至光照区域。

10）照射完毕，整理用物。

（5）注意事项

1）移开并将隔热材料，遮盖床旁吸热力较强的材料。

2）在照射过程中，应15分钟检查一遍。专人负责管理，治疗完毕后方可离去。

3）照射过程中密切查看被照护者的皮肤反应并询问被照护者的情况。

4）照射部位肌肤上发生桃红色的均匀红斑者为适宜用量。如果肌肤上产生了紫红色，就应立即中止照射，并涂上凡士林。

5）若被照护者发生身体过热、心慌、头晕等及时处理。

（二）湿热法

湿热法包括热湿敷法、热水坐浴法、温水浸泡法。

五、小结

通过本节的学习，期望护理员能够掌握热疗的基本概念，了解应用热疗的目的、禁忌证及注意事项，掌握热疗应用类型及使用方法，更好的运用热疗，加速机体康复。

六、思考与练习

1.单选题

（1）不是热疗禁忌证的是（　）

A.面部三角区感染时

B.未确诊的急腹症

C.软组织损伤24小时

D.慢性关节炎

E.出血性疾病

（2）热疗应用的目的是（　）

A.促进炎症的消散成局限

B.解除疼痛

C.轻深部组织充血

D.抑制细菌的生长

E.保温

2.是非题

（1）应用热水袋时应将水灌满。（　）

（2）老人发热38℃应给予物理降温。（　）

3.思考题

哪些被照护者进行热疗时，需加倍小心，防止烫伤？

情景模拟1　热水袋的应用

【情景导入】

被照护者，男，80岁，最近天气转凉，两脚发冷，家属请护理员晚上睡觉时给被照护者使用热水袋取暖。

【路径清单】

（一）思考要点

怎样安全使用热水袋？

（二）操作目的

保暖、解痉、镇痛、舒适。

（三）评估问题

1.评估老人身体一般情况。

2.评估老人配合程度。

3.周围环境清洁、安静，宽敞，温度，舒适。

（四）物品准备

热水袋、热水袋套、量杯、水温计、干毛巾或纱布、暖瓶（内有60～70℃的温水）。

（五）操作过程

1.备齐用物，检查热水袋有无破损，量杯盛水，测量水温，调节温度为60℃。

2.检查老人双脚皮肤有无异常。

3.把热水袋口放平后，上塞，一手提热水袋口边缘，另一手灌入温水，边灌边提热水袋嘴，以防有温水外溢，灌至热水袋的1/2～2/3为止。

4.先放平热水袋，排除热水袋中气体后，拧上瓶塞，用毛巾擦干热水袋，将热水袋倒提，再振动几下，观察有无漏水，套上热水袋套。

5.和老人介绍使用热水袋的目的，让老人选择舒服体位，观察老人足部肌肤有无问题，热水袋放在离老人足部10cm位置，袋口朝向身体侧。询问老人的身体情况，在30～60分钟后拿出热水袋，观察床褥有无沾湿，双脚皮肤有无烫伤。关于热水袋存放时间，护理员应至少15分钟检查一遍。

6.查看并询问老人是否暖和，帮助老人取适宜卧位，把棉被盖严，收拾床铺。

7.整理用物（将热水袋倒干水，倒挂着晾干，在吹入压缩空气后，旋紧瓶塞置于阴凉风干处即可）。

8.洗手。

（六）注意事项

1.检查一下热水袋有没有损坏，热水袋和瓶塞是否配套，以防漏水。

2.发炎部位热敷，热水袋灌水至1/3满，以免水压太大，造成剧痛。

3.使用过程中，每15分钟巡视一次，以防烫伤。

4.出现烫伤，马上停止使用，并做好局部降温。

5.热水袋外面要加布套，避免与皮肤直接接触，防止烫伤。

6.热水袋使用时间不宜过长，一般30～60分钟。

[考核标准]

热水袋使用技术操作考核评分标准

姓名__________ 考核人员__________ 考核日期： 年 月 日

项目	总分（分）	技术操作要求	标分（分）	评分标准	扣分
仪表	5	穿戴整齐，无长指甲、手上无饰物	5	一项不符合要求扣1分	
操作前准备	5	1.洗手，必要时戴口罩 2.用物准备齐全，放置合理 3.环境整洁、安静，宽敞，光线明亮、温度适宜	2 1 2	一项不符合要求扣1分	
安全评估	10	1.环境整洁、安静，宽敞，温度适宜 2.调节室温，酌情关闭门窗 3.评估被照护者双脚皮肤情况	3 4 3	一项不符合要求扣2分	
操作过程	60	1.备齐用物，携用物至床旁，向被照护者解释，取得配合 2.检测热水袋有没有损坏，用量杯盛水，并测量水温，调节水温至60～70℃ 3.检查被照护者双脚皮肤有无异常 4.把热水袋口放平，去塞，用一手提热水袋口边缘，另一手灌进热水，边灌边提热水袋嘴，以防热水外溢，灌热水至热水袋的1/2～2/3即可 5.放平热水袋，去除气袋中气体，拧上瓶塞，用毛巾擦干热水袋，把热水袋倒提，振动几下，观察有无漏水，套上热水袋套 6.跟被照护者讲解使用热水袋的目的，帮被照护者取舒适位置，并检查一下被照护者脚部肌肤有没有问题，把热水袋放在离被照护者脚部约10cm处，袋口朝身体外侧 7.询问被照护者的身体情况，在30～60分钟后拿出热水袋，观察床褥有无沾湿，双脚皮肤有无烫伤 8.热水袋使用过程中，应15分钟巡视一次 9.询问被照护者的是否暖和，协助被照护者取舒适卧位，将被子盖严，整理床铺	5 5 5 10 10 10 5 5 5	热水袋温度不正确扣5分 热水袋使用不规范扣5分 未询问被照护者扣3分 其余一项不符合要求扣2分	
操作后	5	1.检查并清理用物（热水袋倒干水，倒挂晾干，吹入空气，旋紧塞子放在阴凉干燥处，备用） 2.洗手	3 2	一项不符合要求扣2分	
评价	5	1.动作轻柔、熟练、准确，符合操作程序 2.告知注意事项	3 2	一项不符合要求扣2分	
理论提问	10	1.使用热水袋的目的是什么 2.使用热水袋的注意事项有哪些	5 5	少一条扣1分	
合计	100				

理论提问：

1.使用热水袋的目的是什么？

答：保暖、解痉、镇痛、舒适。

2.使用热水袋的注意事项有哪些？

答：①查看热水袋有没有损坏，热水袋的瓶塞有没有配套，以防漏。②在发炎处热敷，热水袋灌水1/3满，以免水压太大，造成剧痛。③使用过程中，每15分钟巡视一次，以防烫伤。④若出现烫伤，及时停止使用，并做好局部降温。⑤热水袋外面要加布套，避免与皮肤直接接触，防止烫伤。⑥热水袋使用时间不宜过长，一般30～60分钟。

情景模拟2　热水坐浴

【情景导入】

被照护者，男，80岁，既往有痔疮病史，最近大便干结带血，家属请护理员给被照护者坐浴治疗。

【路径清单】

（一）思考要点

热水坐浴的适应证有哪些？

（二）操作目的

减少会阴和肛门处的充血、发炎和痛感，以达到洁净、舒适的目的。

（三）评估问题

1.评估老人肛周皮肤情况。

2.环境整洁、安静，关闭门窗，室温适宜。

（四）物品准备

坐浴椅、水温计、干毛巾或纱布、盆内盛40～45℃的水、药物。

（五）操作过程

1.备齐用物，向老人解释，征求老人的同意。

2.将物品携至坐浴的适当位置，以帮助老人排出小便，洗手，或取水盆。

3.先将温水注入盆中至1/2满，目测温度，帮助老人把裤子脱至双膝，再露至臀部。

4.测量水温，协助老人置会阴部坐浴盆内，根据老人的感觉随时调节水温，直到感到舒适的温度为宜，坐浴时间为10～20分钟。

5.坐浴完毕，再次用温水洗净，最后用干毛巾擦干臀部。

6.整理用物。

7.洗手。

（六）注意事项

1.在老年坐浴中，应当随时仔细观察，老人的面色和脉搏中有没有异样改变，并告诉老年人若有疲劳、头晕等症状时，应立即停止实施坐浴，并将老人扶回床上休息。

2.注意老人安全，防止滑倒，护理员应在旁陪伴。

3.妇女老人在阴道出血、盆腔脏器急性发炎的期间，绝对不要坐浴，以防造成传染。

4.如会阴、肛门组织发生严重损伤，可提供无菌浴盆和浴液。

5.在冬天注意室温和给老人保温。

［考核标准］

热水坐浴技术操作考核评分标准

姓名__________　考核人员__________　考核日期：　　年　　月　　日

项目	总分（分）	技术操作要求	标分（分）	评分标准	扣分
仪表	5	穿戴整齐，无长指甲、手上无饰物	5	一项不符合要求扣1分	
操作前准备	5	1.洗手，必要时戴口罩 2.用物准备完整，布置合理 3.环境清洁、安静，宽敞明亮，灯光明亮、温度合适	2 2 1	一项不符合要求扣1分	
安全评估	10	1.环境整洁、安静，关闭门窗，室温适宜 2.评估被照护者臀部皮肤情况	5 5	一项不符合要求扣5分	
操作过程	60	1.准备齐用物，向被照护者解释，取得被照护者的同意 2.关闭门窗，遮挡屏风 3.将物品携至坐浴的适当位置，帮助被照护者排出小便，并清洗双手，取出水盆 4.将暖水注入盆至1/2满 5.测试温度，帮助被照护者将裤子脱至双膝，再露至臀部 6.帮助被照护者在会阴位置坐入盆内，并随时调整温度，至他感觉舒服的温度，坐浴时间在10～20分钟 7.坐浴时间结束，再次用温水洗净，最后用干毛巾擦干臀部 8.协助被照护者穿好衣裤，盖好被子	5 5 5 5 10 15 10 5	一项不符合要求扣5分	
操作后	5	1.整理用物 2.洗手	2 3	一项不符合要求扣2分	
评价	5	1.动作轻柔、熟练、准确，并符合操作程序 2.告知注意事项	3 2	一项不符合要求扣2分	
理论提问	10	1.热水坐浴的适应证有哪些 2.热水坐浴的注意事项有哪些	5 5	少一条扣1分	
合计	100				

理论提问：

1.热水坐浴的适应证有哪些？

答：①肛肠疾病（如痔疮）。②泌尿系统疾病（如前列腺炎）。③妇科疾病（如阴道炎）。④对于行动不便的人，如长者、残障人士，或被照护者使用浴缸、淋浴等方式不舒服、不安全时，也可以选择坐浴来保持清洁。

2.热水坐浴的注意事项有哪些？

答：①在给老人坐浴时，应当随时仔细观察老人的面色和脉搏，有没有异样改变，并告诉老人若有疲劳、头晕等症状时，应立即停止热水坐浴，并把老人扶回床休息。②注意老人安全，防止滑倒，护理员应在旁陪伴。③在老年女性发生阴道大量出血、盆腔脏器急性发炎后，绝对不要坐浴，以防造成感染。④如对会阴、肛门等有严重损伤，可提供无菌的无菌浴盆和浴液。⑤在冬天注意室温和给老人保温。

情景模拟3 烤灯（红外线灯）的应用

【情景导入】

被照护者，男，80岁，1个月前摔倒，上肢受伤，最近天气转凉，两上肢疼痛，家属请护理员给老人烤灯治疗。

【路径清单】

（一）思考要点

怎样安全使用烤灯?

（二）操作目的

维持局部体温；改善血液循环；减轻血管痉挛；促进炎症吸收及镇痛。

（三）评估问题

1.判断老人的意识、年龄、运动功能、对热的敏感度与耐受性，以及情感发展有无迟缓、运动功能障碍等。

2.评估老人局部皮肤情况。

3.环境整洁、安静，宽敞，温度适宜。

（四）物品准备

功能完好的烤灯。

（五）操作过程

1.使用前，首先检查灯头、灯罩等是否紧固好，在使用之前预热约5分钟。

2.用时查看肌肤是否有瘢痕或感觉障碍，避免烫伤。

3.备齐用物携至床旁。

4.暴露治疗的部位。温度宜保持在22℃以上，对私密部位照射后也要做好防护。

5.烤灯通常安装于离光源30～50cm的位置。在面、颈和前胸口处，应用湿纱布遮住双眼并使之佩戴有色眼镜保护眼睛。

6.开启烤灯开关，试温。根据烤灯的输出功率选择：在光照胸、肚、后背时，为500～1000W；照明手、脚等部位为250W。而曲颈灯照明功率则为40～60W。

7.询问被照护者的情况，检查局部肌肤状况及被照护者的反应。注重被照护者的保暖，用前臂内侧测量体温，感到温暖即可。

8.照射时限为20～30分钟。烤灯的热量从斜上方或侧方传播至照射区域。

9.照射完毕，整理用物。

（六）注意事项

1.在照射过程中，专人负责管理，治疗完毕后方可离去。

2.照射过程中密切注视被照护者的皮肤反应并询问被照护者的情况。如果肌肤上出现紫红色红斑，就应立即中止照射，并涂上凡士林。

3.若被照护者发生过热、心慌、头痛等及时处理。

[考核标准]

烤灯使用技术操作考核评分标准

姓名__________ 考核人员__________ 考核日期： 年 月 日

项目	总分（分）	技术操作要求	标分（分）	评分标准	扣分
仪表	5	穿戴整齐，无长指甲、手上无饰物	5	一项不符合要求扣1分	
操作前准备	5	1.洗手，必要时戴口罩 2.用物准备完善，布置合理 3.环境整洁、安静，宽敞，光线明亮、温度适宜	2 2 1	一项不符合要求扣1分	
安全评估	10	1.评价被照护者的自由意志、年龄、活动能力、对热的敏感度与耐受性，感知有无迟缓、运动功能障碍等 2.评价被照护者局部的皮肤状况 3.环境整洁、安静，宽敞，室温适宜	4 3 3	一项不符合要求扣2分	
操作过程	60	1.使用前，首先检查灯头、灯罩等是否紧固好 2.在使用之前预热约5分钟 3.用时查看肌肤是否有瘢痕或感觉障碍，避免烫伤 4.备齐用物携至床旁 5.暴露在治疗的部位 6.温度宜保持在22℃以上，对私密部位照射后也要做好防护 7.烤灯通常安装于离光源30～50cm的位置。在面、颈和前胸口处，应用湿纱布遮住双眼并使之佩戴有色眼镜保护眼睛 8.开启烤灯开关，试温。根据烤灯的输出功率选择：在光照胸、肚、后背时，为500～1000W；照明手、脚等部位为250W。而曲颈灯照明功率则为40～60W 9.询问被照护者情况，检查局部肌肤状况及被照护者的反应。注重于被照护者的保暖能力，用前臂内侧测量体温，至感到温暖即可 10.照射时限为20～30分钟。烤灯的热量从斜上方或侧方传播至照射区域 11.照射完毕，整理用物	3 3 5 2 5 5 10 5 15 5 2	烤灯使用前未检查扣3分 烤灯未预热扣3分 未整理用物扣2分 用物不齐扣2分 其余一项不符合要求扣5分	
操作后	5	1.整理用物 2.洗手	2 3	一项不符合要求扣2分	
评价	5	1.动作轻柔、熟练、准确，并符合操作程序 2.告知注意事项	3 2	一项不符合要求扣2分	
理论提问	10	1.使用烤灯的目的是什么 2.使用烤灯的注意事项有哪些	5 5	少一条扣1分	
合计	100				

理论提问：

1. 使用烤灯的目的是什么？

答：①保持局部温度。②改善血液循环。③缓解血管痉挛。④促进炎症吸收及镇痛。

2. 使用烤灯的注意事项有哪些？

答：①在照射过程中，应专人管理，治疗完毕才能离去。②在照射过程中，密切监视被照护者局部皮肤反应并咨询被照护者的情况。如果肌肤上产生了紫红色，就应立即中止照射，并涂上凡士林。③若被照护者发生身体过热、心慌、头痛等及时处理。

第三节　冷　疗　法

一、概念

冷疗法是用低于人体温度的物质（液体、气体、固体、仪器），作用于机体全身或局部皮肤，以达到治疗目的的一种方法。

二、目的

1. *降低体温*　利用冷、热传导的功能散热，降低体温；减少高热对脑细胞的损害。因而适用于高热、中暑及预防脑水肿。

2. *缓解局部充血及出血*　冷疗能使局部毛细血管紧缩，皮肤毛细血管通透性下降，从而缓解了局部细胞充血；促进血液凝结而抑制出血。因而应用于局部软组织损伤的初期、扁桃体摘除术后、鼻出血等。

3. *防止炎症蔓延*　冷疗能使局部毛细血管收缩，抑制细菌的活动与代谢，在炎症早期用冷，可抑制炎症蔓延。

4. *减少组织血管水肿与痛感*　冷疗可抑制组织细胞的活性，减少神经系统末梢的敏感度而减轻痛感；同时冷疗还能使毛细血管扩张减少，对皮肤表面的渗透性减少，从而减轻水肿。因而应用于急性创伤初期、牙痛、严重烧伤等。

三、禁忌证和禁忌部位

1. 局部血液循环不良。受冷可加重血液循环功能障碍，并发生细胞变性和坏死。
2. 对慢性炎症及深部化脓性病灶，用冷可使皮肤局部的血流速降低，不适宜使用。
3. 冷过敏、心脏病、昏迷、感觉失常和身体虚弱者均宜慎用。
4. 禁忌部位

（1）枕后、耳郭颜色、阴囊部位：用冷可导致冻伤。

（2）心前室：用冷易发生反射性心率减慢、心力衰竭。

（3）腹痛：用冷易导致腹痛、泄泻。

（4）足底运动：用冷可诱发反射性的冠状血管萎缩。

四、冷疗应用的类型及使用方法

（一）局部用冷

局部用冷的用品有冰袋、冰帽、冰囊。

1.冰袋的使用方法

（1）目的：降温、镇痛、消炎、抑制炎症及化脓。

（2）常用物品：冷藏的冰袋、冰袋套、干毛巾、冰碴、脸盆及冷水。

（3）安全评估

1）评估被照护者皮肤状况、活动能力。

2）评估被照护者的配合程度。

3）环境整洁、安静，宽敞，光线明亮、温度适宜、酌情封闭门窗，避免对流风。

（4）实施步骤

1）将备齐用物品，携至床旁，向老人说明目的，以取得协助。

2）帮助老人取舒服坐卧，并查看大小便。

3）准备冰：先将小冰碴放入盆中以凉开水冲去菱角，然后取出小冰碴装袋至1/2～2/3满，再去除冷藏的冰袋内空后重新放入袋口。

4）用毛巾擦干冰袋，倒提，检查观察有无漏水，套上冰袋套。

5）将冰袋放在前额区和身体大血管处（颈部两侧、腋窝、腹股沟等），且冷敷时间不宜超过30分钟。

6）30分钟撤出冰袋并观察局部皮肤有无冻伤，擦干被照护者使用冰袋的部位，协助老人取舒适卧位。

7）30～40分钟复测体温，体温低于39℃时，取下冰袋，协助老人取舒适体位。

8）将整理用物，热水袋中倒干的水分，倒挂并晾干，再吹入压缩空气后，旋紧瓶塞置于阴凉干燥处备用。

9）洗手。

（5）注意事项

1）随时观测、检验冰袋有无泄漏，查看是否夹紧。冰袋内的冰在融化后要尽快换上，确保布袋干燥。

2）观察用冷部位的局部状况，皮肤颜色，防止冻伤。听取被照护者主诉，发现异常及时停止使用。

3）若体温降至39℃以下时，宜立即取下冰袋，停止使用。

2.冰帽的使用方法

（1）目的：用于头部降温，防止脑水肿，并可降低脑细胞代谢，减少其需氧量，提高脑细胞对缺氧的耐受性。

（2）常用物品：冰帽、冰块、盆、木槌、布套或毛巾、棉球、纱布或清洁布块。

（3）安全评估

1）调节室温，酌情关闭门窗，室内环境清洁、安静，宽敞明亮。

2）评估被照护者的病情、配合程度及自理能力。

3）评估被照护者的局部皮肤情况。

（4）实施步骤

1）备齐用物，携至床旁，向被照护者或家属说明目的，以取得协助。

2）检查冰帽有无破损，夹闭冰帽排水管，用木槌将冰块敲碎，并将其放入盆中，用冷水冲去菱角，然后取出小冰碴装入冰帽至2/3满，排尽空气，夹紧帽口。

3）帮助被照护者取去枕平卧位。

4）用毛巾擦干冰帽，倒提，检查观察有无漏水，套上布套或垫上毛巾。

5）将棉球塞入被照护者外耳道，纱布或布块遮盖双眼，冰帽戴在被照护者头部，被照护者耳郭及枕、颈后应放海绵垫或毛巾，以防冻伤局部皮肤。

6）15分钟观察局部皮肤有无冻伤及被照护者的反应。

7）用毕，30～40分钟复测体温，体温低于38.5℃时，取下冰帽，擦干被照护者使用冰帽的部位，取出外耳道的棉球及纱布，协助被照护者取舒适卧位。

8）将冰帽内冰水排空，倒挂，晾干，存放阴凉处备用。

9）洗手。

（5）注意事项

1）随时观察冰帽有无漏水，布套湿后应及时更换。冰融化后，应及时更换。

2）使用中每15分钟观察一次皮肤情况，局部皮肤苍白、青紫或麻木感，应立即停止使用。

（二）全身用冷

温水擦浴。详细操作方式见情景模拟2温水擦浴的应用。

（三）冰毯机

可以使人体体温整体下降的医用冰毯仪器，简称冰毯机，是采用半导体的制冷原理，使水箱内蒸馏水，在制冷后使用计算机内的、冰毯内的冷却水经过循环系统换热，使毯面接触皮肤进行散热，以达到降温的目的。

五、小结

本节主要是学习了冷疗法的概念，了解了应用冷疗法的目的、禁忌证及注意事项，具体讲解了冷疗的几种方法及具体操作步骤，希望护理员在日常生活中能够学以致用。

六、思考与练习

1.单选题

在软组织损伤后48小时内，对局部所采取的处置方式是（　）

A.热疗法

B.冷疗法

C.冷、热疗法交替使用

D.应用止血剂

E.应用药物封闭

2.思考题

赵大爷，70多岁，咳嗽流涕一日，夜起高热，体温为39.8℃，但神志清楚，无其他异常应采取何种降温措施？

情景模拟1　冰袋的应用

【情景导入】

被照护者，男，70岁，咳嗽、发热2天，今天发热40℃，护理员给予口服新癀片1片，30分钟复测体温还是39.5℃，家属请护理员给被照护者使用冰袋降温。

【路径清单】

（一）思考要点

怎样安全使用冰袋？

（二）操作目的

1.减轻局部充血或出血。

2.减轻疼痛。

3.控制炎症扩散。

4.为高温被照护者降温。

（三）评估问题

1.评估老人皮肤状况、活动能力。

2.评估老人的配合程度。

3.环境整洁、安静，宽敞，光线明亮、温度适宜、酌情封闭门窗，避免对流风。

（四）物品准备

冰袋、冰袋套、干燥毛巾、冰碴、脸盆及冷水。

（五）操作过程

1.备齐用物携至床旁，向老人解释目的，取得配合。

2.老人选择舒适卧位，并询问大小便。

3.将小冰块放入盆内用冷水冲去菱角，将冰块装袋至1/2～2/3满。

4.排出冰袋内空气并夹紧袋口。

5.用毛巾擦干冰袋，倒提，检查观察有无漏水，套上冰袋套。

6.将冰袋置于头部和肢体的血管区（颈部两侧、腋窝、腹股沟等）。

7.放置时间不宜超过30分钟。

8. 30分钟撤出冰袋并观察局部皮肤有无冻伤。

9.擦干老人使用冰袋的部位，协助老人取舒适卧位。

10. 30～40分钟复测体温，体温低于39℃时，取下冰袋。

11.协助老人取舒适体位。

12.整理用物（将热水袋中倒干的水，倒挂着晾干，在吹入压缩空气后，旋紧瓶塞置于阴凉风干处即可）。

13.洗手。

（六）注意事项

1.随时查看、检查冰袋有没有渗漏，检查是否加紧。冰袋内的冰在融化后应及时更换，确保布袋干燥。

2.观察身体受冷的局部状况，皮肤颜色，防止冻伤。听取被照护者主诉，发现异常及时停止使用。

3.体温降至39℃以下，应取下冰袋，停止使用。

[考核标准]

冰袋使用技术操作考核评分标准

姓名＿＿＿＿＿ 考核人员＿＿＿＿＿ 考核日期： 年 月 日

项目	总分（分）	技术操作要求	标分（分）	评分标准	扣分
仪表	5	穿戴整齐，无长指甲、手上无饰物	5	一项不符合要求扣1分	
操作前准备	5	1.洗手，必要时戴口罩 2.用物准备完善，布置合理 3.环境整洁、安静，宽敞，光线明亮、温度适宜	2 2 1	一项不符合要求扣1分	
安全评估	10	1.周边环境清洁、安静，宽敞明亮，灯光明亮 2.调节室温，酌情关闭门窗 3.评估被照护者身体情况	3 4 3	一项不符合要求扣2分	
操作过程	60	1.备齐用物携至床旁，向被照护者解释目的，取得配合 2.协助被照护者取舒适卧位，询问大小便 3.准备冰：将小冰碴置于盆内用冷水冲去菱角后，将小冰碴装袋至1/2～2/3满或直接用医用冷藏冰袋 4.排除冰袋内空气，并夹紧袋口 5.用毛巾擦干冰袋，倒提，检查观察有无漏水，套上冰袋套 6.将冰袋放置前额和身体大血管处（颈部两侧、腋窝、腹股沟等） 7.放置时间不宜超过30分钟 8. 30分钟撤出冰袋并观察局部皮肤有无冻伤 9.擦干被照护者使用冰袋的部位，协助被照护者取舒适卧位 10. 30～40分钟复测体温	5 3 7 5 5 10 5 10 5 5	冰袋放置位置不准确扣5分 未协助被照护者复测体温扣5分 其余一项不符合要求扣2分	
操作后	5	1.整理用物（冰袋倒干水，倒挂晾干，吹入空气，旋紧塞子放在阴凉干燥处备用） 2.洗手	3 2	一项不符合要求扣2分	
评价	5	1.动作轻柔、熟练、准确，符合操作程序 2.告知注意事项	2 3	一项不符合要求扣2分	
理论提问	10	1.使用冰袋的禁忌部位有哪些 2.使用冰袋的注意事项有哪些	10	少一条扣1分	
合计	100				

理论提问：

1.使用冰袋的禁忌部位有哪些？

答：①枕后、耳郭、阴囊，因受冷而容易发生冻害。②心前区，用冷可造成反射性的心速减慢、心室颤动或心房颤动和阻滞传导障碍。③腹部，用冷容易引起腹泻。

④足底，用冷可造成反射性的末梢毛细血管萎缩，干扰散热或造成一过性冠状动脉收缩。

2.使用冰袋的注意事项有哪些？

答：①随时查看、检查冰袋有没有渗漏，检查是否夹紧。冰袋内的冰在融化后应及时更换，确保布袋干燥。②观察用冷部位局部状况，皮肤颜色，防止冻伤。听取被照护者主诉后，有异常及时停用。③当体温下降到39℃以下时，应取下冰袋，停止使用。

情景模拟2 温水擦浴的应用

【情景导入】

被照护者，男，70岁，咳嗽、发热2天，今天发热40℃，护理员给予口服新癀片1片，30分钟复测体温还是39.5℃，10分钟后测体温又升到40℃，请护理员给被照护者温水擦浴。

【路径清单】

（一）思考要点

怎样安全使用冰袋？

（二）操作目的

全身冷疗的办法，给高热被照护者降温。

（三）评估问题

1.老人的身体情况，包括年龄、意识情况、运动有无限制、自理情况及身体变化的情况。

2.环境整洁、安静、宽敞，光线明亮。

（四）物品准备

冰袋、小方毛巾、毛巾、清洁衣裤、浴巾、水壶、脸盆。

（五）操作过程

1.备齐用物（脸盆内盛放32～34℃的温水），携至床旁解释并取得老人的合作并询问大小便。

2.松开床尾罩被，脱去衣服，并放松裤带。

3.将冰袋放置额头，脚下放热水袋。

4.协助老人露出擦拭部位，脱去衣裤，身下垫一条大毛巾。

5.调节水温32～34℃。

6.脱去衣裤，用大毛巾垫擦拭部位，再以温水浸透的小毛巾拧干至不滴水为宜，缠成手套状，以离心方向擦浴，擦浴毕用大毛巾拭干皮肤。

7.擦浴的顺序

（1）双上肢：被照护者取仰卧位，按顺序擦拭。

1）颈外→手臂→肩上臂外→前臂外侧→手背部。

2）左侧胸→腋窝→膀臂外侧→左上臂内侧→手心。

3）腰背：被照护者采取侧姿位，由颈下肩部→臀部，擦拭完毕，穿好内裤。

（2）双下肢：当被照护者仰卧位时，按顺序擦拭。

1）外侧：髂骨→下肢外侧→足背。

2）内侧：腹股沟→下肢内侧→内踝。

3）后侧：臀下→大腿后侧→腘窝→后足跟。

8.每侧（四肢、背腰部）擦3分钟，全过程约20分钟。

9.擦浴过程中，观察老人有没有寒战、脸色苍白、脉搏和呼吸等异常，若有异样，暂停擦浴，并及时处理。

10.擦浴毕取下热水袋和冰袋，并根据情况换衣裤，擦浴后30分钟内复测体温，以帮助老人合理调整饮食，并注意休息时为老人取舒适姿势。

（六）注意事项

1.在擦浴过程中，注意观察局部肌肤状况和老人的反应。

2.以胸前区、腹部、后颈部、足底为擦浴的禁忌证。婴幼儿和血液病的高热患儿禁忌用酒精擦浴。

3.擦浴应以轻拍方法进行，切忌用按摩方法，因按摩容易发热。

[考核标准]

温水擦浴技术操作考核评分标准

姓名________ 考核人员________ 考核日期： 年 月 日

项目	总分（分）	技术操作要求	标分（分）	评分标准	扣分
仪表	5	穿戴整齐，无长指甲、手上无饰物	5	一项不符合要求扣1分	
操作前准备	5	1.洗手，必要时戴口罩 2.用物准备完善，布置合理 3.周围环境整洁、安静，宽敞，光线明亮、温度适宜	1 2 2	一项不符合要求扣1分	
安全评估	10	1.周围环境清洁、安静，宽敞明亮，灯光亮 2.调节室温，酌情关闭门窗 3.评估被照护者皮肤情况	3 4 3	一项不符合要求扣2分	
操作过程	60	1.备齐用物（脸盆内盛放32～34℃的温水），携至床旁解释并取得被照护者的合作并询问大小便 2.松开床尾罩被，脱去衣服，并放松裤带 3.将冰袋放置额头，脚下放热水袋 4.协助被照护者露出擦拭部位，脱去衣裤，下垫大毛巾 5.调节水温32～34℃ 6.脱去衣裤，用大毛巾垫擦拭部位，再以温水浸透的小毛巾拧干至不滴水为宜，缠成手套状，以离心方向擦浴，擦浴毕用大毛巾擦干皮肤 7.顺序 （1）双上肢：被照护者取仰卧位 1）颈外→手臂→肩上臂外→前臂外侧→手背部 2）左侧胸→腋窝→膀臂外侧→左上臂内侧→手心 3）腰背：被照护者采取侧姿位，由颈下肩部→臀部，擦拭完毕，穿好内裤 （2）双下肢：被照护者取仰卧位 1）外侧：髂骨→下肢外侧→足背 2）内侧：腹股沟→下肢内侧→内踝	3 3 3 3 3 5 4 4 4 4 4	擦浴顺序错一次扣5分 其余一项不符合要求扣2分	

续表

项目	总分（分）	技术操作要求	标分（分）	评分标准	扣分
		3）后侧：臀下→大腿后侧→腘窝→后足跟 8.每侧（四肢、背腰部）擦3分钟，全过程约20分钟 9.擦浴过程中，观察被照护者有没有寒战、脸色苍白、脉搏和呼吸等反常，若有异样，暂停擦浴，并及时处理 10.擦浴毕取下热水袋和冰袋，并根据情况换衣裤 11. 30分钟内复测被照护者体温 12.帮助被照护者合理调整饮食，并注意休息时为被照护者取舒适姿势	4 3 5 3 3 2		
操作后	5	1.整理用物（热水袋倒干水，倒挂晾干，吹入空气，旋紧塞子放在阴凉干燥处备用） 2.洗手	3 2	一项不符合要求扣2分	
评价	5	1.动作轻柔、熟练、准确，符合操作程序 2.告知注意事项	3 2	一项不符合要求扣2分	
理论提问	10	1.温水擦浴的目的是什么 2.温水擦浴的注意事项有哪些	10	少一条扣1分	
合计	100				

理论提问：

1.温水擦浴的目的是什么？

答：采取全身用冷的办法，给高热被照护者降温。

2.温水擦浴的注意事项有哪些？

答：①在擦浴过程中，注意所观察的肌肤状况和老人的反应。②以胸前区、腹部、后颈部、足底为擦浴的禁忌证。婴幼儿和血液病的高热患儿禁忌用乙醇水擦浴。③擦浴时，以轻拍方法进行，避免使用摩擦方法，因摩擦容易产生热量。

情景模拟3　冷湿敷技术

【情景导入】

被照护者，男，80岁，前2天外出时不小心崴了脚，来医院检查，诊断为“脚扭伤”，医生让回家静养，脚踝冰袋冷敷，家属请护理员给被照护者脚踝冷敷。

【路径清单】

（一）思考要点

怎样安全使用冰袋？

（二）操作目的

1.缓解局部组织出血、疼痛和水肿。

2.控制炎症扩散。

3.降低老人体温。

（三）评估问题

1.评估被照护者的年龄、意识等生命体征。

2.局部的身体状态、运动功能和协作水平。

3.室温适宜，酌情关闭门窗。

4.环境整洁、安静，宽敞，光线明亮。

（四）物品准备

冰袋、小方毛巾或纱布、治疗巾或卫生纸、治疗碗或干净的碗、手套。

（五）操作过程

1.协助被照护者取合适体位。

2.充分暴露冷敷部位。

3.在被敷部位下垫橡胶单及治疗巾。

4.被敷的部位在涂凡士林后盖上单层方纱。

5.把敷布放在冰盆中，用双手把浸泡于冰水里的敷布拧干至不滴水为宜，抖开敷布。

6.再次核对被照护者及需冷敷部位。

7.将敷布或（冰袋）冰袋折叠后敷于患处。

8.安全评估标准：每3～5分钟换用一种敷布，一般的冷湿敷持续时间为15～20分钟。

9.冷湿敷过程中，安全评估，皮肤变化及被照护者反应。

10.冷湿敷完毕后，撤去敷布的方纱，并擦去凡士林。

11.帮助被照护者正确穿衣，并取舒适卧位。

（六）注意事项

1.做冷敷时，一定要熟悉被照护者的感受，并仔细观察患处肌肤的反应，若有感觉不适或酸痛，甚至肌肤发凉，并出现紫斑及水疱时，应立即暂停冷敷。

2.每天冷敷时间不可太久，一般以20分钟为宜。若需长期冷敷应每冷敷约20分钟，停冷敷约1小时后再冷敷，让身体局部有完全恢复的时间。

3.对老人、小孩及肢体功能极度虚弱者，如丧失知觉，或偏瘫老人要格外注意。

4.一般的冷敷方式不宜在机体末端，以免造成循环功能障碍，并导致脑组织的缺血或缺氧。

5.对有创伤或手术后，冷敷器械必须要严密消毒使用，防止环境污染，造成较差影响。

6.禁止冷敷的位置：颈后、心前区、小腹、足底、阴囊、耳郭等。

7.密切观察身体有无发生不良反应和并发症。每10分钟观察用冷局部肌肤色泽和感受，有无发生死灰、青紫、酸痛及麻木感等。

[考核标准]

冷湿敷技术操作考核评分标准

姓名__________ 考核人员__________ 考核日期： 年 月 日

项目	总分（分）	技术操作要求	标分（分）	评分标准	扣分
仪表	5	仪表、着装符合护理员礼仪规范	5	一项不符合要求扣2分	
操作前准备	5	1.清洁洗手 2.备齐并检查用物，合理放置	2 3	一项不符合要求扣2分	
安全评估	10	1.判断被照护者病情，操作的目的、方法的解释，取得合作 2.评估被照护者局部组织状态，皮肤情况 3.环境安静、清洁，温度适宜，酌情关闭门窗	4 4 2	一项不符合要求扣2分	
操作过程	60	1.帮助被照护者采取适宜体位 2.充分暴露于冷敷部位 3.在受敷位置下垫橡胶单和治疗巾 4.在受敷位置上抹凡士林，后盖单层方纱 5.将敷布放在冰盆中，用双手把浸于冰水里的敷布拧干至不滴水为宜，并抖开敷布 6.再次核对被照护者及需冷敷部位 7.将敷布对折后，敷在患处 8.安全的方法为每3～5分钟换一个新敷布，冷湿敷时间一般为15～20分钟 9.冷湿敷过程中，安全评估皮肤变化及被照护者反应 10.边口头讲解边操作冷湿敷完毕后，撤掉敷布和纱布，并擦去凡士林 11.帮助被照护者穿好衣服，取舒适姿势 12.咨询被照护者的感受，并交代注意事项	3 3 5 5 5 4 5 10 5 5 5 5	未充分暴露冷敷部位扣3分 冷湿敷过程中未与被照护者交流扣3分 冷湿敷时间不够扣5分 未及时更换敷布扣3分 其余一项不符合要求扣2分	
操作后	5	1.帮助被照护者取得舒适卧位，收拾被褥 2.整理用物 3.洗手，记录	2 2 1	一项不符合要求扣2分	
评价	5	1.动作轻柔、熟练、准确、操作顺序正确 2.被照护者无不适感觉 3.告知注意事项	2 2 1	一项不符合要求扣1分	
理论提问	10	1.冷湿敷的目的是什么 2.冷湿敷的注意事项有哪些 3.冷湿敷的并发症有哪些	2 5 3	少一条扣1分	
合计	100				

理论提问：

1.冷湿敷的目的是什么？

答：冷湿敷的目的是降温、止血、消炎、镇痛。

2.冷湿敷的注意事项有哪些？

答：①做冷敷时，要熟悉老人的感受，并仔细观察对患部肌肤的反应，若老人有感觉不适或酸痛，甚至肌肤发凉，并出现紫斑及水疱时，应立即暂停冷敷。②每天冷敷时间不可过长，一般以20分钟为宜。若需长期冷敷者应每冷敷20分钟，停冷敷约1小时后再冷敷，让身体局部有完全恢复的时间。③老人、小孩或体力极度虚弱者，如丧失知觉，或瘫痪老人应格外注意。④冷敷一般不宜在躯干末梢，以免造成循环阻塞，并导致脑组织缺血缺氧。⑤对于有创伤或手术后，冷敷器械必须要严密消毒使用，防止环境污染，造成较差影响。⑥禁忌冷敷的区域：颈后、心前区、小腹、足底、阴囊、耳郭等。⑦密切监测有无发生不良反应和并发症。每10分钟检查受冷的肌肤色泽与质感，有无发生死灰、青紫、酸痛及麻木感等。

3.冷湿敷的并发症有哪些？

答：①局部冻害：症状为皮下色素变红紫，感觉麻木，局部僵硬，变黑，甚至有坏死病。②身体反应：主要症状为寒战、面色苍白、温度下降。③局部压疮。

答案

（张文燕　修　浩）

第十四章　急救技术

急救技术是当人遇到伤害或突发疾病时，在现场或尚未送到医院前或送医院途中给予的急救措施。

第一节　急救基础知识

随着人们生活水平的不断提高，现代医学的不断进步，对急救知识与急救技术的认知也在不断提升。近年来，不断倡导“救命黄金时刻”的重要性。护理员作为事件现场“第一目击者”，运用现场的人力、物资对伤病员进行及时、正确的初步抢救，能最大限度地挽救伤病员的生命和减轻伤残，为后续的医疗工作人员实施进一步的处理争取宝贵时间。

一、基本概念

（一）第一目击者

第一目击者是指在现场为突发伤病、危重病情的伤病员进行应急救援工作的人。

（二）紧急医疗服务体系

紧急医疗服务体系简称EMS，设有受理应答及求救的专业电话，指挥、承接院外救援工作的机构。

现场救护的主要特点：复杂性、紧迫性、不确定性、突发性、环境恶劣性。

二、现场基本救护的目的

1.维持生存：是护理员抢救生命的首要目的，是要求发生意外的伤病员首先要存活下来，为以后的医务人员再开展进一步的救治争取宝贵时间。

2.防止伤势恶化：护理员的工作是现场急救，目的在于为发生意外的伤病员采取畅通呼吸、镇痛、固定、包扎和保障老年人的生命安全等保护措施。

3.促进恢复。

三、现场评估

利用双眼看、耳朵听和鼻子闻的感官，对异常情况进行分析判断。

1.评估环境　环境是否存在继续致伤病的因素，了解伤病情（人数、致伤原因、伤情轻重等）。

2.保障安全　场地、伤病员、围观者、注意危险电源。

3.个人责任　保障救护者的体能、安全等。

四、判断危重病情

1.查看意识　轻拍或推动身体，看是否清醒，无明显反应，即属于意识下降，陷入危险。

2.气道 检查有无呼吸道梗阻情况及能否说话、咳嗽。

3.呼吸 一般呼吸为16～20次/分，危重时加快，很缓慢，不规则，叹息样或停顿。

4.查看肤色 从循环体征看肌肉、黏膜色泽有无死灰或青紫。

5.脉搏 是否能扪及脉搏，心率一般为60～100次/分，心率快及脉搏微弱，以确定心跳危险信号。

五、现场救护的原则

1.首先保持冷静，大胆沉稳，仔细负责，理智科学地判断。

2.检查事故现场，保护自身和伤病员的安全。

3.区分轻重缓急，先救命，后治伤，果断采取抢救措施。

4.在可能的状况时，尽量采用减少伤病员的痛苦等保护措施。

5.利用现场可支配的人员、物资，参与救护。

六、现场救护的注意事项

1.当护理员在实施基本救护措施的时候，如果要拨打“120”求救电话，其注意事项如下。

（1）由自己或尽量争取身边朋友帮忙打电话。

（2）告知现场联络人名称和联系电话。

（3）告知发生意外的地点，附近的显著标志。

（4）告知附近发生意外人员的具体情况，如心脏病、外伤等。

（5）求证对方有没有听清楚，等到对方挂断电话后，再挂断通话。

2.电话呼救后准备

（1）应派人在被照护者居住地附近明显区域等待救护车的出现，以便及时引导救护车出行。

（2）清理台阶及人行道等区域的垃圾，便于被照护者正常通过。

（3）准备好所有被照护者所需要携带的东西。

（4）在呼救20多分钟后，若救护车还未赶到，可继续联系。被照护者状况允许时，切勿另寻车辆，以防情况重复。

七、小结

通过本节学习，期望护理员能够掌握急救技术的基本知识，希望通过学习能够对突发的状况进行初步的评估及急救，掌握现场急救的目的及救护的原则，能够更好地运用学到的知识，应用到自己的身边，为挽救生命提供有力的保障。

八、思考与练习

1.单选题

呼吸和心率的正常值是（　）

A. 12～20次，60～100次

B. 10 ～ 18次，60 ～ 80次
C. 20 ～ 24次，100 ～ 110次
D. 8 ～ 10次，50 ～ 90次
2.是非题
对伤员进行现场急救的过程中，可以给伤员喝任何饮料和进食。（ ）
3.思考题
凡遇到紧急情况，应拨打“120”急救电话，拨打急救电话有哪些注意事项？

第二节 急救基本技能

一、心搏骤停基本救护

（一）基本概念

1.心搏骤停 是指心脏射血功能的突然终止，大动脉搏动与心音消失，重要器官（如脑）严重缺血、缺氧，导致生命终止。这种出乎意料的突然死亡，医学上又称猝死。被照护者出现神志突然失常，对刺激完全没有反应，无自由呼吸或濒死气息，面色苍白或发紫，瞳孔散大。

心搏骤停后3秒发生黑矇；5 ～ 10秒发生晕厥；15秒发生晕厥及抽搐；45秒出现瞳孔散大；1 ～ 2分钟瞳孔散大；4 ～ 5分钟脑部细胞发生不可逆性病变。面对心搏骤停的伤病员，护理员应即刻进行心肺复苏术。

2.心肺复苏术 又称CPR，是根据突然骤停的心搏和通气而进行的救命技术。其目的是通过人工呼吸或胸外心脏按压，形成暂时的人工循环和呼吸，以延续生命，为进一步抢救赢得时间。

（二）及早行使心肺复苏术的意义

在4分钟内进行心肺复苏术，有约50%的人被救活；4 ～ 6分钟有约10%的人被救活；超过6分钟约4%的人被救活；超过10分钟几乎只有1% ～ 2%的人被救活。

（三）心肺复苏术的基本步骤

1.安全评估

（1）评估环境：评估环境是否安全。观察有无毒气、煤气、电流、落石、塌方、火灾、洪水、高空坠物、人群拥挤、高速汽车等危险因素存在。

（2）评估意识（也就是反应）：跪于被照护者右侧，轻拍双臂，同时伏于耳边大声呼叫，以确定是否有意识。

（3）判定有无脉搏、呼吸：用10秒，通过“一听、二看、三感觉”的方式，测试被照护者是否有呼吸及心搏。

1）判断呼吸：“一听”有没有呼吸声，“二看”胸部有没有起伏，“三感”有没有气体自口鼻排出。

2）判断有无颈动脉搏动：用示指和中指尖先触摸到喉结，向下滑动2.5 ～ 3cm，在气管旁的软组织内轻轻触及颈动脉搏动（图14-1）。

（4）呼救：请求身边人帮忙，打“120”急救电话，开启应急系统，共同抢救伤者。

2.胸外按压

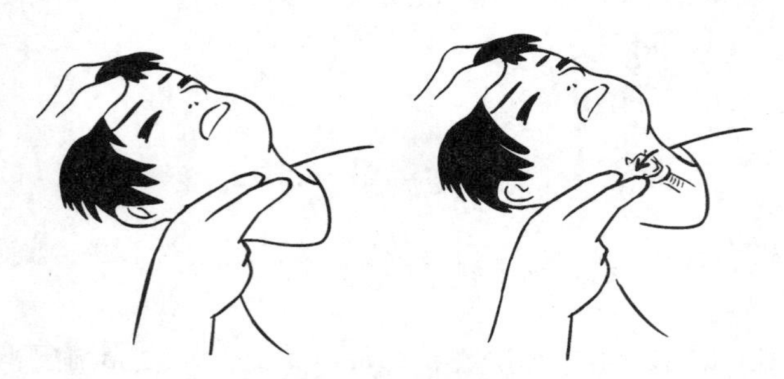

图14-1 触摸颈动脉搏动操作示意图

（1）位置：救护者跪在被照护者一侧。

（2）卧位：解开被照护者衣服，暴露胸部，松解腰带，置被照护者平卧位（复苏体位）于地板或硬板床上，身体平整，不弯曲。移动时，要保证头部、颈部、脊椎的整体移动位置。

（3）定位：掌根置于乳房正中与双乳突连线中点处，双掌心交叉，十指相扣，掌心翘起，手臂自然下垂，与肩、肘、手腕关节成一直线，以髋为轴心，垂直下压（图14-2）。

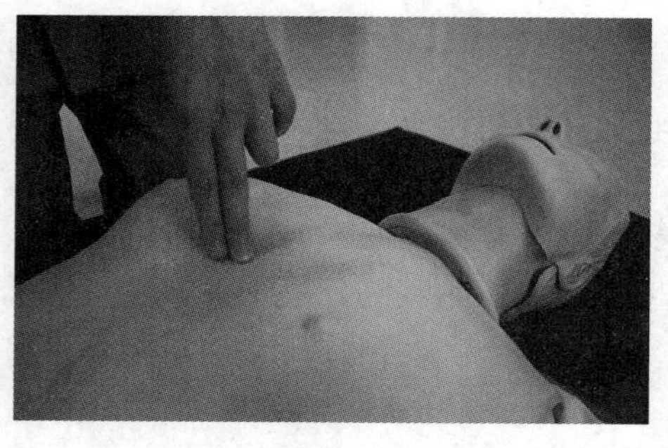

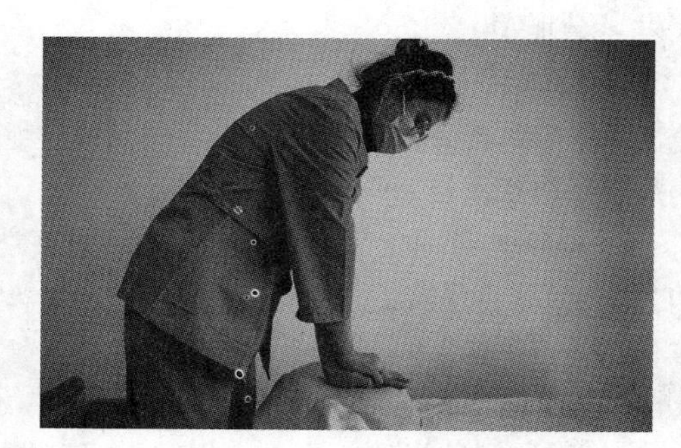

图14-2 胸外按压操作示意图

（4）按压速度：至少100次/分。

（5）按压深度：成人至少5cm，儿童是至少达胸廓前后径的1/3约5cm，婴儿约4cm。老年人按压时注意不能用力过猛，过深，以免造成肋骨骨折。

（6）按压时间：按压∶放松＝1∶1（放松时胸廓回弹）。

（7）吹气时间＞1秒，每分钟成人8～10次；儿童12～20次；婴儿12～20次。

3.打开气道：方法有仰头抬颈法、仰头抬颏法、托颌法。

（1）方法：取出活动义齿，使其头偏向另一边，并用示指或示指和中指两指清除分泌物和异物。

1）仰头抬颈法：被照护者仰卧，救护者一手托起被照护者颈部，另一手用小鱼际侧下按前额，使其头后仰，开放气道（图14-3）。

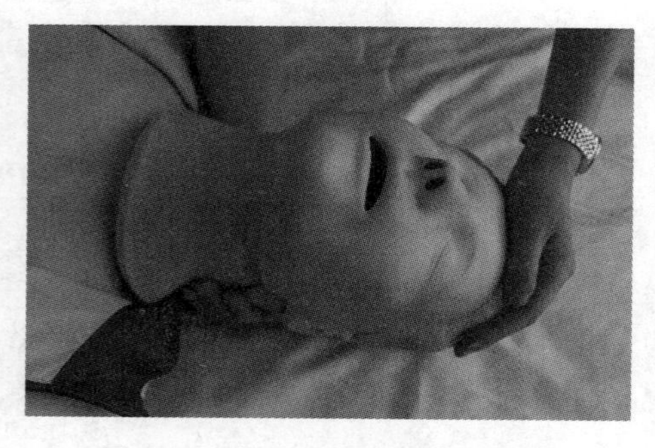

图14-3 仰头抬颈法操作示意图

2）仰头抬颏法：在救护时，将一只手指的鱼际（小手指侧）放置被照护者额头上，使劲往后压使其头后仰，将另一只手的示指与中指放到接近颏部的下颌骨下方，使颏部往前抬高，使头后仰，开放气道（图14-4）。

3）托颌法：救护者双手置被照护者头部两侧，双手示指、中指、环指放于被照护者下颌角后面，抬高下颌，使下颌前移，若其双唇紧闭，用拇指推开下唇，使嘴张开开放气道（图14-5）。

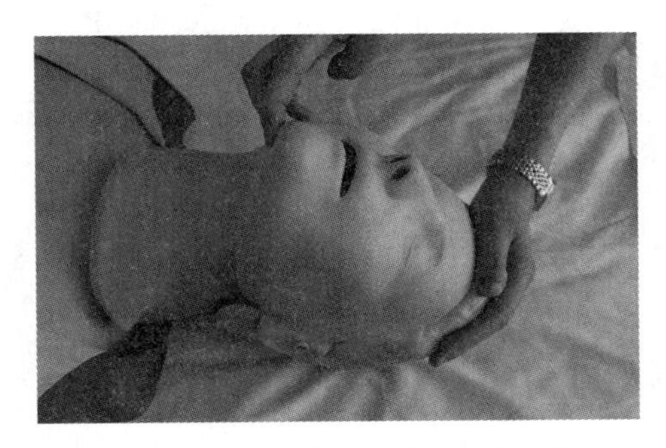

图14-4　仰头抬颏法操作示意图

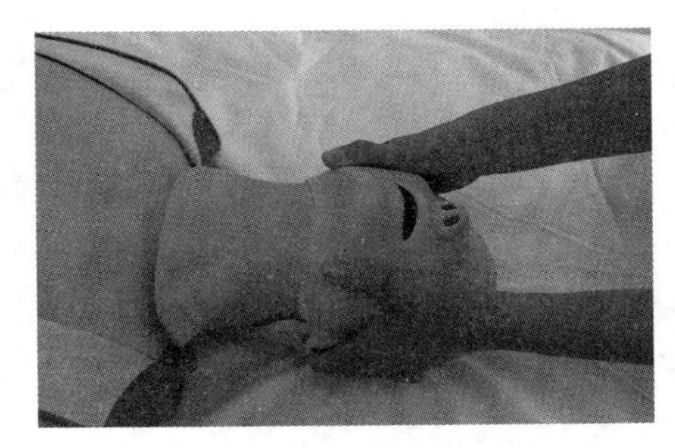

图14-5　托颌法操作示意图

（2）注意事项

1）不管被照护者有没有外伤，非专业急救都采用仰头抬颈或抬颏法，不推荐托颌法。

2）在无资料说明被照护者头部及颈部损伤前，专业抢救人员应采用仰头抬颏法。

3）如专业抢救者怀疑被照护者颈部脊髓损伤，可通过托颌法进行开放气道。

4.人工呼吸

（1）如被照护者已无呼吸功能，给予两口慢而深的吹气（每次1～2秒），并应在5秒内进行。

用法：大嘴包小嘴，捏紧鼻孔，吹气，使胸部上抬，吹气同时观察胸部有无起伏。

（2）按压和吹气的比例为30∶2，既胸外按压30次吹2口气作为一个循环，在5个循环或2分钟后，用10秒的时间再次检测循环和颈动脉的搏动状况，若尚未恢复正常，可在按压2分钟后再检测，如此循环往复。

5.如果复苏成功（能摸到颈动脉搏动、面色变红润、角膜湿润、瞳孔缩小、有呼吸），可以协助被照护者取平卧位头偏向一侧，并进一步陪护或看护，以等候专业人员的出现。如复苏不成功，则继续以上5个循环，直至医务人员出现。

6.整个流程必须在4分钟内进行，因为急救的黄金时间只有4分钟。超过4分钟，被照护者将由于缺血而导致脑死亡甚至失去生命。

7.心肺复苏的终止条件

（1）被照护者自主呼吸及脉搏恢复。

（2）有他人或专业急救人员到现场。

（3）有医务人员到场，确认为被照护者死亡。

（4）护理员筋疲力尽不能继续进行心肺复苏术（或抢救30分钟无效）。

二、外伤出血的基本救护

据统计，我国65周岁以上老人中每年有约1/3的老人摔倒过不止一次，摔倒后极易出现骨折甚至导致出血并带来严重后果。

（一）出血的分类及特点

1.皮下出血　青紫、瘀斑。

2.内出血　吐衄、咯血、便血、尿中带血；外伤后人体表面看不见出血，而老年人则发生了脸色苍白、脉细数、四肢冰冷、浑身大汗、呼吸浅数、神志改变、血压降低及窒息等现象。

内出血的基本原则抢救护理员切勿轻易搬动老人，并应立即呼叫工作人员处理，或报请主管单位拨打“120”急救电话，急送医院救治。

3.外出血

（1）动脉流出：血色鲜红，呈喷射样涌出，与脉搏节奏一致。

（2）静脉流出：血色暗红，流出时似泉涌状或徐徐流出。

（3）毛细血管内出血：血色由鲜红变为暗红，成水珠样自伤面向外渗出。

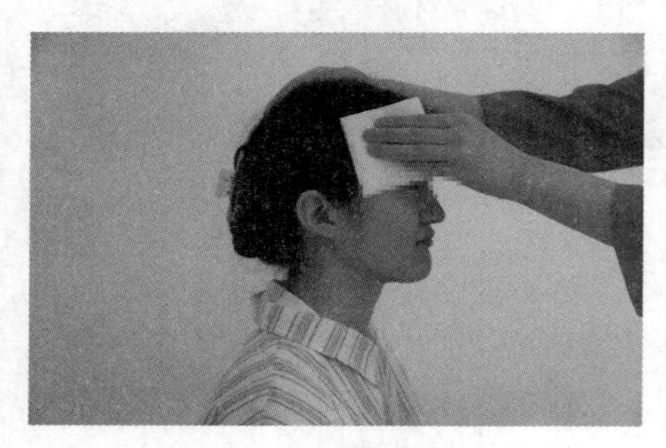

图14-6　直接止血法

（二）外出血的基本救护

1.直接止血法　适用于较小创伤的出血。用一个够厚、足够大、干净的敷料，持续不断地按压伤口以止血，从而达到止血镇痛的目的（图14-6）。

2.加压包扎法　应用于各种创伤，是一个较为安全的非手术止血法（图14-7）。

第一步用无菌纱布包裹并挤压患处；第二步用三角毛巾或绷带使劲包扎，包扎面积应该比患处略大。这是一个目前比较普遍的止血方式，当缺乏无菌纱布时，也可能采用晾干洁净的毛巾等替代。

3.间接止血法　最常见、最直接的间接止血法是指压止血法。指压止血法的方法如下。

（1）压颞浅动脉的止血方法（颜面部大出血）：单侧颜面部大出血，用示指及拇指同时挤压同一边血管的搏动部位（图14-8）。

（2）面动脉挤压进行止血方法（头顶部出血）：面动脉位在上下颌骨下缘、下颌角前3cm附近（图14-9）。

（3）指动脉挤压止血法：因为手指血管走行式在指的两端，故手指出血时，应该捏住指的两端以止血（图14-10）。

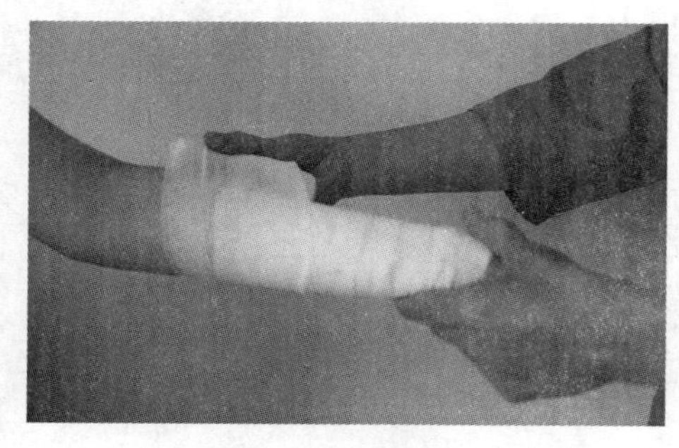

图14-7　加压包扎法

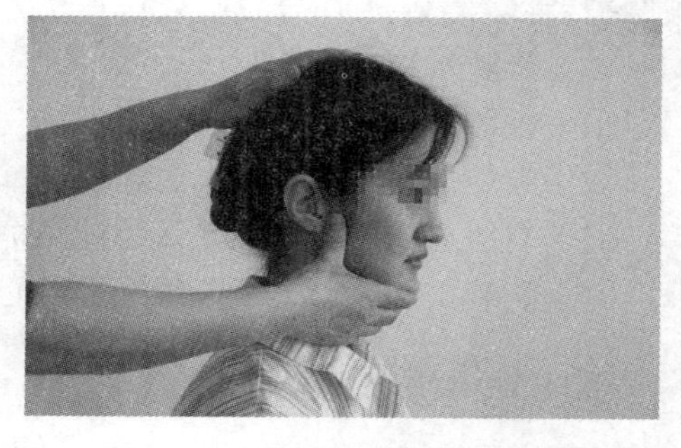

图14-8　压颞浅动脉的止血方法

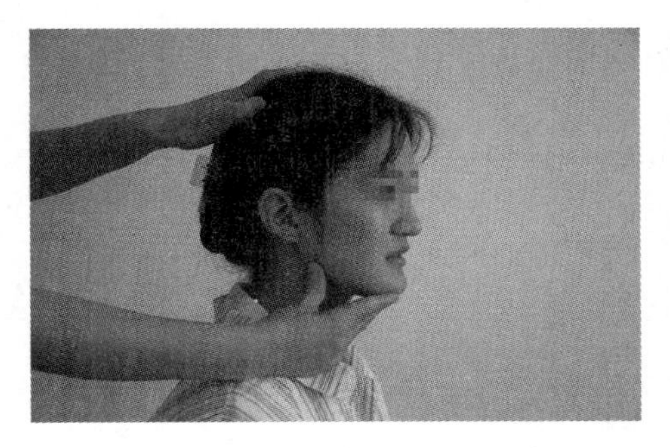

图14-9 面动脉挤压进行止血方法

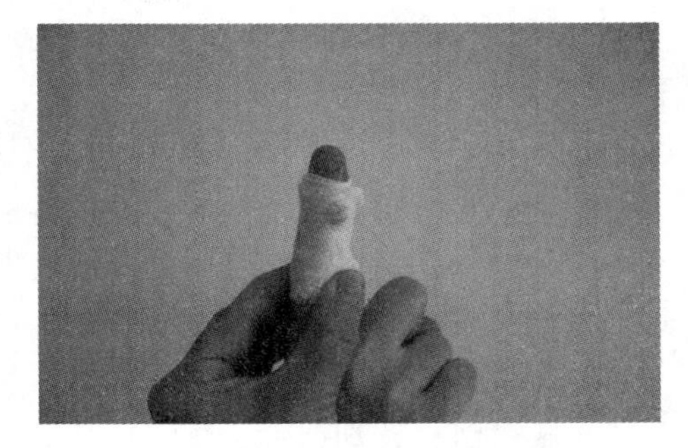

图14-10 指动脉挤压止血法

（4）止血带止血法：只应用于四肢大出血时。能自压止血的，不用工具；能用工具止血的，不用止血带。在其他进行止血方法不能止血时可用本法。应用止血带止血必须由专业医护人员应用。

4.伤口包扎

（1）覆盖伤口，用一种比较清洁、柔韧、吸水性比较强的敷料将伤口完全覆盖，并加以适当固定。

（2）包扎的注意事项：不上药、不触摸伤口、对于有异物的不取、外漏内脏不送。

5.稳定　用于治疗严重骨折、关节损伤、广泛软组织损伤等，具有较好的稳定效果，且可以减少疼痛，减轻窒息等并发症，以及促进被照护者转运。

（1）骨折的判断

1）疼痛：伤处有明显压痛，移动时加重。

2）疼痛：伤处有明显疼痛，在活动后加剧。

3）肿胀：出血与骨折端交错、交叉，有外表血肿的发生。

4）畸形：指躯干出现缩短、扭曲、成角及旋转的现象。

5）非正常行为：一般状态在身体无法运动的地方发生不正常的行为。

6）骨擦感：两骨折端互相碰撞所形成。

7）血管、神经系统受损害的症状：脉搏消失、感觉缺失减退等。

（2）现场骨折固定的目的

1）制动镇痛：采取固定，以控制损伤部分的活动量，进而缓解痛楚。

2）避免伤情发生：防止骨折断端或因碰撞而破坏血液、神经系统及主要脏器；固定时有助于预防窒息，有利于伤员的搬运。

（3）骨折固定的原则及注意事项

1）先镇痛，后包扎，再固定。

2）不能及时进行骨折定位，且伤者亦无明确出血，则保证现场环境安全，以保护伤者静止为上策，并及时拨打“120”。

3）夹板长度与肢体长度相应称，夹板的两端在骨突位置都要加垫。

4）先扎骨折的上下两端，再固定2个关节。

5）肢体如畸形则按畸形位置固定，但急救时定位的目的并非使骨折完全恢复，而只是阻止骨折断端的移动，故不得当场整复。

6.搬运 指救护者（护理员）徒手或使用搬运器械，将伤病者从事发现场向运输车辆、医院单位的转运过程。

（1）目的

1）使伤病员脱离危险区域，并进行现场抢救。

2）及时让伤病员得到医院的专业处理。

3）避免重复伤害严重。

（2）常用搬运方法

1）爬行法：特别适合于空间狭窄的搬运昏迷被照护者。

2）扶行法：适合于清醒可步行的被照护者。

3）背负法：适合于老幼弱清醒的被照护者。

4）拖行法：下肢负伤、情况紧急，且体型巨大。

5）双人徒手移动法：体弱清醒，无法行走者。

6）三人搬运法：适合于骨盆骨折移动时采用。

7）四人搬运法：脊柱骨折移动时采用。

8）如事故现场没有危险，则不能移动伤者，及时拨打“120”。

三、小结

本节学习了基本的急救知识及突发事件的处理及伤口包扎、固定的使用方法。作为护理员，认识到生命的重要性，掌握一些急救知识对每个人是非常重要的。

四、思考与练习

1.单选题

（1）有关骨折的急救护理，错误的是（ ）

A.首先应止血包扎伤口

B.无夹板时，可用树枝、木棍等做临时固定支架

C.可将被照护者上肢绑在胸壁上，或下肢捆在一块

D.脊椎骨折被照护者须用硬板搬运

E.搬运脊椎骨折被照护者的，通常要采用一人抱肩，另一人抬脚的办法

（2）当前臂出血时，手指应压迫（ ）

A.肱动脉

B.桡动脉

C.尺动脉

D.颈动脉

（3）心肺复苏指南中胸外按压的部位为（ ）

A.双乳头之间胸骨正中部

B.心尖部

C.胸骨中段

D.胸骨左缘第5肋间

2.是非题

（1）在进行成人心肺复苏时，胸外按压的最深部是2～3cm。（ ）

（2）腹腔开放伤若发生小肠内脱出时立即还纳。（ ）

3.思考题

发现晕厥被照护者应该如何处理？

情景模拟 徒手心肺复苏

【情景导入】

被照护者，男，80岁，既往有冠心病，有义齿，今早在家起床时面色苍白，突然倒地，呼之不应，护理员立即采取急救措施。

【路径清单】

（一）思考要点

如何有效进行心肺复苏？

（二）操作目的

通过实施心肺复苏，恢复被照护者的生命体征（呼吸、脉搏、血压）。

（三）评估问题

1.检查被照护者的病情、意识情况、呼吸、脉搏、血压，有无活动义齿等情况。

2.环境安全、宽敞、明亮。

（四）物品准备

（血压计、听诊器）根据情况准备、纱布或清洁的布。

（五）操作过程

1.呼叫其他人员并拨打“120”。

2.将被照护者平卧于床上，去枕仰卧位，头、颈部、躯干、四肢在同一个直线，解开衣领、腰带。

3.轻拍其肩膀，并在耳边大声呼唤：“爷爷，您还好吗？”“爷爷，您醒醒”。

4.触摸颈动脉搏动：用示指和中指尖先触摸到喉结，向下滑动2.5～3cm，在气管旁的软组织内轻轻触及颈动脉搏动，观察时间一般为6秒（默数1001，1002……1006），确定无颈动脉搏动。

5.判断呼吸

“一看”“二听”“三感觉”：眼看（胸部起伏）、耳听（气流）、面感（气息），6秒内完成判断（默数1001，1002…… 1006），确定没有胸部起伏、气息、气流，确定无自主呼吸。

6.掌根置于乳房正中线与双乳突连线中点处，双掌心交叉，十指相扣，掌心翘起，手臂自然下垂，与肩、肘、手腕关节成一直线，以髋为轴心，垂直下压。

7.两肘自然伸展，按压速度要快（100～120次/分）、均匀，避免冲击式的力量下压，按压深部最少5cm，但应避免超过6cm，按压同时观察被照护者面色，不因任何原因停止按压10秒以上（30次/15～18秒）。

8.每次按压要确保胸部上抬，但手掌不离开胸部。

9.把头偏向另一边，确认头颈并无损伤，再检查一下口腔状况，用纱布或洁净布清除口腔分泌物或异物，取下活动义齿，把头扶正，拿另一片纱布或洁净布，用仰头抬颏法打开气道，进行人工呼吸。

10.每按压30次给予2次人工呼吸。

（1）大嘴包小嘴，捏紧鼻孔，吹气，使胸部上抬，吹气同时观察胸部有无起伏。

（2）吹气毕，放松捏鼻孔的手指。救护者头部略抬高，侧转换气。

（3）每次吹气时间1秒。

（4）连续吹气2次。

（5）胸外按压与人工呼吸比例：按压∶通气＝30∶2。

11.反复5个循环之后，再次判断颈动脉的搏动及呼吸。直到被照护者呼吸、心搏恢复或专业医务人员到达现场方可停止。

［考核标准］

单人徒手心肺复苏技术操作考核评分标准

姓名＿＿＿＿＿ 考核人员＿＿＿＿＿ 考核日期： 年 月 日

项目	总分（分）	操作要求	标分（分）	评分标准	扣分
仪表	5	护理员符合规范要求，摘手表	5	一项不符合要求扣1分	
操作前准备	5	1.物品准备：纱布2块或干净的布块 2.环境安全、宽敞、明亮	2 3	一项不符合扣2分	
安全评估	10	1.评估环境安全 2.评估被照护者反应：轻拍被照护者背部，大声呼唤："爷爷，您还好吗？" 3.评估呼吸系统和颈动脉搏动（同时）：注意并观察胸部活动，用示指和中指尖先触摸到喉结，向下滑动2.5～3cm，在气管旁的软组织内轻轻触及颈动脉搏动 4.若无正常呼吸，且不能清楚感受到脉搏，应立即记录抢救时间（具体到分钟），行胸外心脏按压	2 2 3 3	颈动脉部位不正确扣2分 其余一项不符合要求扣1分	
操作过程 胸外按压	25	1.救护者置于被照护者一侧 2.去枕，被照护者仰卧于坚硬平坦的地面上。（如为软床，背部垫按压板） 3.解开被照护者衣服，暴露胸部，松解腰带 4.掌根置于乳房正中与双乳突连线中点处，双掌心交叉，十指相扣，掌心翘起，手臂自然下垂，与肩、肘、手腕关节成一直线，以髋为轴心，垂直下压 5.深度，两肘伸展，迅速、均匀按压，按压时深最少5cm，但距离应≤6cm，在按压后观察面色 6.回弹，每次按压时保持胸部上抬，且手指不要离开胸部 7.频率为100～120次/分，均匀的速度按压，不因其他情况而暂停按压10秒以上（30次/15～18秒） 8.复苏法，胸外按压和人工呼吸比例，按压∶通气＝30∶2	1 3 2 5 5 2 2 5	按压部位不准确扣5分 其余一项不符合要求扣2分	

续表

项目		总分（分）	操作要求	标分（分）	评分标准	扣分
	开放气道	15	1.取下活动义齿 2.将被照护者头部偏向另一边，用纱布或干净的布块包裹以救护者的右手示指、或示指、中指，清洗口腔、鼻分泌物（评估无分泌物时可不做此步骤） 3.用纱布或干净的布块1～2层覆在被照护者口部 4.将被照护者头部置于中立位 5.打开方式 方式一：仰头抬颏法。将一只手指的鱼际（小手指侧）放置被照护者额头上，使劲往后压使其头后仰，将另一只手的示指与中指放到接近颏部的下颌骨下方，使颏部往前抬高，使头后仰，开放气道 方式二：托颌法（疑有颈部病变者）。救护者双手置被照护者头部两侧，双手示指、中指、环指放到被照护者下颌角后面，抬高下颌，使下颌前移，若其双唇紧闭，用拇指推开下唇，使嘴张开开放气道	1 3 1 2 4 4	未清理口鼻分泌物扣3分 开放气道手法不正确扣2分 头后仰程度（颏与耳连线应垂直于地面）不够扣5分 未开放气道扣10分 其余一项不符合要求扣1分	
	口对口人工呼吸	15	1.救护者用一手捏紧被照护者鼻腔 2.双唇包住被照护者的口腔向被照护者口内吹气，使胸部上抬，在吹气的时候观察胸部有无起伏 3.吹气毕，放松捏鼻孔的手指。救护者头部略抬高，侧转换气 4.每次吹气时间1秒 5.连续吹气2次	1 8 2 2 2	通气无效一次扣2分 其余一项不符合要求扣1分	
	判断	5	1.反复5个循环后，再次判断颈动脉搏动及呼吸5～10秒。如颈动脉搏动及自主呼吸恢复，口述：复苏成功，记录时间（持续时间具体到几分钟） 2.检查并口述：若瞳孔收缩，角膜湿润，口唇、面色、甲床颜色转红润，收缩压在60mmHg以上，并观察病情改变 3.口述：若复苏不成功，则继续以上动作5个循环后再次判断，复苏团队到达后，每2分钟交换角色1次。AED或除颤仪到达，根据被照护者的心电图情况决定是否除颤	2 2 1	颈动脉位置不正确扣2分 其余一项不符合要求扣1分	
操作后		5	1.取舒适卧位 2.整理用物 3.洗手、记录	2 1 2	一项不符合要求扣2分	
评价		5	1.动作迅速，动作娴熟，抢救能力好 2.定位准确、手法正确，急救有效 3.爱护伤者意识强	2 2 1	一项不符合要求扣2分	
理论提问		10	1.心肺复苏的目的是什么 2.心肺复苏的注意事项有哪些 3.心肺复苏的有效指征有哪些	5 3 2	少一条扣1分	
合计		100				

理论提问：

1.心肺复苏的目的是什么？

答：①通过实施基础生命支持技术，建立被照护者的循环、呼吸功能。②保证重要脏器的血液供应，尽快促进心搏、呼吸功能的恢复。

2.心肺复苏的注意事项有哪些？

答：①人工呼吸时送气量不宜过大，以免引起被照护者胃部胀气。②胸外按压时要确保足够的频率及深度，尽可能不中断胸外按压，每次胸外按压后要让胸廓充分的回弹，以保证心脏得到充分的血液回流。③胸外按压时肩、肘、腕三个部位在一条直线上，并与被照护者身体长轴垂直。按压时，手掌掌根不能离开胸壁。

3.心肺复苏的有效指征有哪些？

答：①能触及大动脉搏动。②自主呼吸恢复。③散大的瞳孔缩小，角膜湿润。④颜面、口唇、甲床色泽转红润。⑤上肢收缩压在60mmHg以上。

答案

（张文燕　高少波）

第十五章　遗 体 料 理

生、老、病、亡都是生命最自然的阶段，而死亡则是人类生命运动的最后过程，是构成人类全部人生旅程中无法避免的关键部分。让临终被照护者坦然安静的死去，让被照护者能够有尊严而不悔恨、安详地度过生命历程的最后时期，是我们每个人的义务。

第一节　遗体料理基础知识

一、概述

死亡的照顾分为去世后的遗体照顾和去世后亲属的照顾。对遗体照顾既是对死亡的理解与尊敬，又是对亲属最大的心灵抚慰。遗体护理是对临终时被照护者进行全面看护的过程，也是临终照顾的主要任务之一。遗体护理要在确定被照护者死亡，医务人员或街道提供死亡诊断书等之后及时实施，避免身体僵硬。如此可以降低对其他被照护者的伤害。在遗体护理过程中，要重视死者及其亲属的文化习俗及其特点，医护人员要用唯物主义的死亡观念和严肃认真的方式尽心尽责的进行遗体救护服务和家属、亲友的身心引导与教育服务。

死亡是人生的最后一个自然过程，也是人生旅途的最后一站，虽然所有人都不能回避生死，但是适当的护理，让他们获得最后的平安，是护理人所不能推诿的职责。

二、死亡的标准

死亡是机体生命活动和新陈代谢的终止，目前死亡标准分为心死亡和脑死亡两种。心死亡是人的血液循环完全停止，脉搏，呼吸停止，这是人类公认的死亡标准，也是最容易观察和确定的形式。脑死亡是脑组织或脑细胞全部死亡，是永久不可逆的丧失和停止。一般来说，医学及法律意义上的死亡，是指心搏、呼吸停止。

三、死亡过程的分期

死亡并不会骤然到来的，是一种不断发展的、从量变到质变的过程，通常包括3个重要阶段，包括濒死期、临床死亡期和生物学死亡期。

（一）濒死期

人类死亡的开端是大脑的神经中枢功能受到抑制或丧失，但脑干部分仍然保持正常功能，表现为意识模糊或完全丧失，通气和循环系统功能衰竭，心搏变慢，血压显著下降，产生潮式循环或间断循环，各类反应迟缓，肌肉张力显著减弱甚至消失。濒死期的长短取决于被照护者的健康状况和死亡原因，年轻人、患有感染性疾病的人比年老体弱者和患有急性病的人濒临死亡的时间更长。部分骤停、重度颅脑损害被照护者可不经此阶段而直接转入临床死亡阶段。

（二）临床死亡期

在临床死亡期，延髓一直处在深度抑制中，特征性症状是心搏与呼吸全部暂停，瞳孔逐渐散大，各项反应明显减退，但各组织机体仍有轻微和暂时性的代谢行为。此期一般维持约4分钟，若超出4分钟，则大脑结构可能出现不可逆的改变。如在极低温环境下，此期可延长至1小时甚至更长。

（三）生物学死亡期

在细胞死亡的最后阶段，神经系统和器官的新陈代谢也会停止，导致机体状态发生不可逆的变化，从而使得它们无法再次复活。随着此期的进展，出现了尸体现象。

1.*尸冷*　指最先出现的尸体情况，指死后由于产热停止，散热量继续，身体气温逐步下降，在人死亡后24小时内的体温。

2.*尸斑*　指死后血液循环停滞，因为地心有引力的影响，血液向下坠积，使身体最低部分的皮肤产生暗红色斑点或横纹。在死亡后的2～4小时才出现，12小时后便出现了永久性变色。

3.*尸僵病*　是指由于ATP酶缺少，肌腱僵化，从而使关节固定下来的症状。多在人死后的1～3小时发生于上下颌部，4～6小时扩延至周身，在12～16小时到达顶峰，24小时后开始减轻，肌体也渐渐变软，称为尸僵减轻，在3～7天完全缓解。

4.*尸体腐烂*　指死后形成人体组织的蛋白质、脂类和糖类等，由于腐朽微生物影响而腐烂的阶段。尸体腐烂最典型的症状有尸臭、尸体绿等。尸臭是指胃肠内有机质分解后由口、鼻、肛门等逸出的腐烂废气。尸绿是指遗体在腐烂时产生的色斑，通常于人死后约24小时开始在右下腹部产生，然后慢慢扩散到整个腹部，最后再扩散至全身，在天气炎热时可及早发现。

（四）安乐死

安乐死是指对不能抢救的被照护者中止医疗或应用药剂，使被照护者不疼痛地去世。这主要包含两个含义，一个是安乐的无痛苦死亡，二是无痛苦死亡术。

四、尸体料理

尸体料理是对临终被照护者进行全面临终照顾的最后阶段，包括临终关怀的全面保护。做好老人身体养护，不仅仅是对老人自身灵魂上的尊重，也是对高龄家属心理上的抚慰。

（一）目的

1.保证遗体的干净、恰当的位置，良好的遗体外观。

2.让尸体更容易识别，并作移尸太平间的准备。

3.使家属感到安慰，减轻哀痛。

（二）所需物品

裤、尸单、遗体鉴别卡、血管钳、不脱脂棉花适量、弹力绷带、篦子、别针和松节油。有外伤时要更换药物梳妆、擦拭用物、黏胶布，必要时备隔离服和工具手套、屏风。

五、小结

本节主要学习尸体料理的基本知识及目的，使逝者能够在最终走的安详，有尊严。

六、思考与练习

1.单选题

（1）死亡过程的第二期是（　）

A.临床死亡期

B.濒死期症

C.否认期

D.生物学死亡期

E.接受期

（2）尸斑出现在死亡后（　）

A. 2 ～ 4小时

B. 2 ～ 6小时

C. 4 ～ 6小时

D. 6 ～ 8小时

E. 2 ～ 3小时

2.是非题

在处理尸体时，头部垫枕的主要目的是让人感觉舒适。（　）

3.思考题

尸体料理的目的是什么？

第二节　遗体料理操作技能

对于临终的死亡被照护者和亲属我们要表现出人文关爱精神，以自身的社会责任感、爱心、细心、耐性、怜悯心，以尊重人生、重视对逝者的尊重为基本理念，努力构建安详、和睦的家庭生活，对逝者和亲属有所帮助。

情景模拟1　遗体清洁

【情景导入】

被照护者，男，95岁，既往有心肌梗死病史，于2022年9月22日病逝在家中，护理员给他做尸体料理。

【路径清单】

（一）思考要点

如何安全给予遗体料理？

（二）操作目的

1.使尸体表面干净，无渗出的水，姿势好。

2.维护好的容貌，便于识别。

3.安慰家属，减轻哀痛。

（三）评估问题

1.确认老人已去世。

2.环境整洁、安静，宽敞，光线明亮、肃穆。

（四）物品准备

毛巾一条、脸盆一个（盛装温水/传染性疾病尸体使用500mg/L含氯消毒剂）、梳子、大单一个、屏风一个、寿衣一套、包尸单、手套、浴巾、必要时备隔离衣、松节油、棉花。

（五）操作过程

1.备齐用物（脸盆内盛温水），携至床旁。

2.向家属解释，劝其离开房间，屏风遮挡，以保护其隐私。

3.撤去一切治疗用物，以便于进行尸体护理。

4.把床放平，取仰卧位，在头下垫一软枕，以免脸部淤血而变色，双腕放在遗体两侧，脱掉衣裤，以大单遮盖尸体。

5.梳洗，紧闭嘴、眼睛。若眼睑无法紧闭，用毛巾湿敷或穴位按摩等。将下眼睑完全封闭；如无法封闭，则将轻柔的下颌或用绑带托起，如用义齿则将其装好，以保证尸体完好的容貌。

6.脱去死者旧衣服后，用干净的毛巾清洗身体，并擦洗脸→上身→胸→腹→后背→臀→会阴→下肢→足；有损伤时应更换敷料，若有引流管应全部予以拔除，再缝合或用黏胶纱布密封或包扎；若有胶布印迹，可用松节油擦干。

7.用干棉把七窍（口、双鼻腔、双耳道，阴道、肛门）等腔道塞住，防止体液溢出，并注意干棉不要外露。

8.换上的服装，先穿长裤后穿裤子，并整理整齐；把遗体移放在太平间推车的裹尸单中，先铺垫被再加盖被子→风帽→枕头→袜子→穿鞋→脚枕→再加盖被子→套上面巾→用裹尸单包裹遗体；也可以直接把遗体置于尸袍上，再拉上拉链。

9.护理员倾倒水盆。

10.脱手套，摘口罩，垃圾装入黄色医疗垃圾袋内。

11.洗手。

12.请家属向遗体告别。

（六）注意事项

1.被照护者去世后要及时做好尸体保养，防止尸体僵硬。

2.老人死亡后，遵照家属意愿进行尸体清洁工作。

3.感染被照护者的遗体应当使用消毒药剂清理，使用消毒药剂浸湿的棉球填塞孔道，遗体用尸单包扎后放入不透水的塑料袋内，并进行传染病标记。

4.先撤除身上的各种管路，有伤口者更换新的纱布。

5.填堵七窍之时，防止填塞物外露。

［考核标准］

遗体清洁技术操作考核评分标准

姓名__________　考核人员__________　考核日期：　年　月　日

项目	总分（分）	技术操作要求	标分（分）	评分标准	扣分
仪表	5	洗手、穿戴整齐，并戴口罩	5	一项不符合要求扣2分	
操作前准备	5	1.护理员洗手、着装整齐，戴口罩、戴手套 2.备齐并检查用物，摆放合理 3.周围环境安全、清洁，室温适宜	2 2 1	一项不符合要求扣2分	
安全评估	10	1.护理员洗手，解释 2.向家属解释，劝其离开房间 3.环境安静、清洁，室温适宜，酌情关闭门窗	3 3 4	一项不符合要求扣2分	
操作过程	60	1.备齐用物（脸盆内盛温水），携至床旁 2.向家人说明，并劝其远离卧室，用屏风遮挡，以保护其隐私 3.撤去一切医疗用物品，以便于进行身体护理 4.把床放平，身体仰卧位，头下垫一轨枕，以防止脸部淤血而变色，将双腕放在躯体两旁，并脱去衣裤，留意用大单遮盖身体 5.洗净脸，并紧闭口部、双眼。如眼睑无法封闭时，用毛巾湿敷或穴位按摩后。再将眼睑完全封闭，如无法封闭时，可轻柔下颌或用绑带托住，如有义齿将其装好，以保证对尸体完好的容貌 6.脱去旧衣服后，用干净的毛巾清洗身体，并擦洗脸→上身→胸→腹→后背→臀→会阴→下肢→足；有损伤时应更换敷料，若有引流管予以拔除，再缝合或用黏胶纱布密封或包扎；若有胶布印迹，可用松节油擦干 7.用干棉把七窍（口、双鼻腔、双耳道，阴道、肛门）等腔道塞住，防止体液溢出，并注意干棉不要外露 8.换上的服装，先穿长裤后穿裤子，并整理整齐；把遗体移放在太平间推车的尸单中，先铺垫被再加盖被子→风帽→枕头→袜子→穿鞋→脚枕→再加盖被子→套上面巾→用尸单包裹遗体；也可以直接把遗体置于尸袍上，再拉上拉链 9.护理员倾倒水盆 10.脱手套，摘口罩，垃圾装入黄色医疗垃圾袋内 11.洗手 12.请家属向遗体告别	2 3 3 10 10 10 5 5 3 3 3 3	一项不符合要求扣2分	
操作后	5	1.洗手 2.整理用物	3 2	一项不符合要求扣2分	
评价	5	1.动作轻柔、熟练、准确、操作顺序正确 2.告知注意事项	3 2	一项不符合要求扣2分	
理论提问	10	1.遗体清洁的目的是什么 2.遗体清洁的注意事项有哪些	5 5	少一条扣1分	
合计	100				

理论提问：

1.遗体清洁的目的是什么？

答：①使尸体表面干净，无渗出的水，姿势好。②维护好被照护者的容貌，便于识别。③安慰家属，减轻哀痛。

2.遗体清洁的注意事项有哪些？

答：①被照护者去世后要及时做好尸体保养，防止尸体僵硬。②老人死亡后，遵照家属意愿进行尸体清洁工。③感染被照护者的遗体应当使用消毒药剂清理，使用消毒药剂浸湿的棉球填塞孔道，遗体用尸单包扎后放入不透水的塑料袋内，并进行传染病标记。④先撤除身上的各种管路，有伤口者更换新的纱布。⑤填堵七窍，并防止填塞物外露。

情景模拟2　遗物整理

【情景导入】

被照护者，男，95岁，既往有心肌梗死病史，于2022年9月22日病逝在家中，护理员给予尸体料理，尸体料理后进行遗物整理。

【路径清单】

（一）思考要点

如何进行遗物整理？

（二）整理衣物的原则

1.物品经2人清点后交予家属，做到确认无误。

2.如为传染病者，将废弃物分别堆放，按规定时销毁。

3.贵重物品由家属直接保管。

（三）评估问题

光线明亮，肃穆。

（四）物品准备

记录单或本1个、笔1支、护理员2名。

（五）操作过程

1.清点遗物：先将遗物整理归类，再清点记录。

（1）衣物类：清洁衣物叠放整齐，污染衣物打包。

（2）书籍类：书籍摆放整齐，放入纸箱内。

（3）用品类：清洗干净，叠放整齐。

（4）贵重物品类：遗嘱、钱财或首饰等贵重物品，直接由家属整理，若家属不在场由2人清点后登记并签全名，暂时交予主管领导保管。

2.登记：2人清点、记录老人衣物的名称、数量，并签全名；交予家属时，核对无误，家属签全名后领取遗物。

3.收拾物品时要仔细，易损物品轻拿轻放。

4.登记要准确、全面并签全名。

5.操作流程

（1）由护理员或2人以上人员将老人遗体分类摆放和清点。

（2）一人整理并读出物品名称，另一人洗净双手记录，两人均签全名。

（3）护理员将遗物与亲属核实后移交，亲属在记录单上签署姓名。记录单保存期为一年。

（六）注意事项

1.遗物需2人同时在场清点。贵重物品，先行记录并由主管领导妥善保管。

2.遗物清单一式两份至少留存1年。

[考核标准]

遗物整理技术操作考核评分标准

姓名__________ 考核人员__________ 考核日期： 年 月 日

项目	总分（分）	技术操作要求	标分（分）	评分标准	扣分
仪表	5	洗手、穿戴整齐，并戴口罩	5	一项不符合要求扣2分	
操作前准备	5	1.洗手、着装整齐，戴口罩、戴手套 2.备齐并检查用物，摆放合理 3.周围环境安静、光线明亮	2 2 1	一项不符合要求扣1分	
安全评估	10	1.洗手，戴口罩 2.光线明亮	5 5	其余一项不符合要求扣5分	
操作过程	60	1.清点遗物：首先将被照护者遗体清理并归类后，再清查并记录 2.由2人以上护理员，对被照护者遗体分门别类放置及清点 （1）衣物类：清洁衣物叠放整齐，污染衣物打包 （2）书籍类：书籍摆放整齐，放入纸箱内 （3）用品类：清洗干净，叠放整齐 （4）贵重物品类：遗嘱、钱财或首饰等贵重物品，直接由家属整理，若家属不在场，由2人清点后登记，暂时交予主管领导保管 3.登记：2人清点、登记被照护者服装的姓名、编号，并签署姓名；交给家人后，核实无误，由家人签署全称并认领遗物 4.处理物品要仔细，易损物轻拿轻放 5.记录单要记录正确、完整，并签署全称 6.护理员将遗物与家人核实后移交，由家人在记录单上签署全称。记录单保存期为一年	5 5 5 5 5 10 5 10 10	一项不符合要求扣5分	
操作后	5	1.洗手 2.整理用物	3 2	一项不符合要求扣2分	
评价	5	1.动作轻柔、熟练、准确、操作顺序正确 2.告知注意事项	3 2	一项不符合要求扣2分	
理论提问	10	1.整理遗物的原则是什么 2.整理遗物的注意事项有哪些	5 5	少一条扣2分	
合计	100				

理论提问：

1. 整理遗物的原则是什么？

答：①物品经2人清点后交予家属，做到确认无误。②若为传染病者，将物品分别放置，按规定集中销毁。③贵重物品由家属直接保管并签字确认。

2. 遗物整理的注意事项有哪些？

答：①老人遗物需2人同时在场清点。贵重物品，2人清点并记录，交给主管领导妥善保管。②遗物清单一式两份至少留存1年。

答案

（张文燕　王静远）

参 考 文 献

曹梅娟，王克芳．新编护理学基础［M］．4版．北京：人民卫生出版社

陈长香，田苗苗，李淑杏，等，2013．应对老年人健康问题的家庭、社区、社会支持体系［J］．中国老年学杂志，33（23）：5963-5965．

董智莉，谢幼萍，2020．影响电子护理文书书写时间的因素及对策［J］．实用临床护理学电子杂志，5（13）：168，183．

高玉芳，魏丽丽，修红，2021．临床实用护理技术操作及常见并发症预防与处理规范［M］．3版．北京．科学技术出版社

高玉芳，魏丽丽，修红，2021．临床实用护理技术操作及常见并发症预防与处理规范［M］．4版．北京：科学出版社．

郭莉，2022．手术室护理实践指南2022版［M］．北京：人民卫生出版社．

郭莉萍，马秀芝，2019．16例住院被照护者卫生间跌倒根本原因分析［J］．中国卫生产业，16（05）：41-43．DOI：10.16659/j.cnki.1672-5654.2019.05.041．

郭士平，齐辉，杨红，2000．老年住院被照护者小便失禁的护理［J］．四川医学（02）：71．DOI：10.16252/j.cnki.issn1004-0501-2000.02.061．

国家统计局，2020．2020中国统计年鉴［M］．北京：中国统计出版社．

国家卫生健康委员会，2020．2020中国卫生健康统计年鉴［M］．北京：中国协和医科大学出版社．

韩杰，杜晓霞，2021．耳鼻咽喉头颈外科护理工作指南［M］．北京同仁医院：人民卫生出版社．

何桂香，2018．康复护士临床工作手册［M］．北京：人民卫生出版社．

何曼曼，江智霞，王颖，等，2021．成人ICU转出被照护者健康相关生活质量的研究进展［J］．中华护理杂志，56（01）：148-154．

胡申江，2009．循环系统症状鉴别诊断学［M］．北京：人民卫生出版社．

胡雁，李晓玲，2015．循证护理的理论与实践［M］．上海：复旦大学出版社．

胡雁，王志稳，2017．护理研究［M］．5版．北京：人民卫生出版社．

姜安丽，钱晓路，2018．新编护理学基础［M］．3版．北京：人民卫生出版社．

姜安丽，2015．护理学导论［M］．上海：复旦大学出版社．

姜安丽，2022．新编护理学基础［M］．北京：人民卫生出版社，4：295-313．

李春卉，蓝宇涛，2017．护理学导论［M］．北京：科学出版社．

李国民，2008．药食配伍有禁忌［J］．中国保健营养，（07）：119．

李小寒，尚少梅，2017．基础护理学［M］．6版．北京：人民卫生出版社．

李小妹，冯先琼，2017．护理学导论［M］．4版．北京：人民卫生出版社．

梁敏怡，毛宁，陈文戈，等，2017．养老机构服务管理系统的设计与实现［J］．科技创新与应用，（05）：1-2．

梁晓阳，2012．基础护理对老年心肌梗死被照护者的积极作用分析［J］．中外医疗，31（12）：162-163．DOI：10.16662/j.cnki.1674-0742.2012.12.058．

林桦，梁勇，陈希，等，2017．移动护士工作站数据信息共享与临床应用［J］．海南医学，28（14）：2398-2400．

刘文娜，刘姝，2017．护士职业资格考试辅导讲义［M］．北京：中国协和医科大学出版社．

刘宇，郭桂芳，2011．我国老年护理需求状况及对老年护理人才培养的思考［J］．中国护理管理，11

（04）：5-9.
刘正湘，吴杰，2010. 临床心电图全解版［M］. 北京：北京科学出版社.
刘竹琴，姚金兰，庄一渝，2021. 跨专业团队合作在危重症护理中的研究进展［J］. 护理研究，35（03）：446-450.
吕雨梅，李海舟，2021. 康复护理学基础［M］，2版. 北京，人民卫生出版社.
孟旭霞. 老年常见眼病诊断与治疗［M］. 4版. 北京：人民军医出版社.
欧阳钦，2010. 临床诊断学［M］. 2版. 北京：人民卫生出版社.
沈长龄，1956. 溺尿自报器［J］. 中华内科杂志，04（4）：329-330.
失能老人长期照护实务——压疮护理［J］. 社会福利，2010（06）：40-41.
史瑞芬，刘义兰，2017. 护士人文修养［M］. 2版. 北京，人民卫生出版社：6
苏纯闺，2000. 贝氏身体检查指南版［M］. 天津：天津科学技术出版社.
唐大寒，2013. 生活中慎防“食药相克”［J］. 乡村科技，（01）：40.
唐桂良，周毅，骆振刚，等，2016. 腔内泌尿外科手术尿路感染危险因素分析［J］. 中华全科医学，14（01）：63-64，165. DOI：10.16766/j.cnki.issn.1674-4152. 2016.01.021.
唐毅，李奇林，杨春江，等，2010. 超声造影技术在小儿膀胱输尿管反流诊断中的诊断价值［J］. 第三军医大学学报，32（19）：2124-2126.
王聪，沈军，2013. 国内外老年人长期护理服务分级护理概况［J］. 中华现代护理杂志，19（1）：1-3. DOI：10.3760/cma.j.issn.1674-2907.2013.01.001.
王敏，张梅，2022. 老年人照护技能手册［M］. 北京，科学出版社：11
王欣，葛萍，韩艳，2019. 康复护理专科护士培训手册［M］. 北京：科学技术文献出版社.
王学锋，王鸿利，2002. 血栓与出血的检测及应用［M］. 上海：世界图书上海出版公司.
王羽，2006. 全国临床检验操作规程版［M］. 南京：东南大学出版社.
王玉环，冯雅楠，侯蔚蔚，等，2013. 援疆汉族失能老年人及居家照护者对长期照护需求的调查研究［J］. 中国全科医学，16（14）：1268-1273.
王兆琴，2008. 照顾者与老年人误吸发生的相关因素调查分析［J］. 中华现代护理杂志，14（11）：1278-1279.
魏丽丽，2019. 护士三基三严训练试题手册［M］. 北京：科学出版社.
席淑新，2017. 眼耳鼻咽喉口腔外科护理学［M］. 3版. 北京：人民卫生出版社.
辛秉昌，公文，李刚，等，2018. 脉冲式冲牙器的研究进展及应用［J］. 口腔医学，38（12）：1145-1148.
徐虹，张欣，陈宏，2016. 膀胱输尿管反流的精准诊治进展［J］. 中华肾病研究电子杂志，5（02）：56-60.
徐慧蓉，马冬梅，梁勇，2017. 家庭养老模式下失能老年人心理健康问题及其影响因素探究——基于河北省张家口市的访谈调查［J］. 老龄科学研究，5（04）：55-62.
许雪华，吴怡卿，王飞红，等，2011. 老年病人照顾者饮食护理知识和行为调查［J］. 全科护理，9（21）：1955-1956.
颜巧元，2017. 护理论文写作大全［M］. 北京：人民卫生出版社.
燕铁斌，尹安春，2017. 康复护理学［M］. 4版. 北京：人民卫生出版社.
杨婕，黎恩知，杨蓉，2013. 脑卒中后大小便失禁发生率及危险因素的临床研究［J］. 护理研究，27（34）：3928-3929.
杨美玲，2020. 手术室护理考试题库2020版［M］. 南京：东南大学出版社.
叶应抚，王毓三，申子瑜，2006. 全国临床检验操作规程版［M］. 南京：东南大学出版社.
尹世玉，刘思卉，黄丽红，等，2019. 被照护者卫生间门锁风险防控的专案管理［J］. 护理学杂志，34（09）：54-56.

尤黎明，姜安丽，2022. 基础护理学［M］. 5版. 北京：人民卫生出版社.

于新民，1960. 防止尿污床铺法［J］. 黑龙江医药，(04)：66.

袁瑞香，2007. 提肛运动改善前列腺电切术后暂时性小便失禁的效果观察［J］. 菏泽医学专科学校学报，(02)：68-69.

袁长蓉，蒋晓莲，2018. 护理理论［M］. 2版. 北京：人民卫生出版社.

张建华，2007. 老年人护理安全现状调查与分析［J］. 护理管理杂志，(07)：12-13，16.

张杰敏，迁超英，谢庆环，2005. 评估小便失禁被照护者的护理效应［J］. 齐齐哈尔医学院学报，(01)：106.

张丽，阿依古丽，张莎，等，2015. 新疆乌鲁木齐市失能老人的生活质量调查［J］. 中华现代护理杂志，21(7)：836-838. DOI：10.3760/cma.j.issn.1674-2907.2015.07.027.

张群，蔡道章，王亚男，等，2017. 3G智能血压计的开发及其测量老年人血压的准确性评价［J］. 中国全科医学，20(17)：2147-2149.

张树基，罗明绮，2011. 内科症状鉴别诊断学［M］. 北京：科学出版社.

张伟，易惠明，蔡保欢，等，2018. 排泄性尿路超声造影在儿童膀胱输尿管返流诊断中的应用［J］. 华中科技大学学报(医学版)，47(01)：105-108.

张先庚，2011. 病患陪护员(基础知识 初级)［M］. 北京：中国劳动社会保障出版社：11

张小芹，尤静，2015. 26例急性一氧化碳中毒的急救与护理［J］. 实用临床医药杂志，19(08)：66-68.

张小燕，吴婉玲，黄永青，等，2001. 小便失禁被照护者的评估及护理［J］. 齐鲁护理杂志，(07)：540-541.

张影，2015. 失能失智老年人的排泄照料［J］. 社会福利，(04)：45-46.

张卓然，2003. 临床微生物学和微生物检验［M］. 北京：人民卫生出版社.

赵建玲，2014. 中国老年残疾人现状与长期照护制度探索［J］. 中国老年学杂志，34(10)：2907-2910.

赵兴兰，李瑞，尹娜，等，2017. 泌尿外科患儿留置导尿管相关尿路感染的危险因素及护理策略［J］. 实用临床医药杂志，21(20)：112-115.

赵雪金，2005. 无痛留置导尿管拔管后对排尿的影响［J］. 中国实用护理杂志，(10)：40-41.

郑彩娥，李秀云，2012. 实用康复护理学［M］. 北京：人民卫生出版社：11

中国国家标准化管理委员会. 中华人民共和国国家标准，WS/T 311—2009，医院隔离技术规范［S］.

中华人民共和国国家标准，GB15982—2012，医院消毒卫生标准［S］.

中华人民共和国国家卫生和计划生育委员会. 医疗废物分类目录，2013.

中华人民共和国国务院. 医疗废物管理条例，2003.

中华人民共和国卫生行业标准. WS/T 313—2019，医务人员手卫生规范［S］.

朱光华，2010. 影像学检查对膀胱输尿管返流的诊断价值［J］. 实用儿科临床杂志，25(17)：1294-1296.

朱萍，杨丽娜，余小萍，2006. 老年人住院期间误吸的预防［J］. 解放军护理杂志，(06)：41-43.

Klaus-Petr Maier，2001. 急性与慢性肝病的诊断、治疗和预防［M］. 郝连杰，译. 北京：人民卫生出版社.

参考答案

第一章 职业素养

第一节 护理员服务礼仪规范

1. 单选题

（1）D；（2）B；（3）D

2. 多选题

ABCD

第二节 职业道德

1. 单选题

（1）C；（2）A

2. 多选题

ABCDEF

第三节 岗位职责

1. 单选题

（1）D；（2）D；（3）D

2. 是非题

（1）√；（2）√

第二章 职业防护

第一节 防护技术

1. 单选题

（1）C；（2）F；（3）B；（4）D；（5）A；（6）D；（7）D；（8）D

2. 是非题

（1）×；（2）×；（3）×；（4）×；（5）×；（6）×

3. 思考题

答：①接触传染病被照护者的血液、体液和分泌物及被传染性病原微生物污染的物品后；②直接为传染病被照护者进行检查、治疗、护理或处理传染被照护者污物之后。

第二节 职业暴露

1. 单选题

（1）D；（2）B；（3）C

2. 是非题

（1）√；（2）√；（3）×

第三节 医疗废物

1. 单选题

（1）F；（2）A；（3）D

2. 是非题

（1）×；（2）√；（3）√

第四节 环境安全（居室整理）

1. 单选题

（1）E；（2）E

2. 是非题

（1）√；（2）√；（3）×

第三章 有效沟通

第一节 基础知识

1. 单选题

A

2. 多选题

ABCDE

3. 是非题

√

第二节 被照护者心理特点及需求

1. 单选题

（1）D；（2）A

2. 多选题

ABCDE

第三节 有效沟通技巧

1. 多选题

ABCDE

2.是非题
（1）√;（2）×
第四节 常见冲突和压力处理方法
1.多选题
（1）ABCDE;（2）ABCD
2.是非题
（1）√;（2）×;（3）×

第四章 基础护理

第一节 体温

1.单选题
（1）A;（2）B;（3）B
2.是非题
（1）√;（2）×
3.思考题
（1）答：健侧肢体。
（2）答：该热型属于弛张热。

第二节 脉搏

1.单选题
（1）B;（2）B
2.是非题
（1）×;（2）√
3.思考题
（1）答：心动过速指成人在安静状态下脉率超过100次/分；心动过缓指成人在安静状态下脉率低于60次/分。
（2）答：因拇指小动脉波动明显，易与被照护者动脉波动混淆。

第三节 呼吸

1.单选题
（1）B;（2）D
2.是非题
（1）×;（2）×
3.思考题
答：呼吸困难是指呼吸频率、节律深浅度均出现异常，被照护者主观上感觉空气不足、胸闷，客观上表现呼吸费力、烦躁不安，可出现发绀、鼻翼扇动、端坐呼吸等。

第四节 血压

1.单选题
（1）C;（2）C;（3）A
2.是非题
（1）×;（2）√
3.思考题
（1）答：以肱动脉血压为标准，正常成人在安静状态下的血压范围为：收缩压90～139mmHg，舒张压60～89mmHg。
（2）答：需密切观察血压者，测血压应做到“四定”，即定时间、定部位、定体位、定血压计。

第五节 疼痛

1.单选题
（1）A;（2）B
2.是非题
（1）√;（2）√
3.思考题
答：7～9，重度疼痛。

第六节 头晕

1.单选题
A
2.是非题
√
3.思考题
答：糖尿病被照护者外出时应携带糖果类食品，以备发生低血糖时使用。

第七节 意识

1.是非题
（1）×;（2）√;（3）√;（4）√
2.思考题
（1）答：嗜睡表现为睡眠时间过长，但能被言语或轻度刺激唤醒，醒后能正确、简单回答问题，但反应迟钝，停止刺激后又继续入睡。
（2）答：被照护者卧气垫床或按摩床，加保护性床栏；做好大小便护理，保持床单整洁、干燥；衣物潮湿及时更换；每1～2

小时协助被照护者更换体位一次，避免骨隆突长时间受压。

第八节 体重

1.单选题

（1）C；（2）C

2.是非题

（1）×；（2）√

3.思考题

答：理想体重（kg）＝身高（cm）－105或理想体重（kg）＝［身高（cm）－100］×0.9（男性）或0.85（女性）。

第五章 安全防范

第一节 相关知识

1.单选题

（1）B；（2）A

2.是非题

×

3.思考题

答：醒后床上躺30秒，坐起来后再坐30秒，两条腿垂在床沿站立30秒。

第二节 应急预案

1.单选题

D

2.是非题

（1）√；（2）×；（3）×

第六章 法律法规

第一节 被照护者权益保障相关法律知识

是非题

（1）√；（2）√

第二节 《中华人民共和国劳动法》相关知识

是非题

（1）√；（2）√

第三节 《中华人民共和国劳动合同法》相关知识

是非题

（1）√；（2）√

第四节 《中华人民共和国消防法》相关知识

是非题

（1）√；（2）√

第五节 《中华人民共和国传染病防治法》相关知识

是非题

√

第七章 清洁

第一节 清洁卫生基础知识

单选题

（1）E；（2）C

第二节 清洁卫生操作技能

1.单选题

（1）C；（2）D；（3）B；（4）D；（5）C；（6）C

2.是非题

（1）√；（2）×；（3）×；（4）√；（5）√；（6）×

3.思考题

答：要观察足部皮肤的颜色、温度及足背动脉搏动情况，双足有无红肿、青紫、水疱、溃疡、坏死及感觉异常，查看被照护者鞋袜及手套是否柔软、宽松，无皮肤压迫。

第八章 饮食

第一节 饮食与健康

1.填空题

（促进生长发育）、（构成机体组织）、（供给能量）、（调节人体功能）

2.思考题

答：人体患病时经常有不同程度的代谢变化和营养不良，而被照护者的营养状况可以对治疗效果和转归产生非常大的影响。因此，合理的饮食与营养是治疗疾病、促进康复的重要治疗手段。包括：补充额外丢失和消耗的营养素；辅助诊断和治疗疾病。

第二节 饮食种类及方式、方法

1.填空题

（1）（基本饮食）、（治疗饮食）、（试验饮食）

（2）（普通饮食）、（软质饮食）、（半流质饮食）（流质饮食）

2.选择题

（1）C;（2）C;（3）D

3.是非题

（1）×;（2）√

4.思考题

（1）答：腹泻、肠炎、伤寒、痢疾、风湿热、咽喉部和胃肠道术后、食管胃底静脉曲张、直肠及肛门手术后及肠道准备被照护者等被照护者。

（2）答：高血压但水肿较轻、充血性心力衰竭、肝硬化腹水、急或慢性肾炎及各种原因所致的水钠潴留被照护者等被照护者。

第九章 排泄

第一节 排尿照护基础知识

1.填空题

（1）（200～400）、（1000～2000）

（2）（2500）、（400ml/24h）、（17ml/h）、（100ml）、（无尿者）

2.思考题

答：①保持引流通畅。避免导管受压、扭曲、堵塞。②防止逆行感染。保持尿道口清洁，配合医护人员做好会阴护理，记录尿量，无论何时，引流管及集尿袋均不可高于耻骨联合处，切忌尿液逆流。③鼓励被照护者多饮水，常更换卧位，若发现尿液浑浊，沉淀或出现结晶，应及时通知医护人员。④训练膀胱功能。可采用间歇性阻断引流，使膀胱定时充盈、排空、促进膀胱功能的恢复。⑤被照护者离床活动或做检查时，将导尿管固定于下腹部；保持集尿袋低于耻骨联合处。

第二节 排便照护基础知识

1.填空题

（1）（1～2）、（150～200）

2.思考题

答：从以下方面进行观察。

①量与次数：正常人每日排便1～2次，平均量为150g～200g。

②性状：正常人大便为成形软便。当被照护者消化不良或患急性肠炎时，表现为大便不成形；当被照护者便秘时大便干结有时呈栗子样；当被照护者有直肠、肛门狭窄或有部分肠梗阻时，大便可呈扁条形或带状。

③颜色：正常人的大便呈黄褐色，由于摄入的食物和药物种类不同，大便颜色可发生不同的变化。大便颜色异常需提高警惕，若暗红色或柏油样便提示消化道有出血倾向；白陶土色便提示有胆道梗阻；大便中有血迹，提示被照护者可能有痔疮或肛裂；果酱样便多见于肠套叠、阿米巴痢疾；白色的“米泔水”样便多见于霍乱、副霍乱。

④气味：大便气味与食物种类，肠道疾病有关。

⑤黏液和脓：正常粪便含有极少量混匀的黏液。

第十章 睡眠

第一节 睡眠照护基础知识

1.多选题

ABCD

2.思考题

答：①能独自为被照护者布置舒适睡眠环境。②能运用所掌握的睡眠知识，针对被照护者存在的睡眠问题采取措施提高睡眠质量。③能正确观察被照护者的睡眠状况。

第二节 睡眠照护基本措施

1.多选题

（1）ABCD;（2）ACD

第十一章 移动

第一节 移动照护基础知识

1.单选题

（1）D;（2）A

2.是非题

√

3.思考题

答：一人轻轻托住被照护者的头部和颈部，略加牵引，头、颈部随躯干一起缓慢移动，一人扶托被照护者肩部和腰部，一人扶托被照护者臀部和腘窝，以保持颈部、肩部、腰部和臀部处于同一水平，三人同时用力将被照护者移至近侧床旁。

第二节 移动照护操作技能

1.单选题

（1）B;（2）D

2.是非题

（1）√;（2）×;（3）√

3.思考题

答：双手应该深入右侧肩关节下，手包住整个肩关节，轻轻拖出患肩，避免右肩关节垂直受压。

第三节 人体力学在照护工作中的应用

单选题

D

第十二章 给药

第一节 给药的基础知识

1.单选题

（1）E;（2）C

2.是非题

（1）×;（2）√

3.思考题

答：为避免窒息而尽可能采取低坐位，如果床头抬高30°～50°，将颈下垫入枕头，以便于进食下咽。

第十三章 冷热应用

第一节 冷热应用基础知识

1.单选题

A

2.是非题

√

3.思考题

答：①方式。②范围。③时间。④温度。⑤皮肤厚度。⑥个体差异。

第二节 热疗法

1.单选题

（1）D;（2）ABCE

2.是非题

（1）×;（2）×

3.思考题

答：对昏迷、瘫痪、循环不良、感觉迟钝及婴幼儿等进行热疗时，应加倍小心，防止烫伤。

第三节 冷疗法

1.单选题

B

2.思考题

答：冰袋冷敷、温水擦浴、酒精擦浴、冷湿敷。

第十四章 急救技术

第一节 急救基础知识

1.单选题

A

2.是非题

×

3.思考题

答：①应详细说出报告人的电话与姓名，被照护者的伤情和联系电话。②被照护者所在的确切地点，尽量明确指出被照护者所在附近的街道或其他明显的标志。③报告目前被照护者最危重的情况，如晕倒、呼吸困难、大出血等。④交通事故或突发事件时，要简要说明伤者的严重程度及人数。

第二节 急救基本技能

1. 单选题

（1）E;（2）A;（3）A

2. 是非题

（1）×;（2）×

3. 思考题

答：当被照护者晕厥或发病时，应使其平卧，并尽快解开衣领，同时要注意保证循环通畅。痰多时应吸痰、以防痰水阻塞气道或头偏向另一边。当被照护者已清醒时，切勿着急坐起或站起，而宜再平卧数分钟后再徐徐坐起，以防昏迷情况再发。

第十五章 遗体料理

第一节 遗体料理基础知识

1. 单选题

（1）A;（2）A

2. 是非题

×

3. 思考题

答：保证遗体的干净，恰当的位置，并保证正常的遗体外观；让尸体容易识别，从而获得慰藉、缓解悲痛。